全国中医药行业高等职业教育"十二五"规划教材

药 理 学

（供中医学、临床医学、针灸推拿、中医骨伤、药学等专业用）

主　编　宋光熠（辽宁医药职业学院）
副主编　（以姓氏笔画为序）
　　　　王淑英（河南科技大学）
　　　　左　艇（河南中医学院）
　　　　刘尚智（四川中医药高等专科学校）
　　　　吴虎平（渭南职业技术学院）
　　　　高建岭（南阳医学高等专科学校）
　　　　黄丽萍（江西中医药大学）
编　委　（以姓氏笔画为序）
　　　　于伯承（黑龙江中医药大学）
　　　　方　芳（北京中医药大学）
　　　　刘晓舒（辽宁医药职业学院）
　　　　李军利（宝鸡职业技术学院）
　　　　张　珏（遵义医学高等专科学校）
　　　　张艺红（长春中医药大学）
　　　　苗加伟（重庆三峡医药高等专科学校）
　　　　侯迎迎（安阳职业技术学院）
　　　　贾彦敏（山东中医药高等专科学校）

中国中医药出版社
·北京·

图书在版编目（CIP）数据

药理学/宋光熠主编 . —北京：中国中医药出版社，2015. 11（2018. 9 重印）
全国中医药行业高等职业教育"十二五"规划教材
ISBN 978 - 7 - 5132 - 2496 - 3

Ⅰ . ①药…　Ⅱ . ①宋…　Ⅲ . ①药理学 – 中医药院校 – 教材
Ⅳ . ①R96

中国版本图书馆 CIP 数据核字（2015）第 102588 号

中 国 中 医 药 出 版 社 出 版
北京市朝阳区北三环东路 28 号易亨大厦 16 层
邮政编码　100013
传真　010 64405750
肥城新华印刷有限公司印刷
各地新华书店经销

*

开本 787 × 1092　1/16　印张 19.5　字数 433 千字
2015 年 11 月第 1 版　2018 年 9 月第 3 次印刷
书　号　ISBN 978 - 7 - 5132 - 2496 - 3

*

定价 56.00 元
网址　www.cptcm.com

全国中医药职业教育教学指导委员会

张美林（成都中医药大学附属医院针灸学校党委书记、副校长）

张登山（邢台医学高等专科学校教授）

张震云（山西药科职业学院副院长）

陈　燕（湖南中医药大学护理学院院长）

陈玉奇（沈阳市中医药学校校长）

陈令轩（国家中医药管理局人事教育司综合协调处副主任科员）

周忠民（渭南职业技术学院党委副书记）

胡志方（江西中医药高等专科学校校长）

徐家正（海口市中医药学校校长）

凌　娅（江苏康缘药业股份有限公司副董事长）

郭争鸣（湖南中医药高等专科学校校长）

郭桂明（北京中医医院药学部主任）

唐家奇（湛江中医学校校长、党委书记）

曹世奎（长春中医药大学职业技术学院院长）

龚晋文（山西职工医学院/山西省中医学校党委副书记）

董维春（北京卫生职业学院党委书记、副院长）

谭　工（重庆三峡医药高等专科学校副校长）

潘年松（遵义医药高等专科学校副校长）

秘　书　长　周景玉（国家中医药管理局人事教育司综合协调处副处长）

前　言

中医药职业教育是我国现代职业教育体系的重要组成部分，肩负着培养中医药多样化人才、传承中医药技术技能、促进中医药就业创业的重要职责。教育要发展，教材是根本，在人才培养上具有举足轻重的作用。为贯彻落实习近平总书记关于加快发展现代职业教育的重要指示精神和《国家中长期教育改革和发展规划纲要（2010—2020年）》，国家中医药管理局教材办公室、全国中医药职业教育教学指导委员会紧密结合中医药职业教育特点，充分发挥中医药高等职业教育的引领作用，满足中医药事业发展对于高素质技术技能中医药人才的需求，突出中医药高等职业教育的特色，组织完成了"全国中医药行业高等职业教育'十二五'规划教材"建设工作。

作为全国唯一的中医药行业高等职业教育规划教材，本版教材按照"政府指导、学会主办、院校联办、出版社协办"的运作机制，于2013年启动了教材建设工作。通过广泛调研、全国范围遴选主编，又先后经过主编会议、编委会议、定稿会议等研究论证，在千余位编者的共同努力下，历时一年半时间，完成了84种规划教材的编写工作。

"全国中医药行业高等职业教育'十二五'规划教材"，由70余所开展中医药高等职业教育的院校及相关医院、医药企业等单位联合编写，中国中医药出版社出版，供高等职业教育院校中医学、针灸推拿、中医骨伤、临床医学、护理、药学、中药学、药品质量与安全、药品生产技术、中草药栽培与加工、中药生产与加工、药品经营与管理、药品服务与管理、中医康复技术、中医养生保健、康复治疗技术、医学美容技术等17个专业使用。

本套教材具有以下特点：

1. 坚持以学生为中心，强调以就业为导向、以能力为本位、以岗位需求为标准的原则，按照高素质技术技能人才的培养目标进行编写，体现"工学结合""知行合一"的人才培养模式。

2. 注重体现中医药高等职业教育的特点，以教育部新的教学指导意见为纲领，注重针对性、适用性及实用性，贴近学生、贴近岗位、贴近社会，符合中医药高等职业教育教学实际。

3. 注重强化质量意识、精品意识，从教材内容结构、知识点、规范化、标准化、编写技巧、语言文字等方面加以改革，具备"精品教材"特质。

4. 注重教材内容与教学大纲的统一，教材内容涵盖资格考试全部内容及所有考试要求的知识点，满足学生获得"双证书"及相关工作岗位需求，有利于促进学生就业。

5. 注重创新教材呈现形式，版式设计新颖、活泼，图文并茂，配有网络教学大纲指导教与学（相关内容可在中国中医药出版社网站 www.cptcm.com 下载），符合职业院校学生认知规律及特点，以利于增强学生的学习兴趣。

在"全国中医药行业高等职业教育'十二五'规划教材"的组织编写过程中，得到了国家中医药管理局的精心指导，全国高等中医药职业教育院校的大力支持，相关专家和各门教材主编、副主编及参编人员的辛勤努力，保证了教材质量，在此表示诚挚的谢意！

我们衷心希望本套规划教材能在相关课程的教学中发挥积极的作用，通过教学实践的检验不断改进和完善。敬请各教学单位、教学人员及广大学生多提宝贵意见，以便再版时予以修正，提升教材质量。

国家中医药管理局教材办公室
全国中医药职业教育教学指导委员会
中国中医药出版社
2015 年 5 月

编写说明

《药理学》是"全国中医药行业高等职业教育'十二五'规划教材"之一。本教材是依据习近平总书记关于加快发展现代职业教育的重要指示和《国家中长期教育改革和发展规划纲要（2010 – 2020 年）》精神，为充分发挥中医药高等职业教育的引领作用，满足中医药事业发展对于高素质技术技能人才的需求，由全国中医药职业教育教学指导委员会、国家中医药管理局教材办公室统一规划、宏观指导，中国中医药出版社具体组织，全国中医药高等职业教育院校联合编写，供中医药高等职业教育院校中医学、临床医学、针灸推拿、中医骨伤、药学等专业使用的教材。

本教材力求职业教育专业设置与产业需求、课程内容与职业标准、教学过程与生产过程"三对接"，"崇尚一技之长"，提升人才培养质量，做到学以致用。教材编写强化质量意识、精品意识，以学生为中心，以"三对接"为宗旨，突出思想性、科学性、实用性、启发性、教学适用性，在教材内容结构合理性、知识点涵盖情况、语言文字规范化及标准化等方面加以改进，从整体上提高教材质量，力求编写出"精品教材"。

药理学是以医学基本理论为指导，运用现代科学方法，研究药物和机体相互作用及规律的一门学科。本课程结合目前生物医学现代研究的成果，重点介绍药物药理作用产生的机理及其物质基础。它是医药相关专业的一门专业课，也是部分专业的专业基础课；是基础医学与临床医学、医学与药学的桥梁课程。

本教材共43章。理论部分重点讲述药理学的现代研究、影响药物药理作用的因素等基本理论和知识，介绍药理作用的特点、药理学研究思路；具体药物按传统分类划分章节，包括体内过程、药理作用、临床应用及不良反应等。通过课堂讲授和学生自学，使学生能够掌握常用药物的药理作用和临床应用；熟悉药物药理作用的机制和不良反应。实验课通过验证某些药物的基本理论及药理作用，使学生能初步掌握基本的药理学实验方法和技能。

根据各院校反馈的意见，本教材增设了实验实训项目供选用，实现了理论和实验（实训）一体化，同时在教材编写中也听取了行业专家的意见，希望在继承的基础上有所创新。但因经验不足，同时近年来药物研究进展十分迅速，文中难免存在不足之处，敬请广大教师和学生在使用过程中提出宝贵意见，以便再版时修订提高。

《药理学》编委会
2015 年 6 月

目　录

第一章　绪论

一、药理学的性质与任务 ………… 1
二、药物和药理学的发展 ………… 1
三、药理学研究方法 …………… 3
四、新药的临床评价 …………… 3

第二章　药物效应动力学

第一节　药物作用 ……………… 5
一、药物的基本作用 …………… 5
二、药物作用的方式 …………… 5
三、药物作用的两重性 ………… 6
第二节　构效关系与量效关系 …… 9
一、药物的构效关系 …………… 9
二、药物的量效关系 …………… 9
第三节　药物作用机制 ………… 11
第四节　药物与受体 …………… 12

第三章　药物代谢动力学

第一节　药物跨膜转运 ………… 13
一、被动转运 ………………… 13
二、主动转运 ………………… 14
第二节　药物体内过程 ………… 14
一、吸收 …………………… 14
二、分布 …………………… 16
三、生物转化 ………………… 17
四、排泄 …………………… 18
第三节　血药浓度变化的时间过程——
　　　　时量曲线 …………… 19

第四节　药动学常用参数与给药方案
　　　　…………………… 20
一、曲线下面积 ……………… 20
二、生物利用度 ……………… 20
三、表观分布容积 …………… 21
四、药物的消除与蓄积 ……… 21
五、清除率 ………………… 22
六、半衰期及意义 …………… 22
七、稳态血药浓度 …………… 23

第四章　影响药物效应的因素

一、药物方面的因素 …………… 24
二、机体方面的因素 …………… 27
三、其他因素 ………………… 29

第五章　传出神经系统药理概论

第一节　传出神经系统的结构与功能
　　　　…………………… 30
一、传出神经的解剖学分类 …… 30
二、传出神经按递质分类 ……… 30
三、传出神经的化学功能 ……… 31
第二节　传出神经系统的递质与受体
　　　　…………………… 31
一、传出神经系统递质 ……… 31
二、传出神经系统受体 ……… 32
第三节　传出神经受体的生物效应及
　　　　机制 ………………… 32
一、传出神经受体的生物效应 … 32
二、传出神经受体的生物效应机制
　　　　…………………… 33
第四节　传出神经系统药物的作用方式
　　　　和分类 ……………… 34
一、传出神经系统药物的作用方式
　　　　…………………… 34
二、传出神经系统药物的分类 … 34

第六章　拟胆碱药

第一节　胆碱受体激动药 ……… 35
一、M、N胆碱受体激动药 …… 35

二、M 胆碱受体激动药 …………… 36
三、N 胆碱受体激动药 …………… 37
第二节 胆碱酯酶抑制药 …………… 37
一、易逆性胆碱酯酶抑制药 …… 37
二、难逆性胆碱酯酶抑制药 …… 38
第三节 胆碱酯酶复活药 …………… 40

第七章 胆碱受体阻断药
第一节 M 胆碱受体阻断药 ………… 42
一、阿托品类生物碱 …………… 42
二、阿托品的合成代用品 ……… 44
第二节 N_1 胆碱受体阻断药 ……… 45
第三节 N_2 胆碱受体阻断药 ……… 45
一、除极化型肌松药 …………… 45
二、非除极化型肌松药 ………… 46

第八章 拟肾上腺素药
第一节 α 受体激动药 …………… 47
第二节 α、β 受体激动药 ………… 49
第三节 β 受体激动药 …………… 52

第九章 肾上腺素受体阻断药
第一节 α 受体阻断药 …………… 54
一、$α_1$、$α_2$ 受体阻断药 ……… 54
二、$α_1$ 受体阻断药 …………… 55
三、$α_2$ 受体阻断药 …………… 56
第二节 β 受体阻断药 …………… 56
一、非选择性 β 受体阻断药 …… 58
二、选择性 β 受体阻断药 ……… 58
三、α、β 受体阻断药 …………… 58

第十章 麻醉药
第一节 局部麻醉药 …………… 59
第二节 全身麻醉药 …………… 61
一、吸入性麻醉药 …………… 61
二、静脉麻醉药 ……………… 62
三、复合麻醉 ………………… 63

第十一章 镇静催眠药
第一节 苯二氮䓬类 …………… 64

第二节 巴比妥类 ……………… 65
第三节 其他镇静催眠药 ……… 66

第十二章 抗癫痫药和抗惊厥药
第一节 抗癫痫药 ……………… 67
一、常用抗癫痫药 …………… 68
二、抗癫痫药的应用原则 …… 69
第二节 抗惊厥药 ……………… 70

第十三章 抗精神失常药
第一节 抗精神病药 …………… 71
第二节 抗躁狂抑郁症药 ……… 74
一、抗躁狂症药 ……………… 74
二、抗抑郁症药 ……………… 74

第十四章 抗帕金森病和治疗老年性痴呆药
第一节 抗帕金森病药 ………… 76
一、拟多巴胺药 ……………… 76
二、中枢抗胆碱药 …………… 78
第二节 治疗老年性痴呆药 …… 78
一、中枢胆碱酯酶抑制药 …… 79
二、M 胆碱受体激动药 ……… 79
三、NMDA（N-甲基-D-天门冬氨酸）受体拮抗药 ………… 80
四、其他药物 ………………… 80

第十五章 中枢兴奋药
第一节 兴奋大脑皮层的药物 …… 81
第二节 主要兴奋延髓呼吸中枢的药物 ………………… 82
第三节 促脑功能恢复药 ……… 83

第十六章 镇痛药
第一节 阿片生物碱类镇痛药 … 84
一、阿片受体激动药 ………… 85
二、阿片受体部分激动药 …… 87
第二节 人工合成镇痛药 ……… 88
一、阿片受体激动药 ………… 88
二、阿片受体部分激动药 …… 89

第三节 其他镇痛药 …………… 90
第四节 镇痛药应用的基本原则 … 91
一、非麻醉性镇痛药 ………… 91
二、癌症患者止痛的阶梯疗法 … 91
三、毒品与戒毒 …………… 91
四、阿片受体阻断药及应用 …… 92

第十七章 解热镇痛抗炎药与抗痛风药
第一节 解热镇痛抗炎药 ………… 93
一、水杨酸类 ………… 94
二、苯胺类 ………… 95
三、吡唑酮类 ………… 96
四、吲哚乙酸类 ………… 96
五、邻氨基苯甲酸类 ………… 97
六、芳基烷酸类 ………… 97
七、昔康类 ………… 97
第二节 抗痛风药 ………… 97
一、抑制尿酸合成的药物 ……… 98
二、增加尿酸排泄的药物 ……… 98
三、抑制白细胞游走进入关节的药物
………… 98

第十八章 抗心律失常药
第一节 心律失常的电生理学基础
………… 99
一、正常心肌电生理 ………… 99
二、心律失常发生的电生理学机制
………… 101
第二节 抗心律失常药的分类及作用
机制 ………… 102
一、抗心律失常药的分类 ……… 102
二、抗心律失常药的作用机制
………… 102
第三节 常用抗心律失常药 ……… 103
一、钠通道阻滞药 ………… 103
二、β受体阻断药 ………… 106
三、钾通道阻滞药 ………… 106
四、钙通道阻滞药 ………… 107

第四节 抗心律失常药用药原则
………… 108

第十九章 抗慢性心功能不全药
第一节 正性肌力药 ………… 111
一、强心苷类 ………… 111
二、非强心苷类正性肌力药 …… 114
第二节 减轻心脏负荷药 ………… 115
一、利尿药 ………… 115
二、血管扩张药 ………… 115
第三节 肾素-血管紧张素-醛固酮
系统抑制药 ………… 116
一、血管紧张素转化酶抑制剂
………… 116
二、血管紧张素Ⅱ受体阻断药
………… 117
三、醛固酮拮抗药 ………… 117
第四节 β受体阻断药 ………… 117

**第二十章 抗心绞痛药及抗动脉粥样硬
化药**
第一节 抗心绞痛药 ………… 119
一、硝酸酯类 ………… 119
二、β受体阻断药 ………… 121
三、钙通道阻滞药 ………… 122
第二节 抗动脉粥样硬化药 ……… 123
一、调血脂药 ………… 124
二、抗氧化剂 ………… 127
三、多烯脂肪酸类 ………… 127
四、保护动脉内皮药 ………… 128

第二十一章 抗高血压药
第一节 抗高血压药的分类 ……… 129
第二节 常用的抗高血压药 ……… 130
一、利尿药 ………… 130
二、钙通道阻滞药 ………… 131
三、β受体阻断药 ………… 132
四、血管紧张素Ⅰ转化酶抑制药
………… 133

五、血管紧张素Ⅱ受体阻断药
·············· *134*

第三节　其他抗高血压药 ········· *135*
　一、中枢性降压药 ············· *135*
　二、α₁受体阻断药 ············· *136*
　三、血管扩张药 ··············· *137*
　四、去甲肾上腺素能神经末梢阻滞药
············· *138*
　五、神经节阻断药 ············· *138*
第四节　抗高血压药的合理应用
············· *139*
　一、药物治疗与非药物治疗相结合
············· *139*
　二、根据病情程度选择药物 ····· *139*
　三、根据合并症选择药物 ······· *139*
　四、用药方案个体化 ··········· *139*
　五、联合用药 ················· *140*

第二十二章　利尿药和脱水药

第一节　利尿药 ················· *141*
　一、利尿药的生理学基础 ······· *141*
　二、常用利尿药 ··············· *143*
第二节　脱水药 ················· *147*

第二十三章　血液及造血系统疾病用药

第一节　抗贫血药 ··············· *149*
　一、铁制剂 ··················· *149*
　二、维生素类 ················· *150*
　三、造血细胞生长因子 ········· *152*
第二节　促凝血药与抗凝血药 ····· *153*
　一、凝血系统与纤溶系统 ······· *153*
　二、促凝血药 ················· *154*
　三、抗凝血药 ················· *156*
　四、抗血栓药 ················· *158*
第三节　扩充血容量药 ··········· *162*

第二十四章　作用于消化系统药

第一节　助消化药 ··············· *163*
第二节　抗消化性溃疡药 ········· *163*

　一、抗酸药 ··················· *164*
　二、抑制胃酸分泌药 ··········· *164*
　三、黏膜保护药 ··············· *165*
　四、抗幽门螺杆菌药 ··········· *166*
第三节　泻药与止泻药 ··········· *166*
　一、泻药 ····················· *166*
　二、止泻药 ··················· *167*
第四节　止吐药和胃肠动力药 ····· *167*
　一、多巴胺（D₂）受体阻断药
············· *167*
　二、5-HT₃受体阻断药 ········· *167*
第五节　胆石溶解药和利胆药 ····· *168*
第六节　治疗肝昏迷的药物 ······· *168*

第二十五章　作用于呼吸系统药

第一节　平喘药 ················· *169*
　一、支气管扩张药 ············· *169*
　二、抗炎平喘药 ··············· *171*
　三、抗过敏平喘药 ············· *171*
第二节　祛痰药 ················· *171*
　一、痰液稀释药 ··············· *172*
　二、黏痰溶解药 ··············· *172*
第三节　镇咳药 ················· *172*
　一、中枢性镇咳药 ············· *172*
　二、外周性镇咳药 ············· *173*

第二十六章　组胺受体阻断药

第一节　组胺和组胺受体阻断药的分类
············· *174*
第二节　H₁受体阻断药 ··········· *174*
第三节　H₂受体拮抗剂 ··········· *175*

第二十七章　子宫平滑肌兴奋药和子宫
平滑肌松弛药

第一节　子宫平滑肌兴奋药 ······· *177*
　一、垂体后叶素类 ············· *177*
　二、前列腺素类 ··············· *178*
　三、麦角生物碱类 ············· *179*
第二节　子宫平滑肌松弛药 ······· *179*

第二十八章　肾上腺皮质激素类药

第一节　糖皮质激素类药 …………… 181
第二节　盐皮质激素类药 …………… 187
第三节　促皮质素及皮质激素抑制药
　　　　…………………………………… 187
　　一、促皮质素 …………………… 187
　　二、皮质激素抑制药 …………… 188

第二十九章　性激素类药及抗生育药

第一节　性激素类药 ……………… 189
　　一、雌激素类及抗雌激素类药
　　　　…………………………………… 189
　　二、孕激素类及抗孕激素类药
　　　　…………………………………… 191
　　三、雄激素类及同化激素类药
　　　　…………………………………… 193
第二节　抗生育药 ………………… 194
　　一、抗生育药 …………………… 194
　　二、抗早孕药 …………………… 195

第三十章　甲状腺激素及抗甲状腺药

第一节　甲状腺激素 ……………… 196
第二节　抗甲状腺药 ……………… 198
　　一、硫脲类 ……………………… 198
　　二、碘及碘化物 ………………… 199
　　三、放射性碘 …………………… 201
　　四、β受体阻断药 ……………… 201

第三十一章　降血糖药

第一节　胰岛素类药 ……………… 202
第二节　口服降血糖药 …………… 204
　　一、磺酰脲类 …………………… 204
　　二、双胍类 ……………………… 205
　　三、葡萄糖苷酶抑制药 ………… 206
　　四、胰岛素增敏药 ……………… 206
　　五、其他 ………………………… 207

第三十二章　抗菌药物概论

第一节　抗菌药物的基本概念 …… 208

第二节　抗菌药物的作用机制 …… 209
第三节　细菌耐药性及其产生机制
　　　　…………………………………… 210
　　一、细菌产生耐药性的机制 …… 210
　　二、细菌耐药性的转移方式 …… 211
第四节　抗菌药物应用的基本原则
　　　　…………………………………… 211
　　一、严格按照适应证选药 ……… 211
　　二、抗菌药物的联合应用 ……… 212

第三十三章　喹诺酮类、磺胺类及其他合成抗菌药

第一节　喹诺酮类 ………………… 213
　　一、概述 ………………………… 213
　　二、常用药物 …………………… 215
第二节　磺胺类 …………………… 216
第三节　其他合成抗菌药 ………… 219

第三十四章　β-内酰胺类抗生素

第一节　青霉素类 ………………… 222
　　一、天然青霉素 ………………… 222
　　二、半合成青霉素 ……………… 224
第二节　头孢菌素类 ……………… 226
第三节　其他β-内酰胺类 ……… 228
　　一、头霉素类 …………………… 228
　　二、碳青霉烯类 ………………… 228
　　三、氧头孢烯类 ………………… 228
　　四、单环β-内酰胺类 ………… 228
　　五、β-内酰胺酶抑制剂 ……… 229

第三十五章　大环内酯类、林可霉素类及其他抗生素

第一节　大环内酯类 ……………… 230
第二节　林可霉素类 ……………… 231
第三节　多肽类 …………………… 232

第三十六章　氨基糖苷类抗生素

　　一、氨基糖苷类抗生素共同特点
　　　　…………………………………… 235

二、常用药物 …………… 235

第三十七章 四环素类及氯霉素
第一节 四环素类 ……………… 237
第二节 氯霉素 ………………… 238

第三十八章 抗真菌药及抗病毒药
第一节 抗真菌药 ……………… 240
　一、抗生素类抗真菌药 ……… 240
　二、唑类抗真菌药 …………… 242
　三、其他类抗真菌药 ………… 243
第二节 抗病毒药 ……………… 244
　一、抗疱疹病毒药 …………… 244
　二、抗呼吸道病毒药 ………… 246
　三、抗肝炎病毒药 …………… 247
　四、抗人类免疫缺陷病毒药 …… 247

第三十九章 抗结核病药及抗麻风病药
第一节 抗结核病药 …………… 249
　一、常用抗结核病药 ………… 249
　二、抗结核病的治疗原则 …… 253
第二节 抗麻风病药 …………… 253

第四十章 抗寄生虫药
第一节 抗疟药 ………………… 255
　一、主要用于控制症状的抗疟药
　　………………………………… 255
　二、主要用于控制复发和传播的抗
　　疟药 …………………………… 257
　三、主要用于病因性预防的抗疟药
　　………………………………… 257
第二节 抗阿米巴病药及抗滴虫病药
　　………………………………… 258
　一、抗阿米巴病药 …………… 258
　二、抗滴虫病药 ……………… 260
第三节 抗血吸虫病药 ………… 261
第四节 抗丝虫病药 …………… 261
第五节 抗肠蠕虫药 …………… 262

第四十一章 抗恶性肿瘤药
第一节 概述 …………………… 264
　一、肿瘤细胞生物学及药物治疗的
　　关系 …………………………… 264
　二、抗恶性肿瘤药物分类及有关
　　特性 …………………………… 265
第二节 常用抗恶性肿瘤药 …… 267
　一、烷化剂 …………………… 267
　二、抗代谢药 ………………… 268
　三、抗肿瘤抗生素 …………… 270
　四、铂类配合物 ……………… 271
　五、植物来源的抗肿瘤药 …… 271
　六、影响激素功能的抗癌药物
　　………………………………… 272
　七、其他药物 ………………… 274
第三节 抗肿瘤药物应用的基本原则
　　………………………………… 275

第四十二章 免疫功能调节药
第一节 免疫抑制药 …………… 276
第二节 免疫增强药 …………… 277

第四十三章 药理学实验实训
第一节 概述 …………………… 278
　一、药理学实验研究 ………… 278
　二、药理学实验动物 ………… 278
　三、常用实验动物的基本操作技术
　　………………………………… 279
　四、药理学实验实训的目的及要求
　　………………………………… 283
　五、药理学实验结果的整理和实验
　　报告的撰写 ………………… 284
第二节 实验实训项目 ………… 284
　一、普萘洛尔对小鼠耐常压缺氧的
　　影响 …………………………… 284
　二、肝药酶抑制剂对戊巴比妥钠
　　所致小鼠睡眠的影响 ……… 285

三、哌替啶对小鼠的镇痛作用
………………………… 286

四、不同给药途径对药物作用的
影响 ……………………… 286

五、喷托维林的止咳作用 ……… 287

六、有机磷酸酯类农药中毒及解救
………………………… 288

七、某些抗菌药物的抗菌作用
………………………… 288

八、呋塞米的利尿作用 ………… 289

九、传出神经系统药物对兔血压
的影响 ………………… 290

十、硝苯地平对大鼠心肌缺血再灌
注损伤的影响 ………… 291

十一、对乙酰氨基酚对发热家兔的
解热作用 ……………… 292

十二、传出神经系统药物对家兔离
体肠管平滑肌的影响 …… 293

主要参考书目 …………………… 294

第一章 绪 论

一、药理学的性质与任务

药物（drug）是指能影响机体生理功能及代谢活动并用于疾病的治疗、预防、诊断及某些特殊用途（如计划生育）的化学物质，即在医疗、卫生保健工作中使用的化学物质。根据药物来源的不同可将其分为三类：天然药物来源于天然物质，包括动物、植物及矿物质；合成药物，指人工合成的化学物质；生物技术药物，指利用基因重组技术、单克隆抗体技术或其他生物新技术生产的药物。

药理学（pharmacology）是研究药物与机体（包括病原体）之间相互作用及其作用规律的一门科学。与基础医学如解剖学、生理学、生物化学、病理学、微生物学等学科紧密相连；同时与生药学、植物化学、药物化学、药物分析、药剂学等组成药学学科。药理学是基础医学与临床医学之间以及医学与药学之间的桥梁科学。

药理学的研究内容：①药物效应动力学（pharmacodynamics，PD），简称药效学，研究药物对机体的作用及其作用规律，包括药物的药理作用、作用机制、临床应用及不良反应等；②药物代谢动力学（pharmacokinetics，PK），简称药动学，研究机体对药物的作用及其作用规律，包括药物的吸收、分布、生物转化及排泄的体内动态变化过程。

药理学的主要任务：①阐明药物与机体相互作用的基本规律和作用原理，为指导临床合理用药，发挥最佳疗效及减少不良反应提供理论依据；②为研究开发新药，发现药物新用途和发掘传统医学遗产提供资料与手段；③为其他生命科学的研究提供科学依据和实验研究方法，促进生命科学的进步和发展。

二、药物和药理学的发展

药理学是在药物学的基础上发展起来的，它随着科学技术的发展而发展。远古时期的人们从谋求生存的生产、生活实践中发现某些天然物质可以治疗相关的病痛，逐渐积累经验形成了早期医药学知识并加以传承，这是天然药物学阶段，也是药物学的初级阶段，即本草学阶段。文字形成后，人们将逐渐积累的经验撰写成书，如古埃及的《草纸文》，古印度的《寿命吠陀》。公元1世纪前后，我国药学专著《神农本草经》问世，收载药物365种，所记载的药物功效，如大黄导泻、海藻治瘿、黄连治痢、麻黄治喘、人参补虚等沿用至今。唐代的《新修本草》是世界上第一部由政府颁布的药典，共收载药物844种，比西方的《纽伦堡药典》早883年。我国古代经典本草著作较多，如

《证类本草》《开宝本草》《本草纲目》《本草纲目拾遗》等，为本草学的发展做出了巨大的贡献。16世纪末，明代伟大的医药学家李时珍历时27年，完成了药学巨著《本草纲目》的编撰。全书52卷，190万字，收载药物1892种，插图1160幅，载方11000条。《本草纲目》被译成7种文字，广为流传，其影响遍及世界各地，成为医药领域的重要参考文献之一。

现代药理学起源于欧洲，随着科学技术的发展，有机化学和实验生理学的兴起，为近代药理学奠定了基础。瑞士医生Paracelsus提出药物的作用是由其中有效活性成分产生的。英国解剖学家W. Harvey发现了血液循环，开创了实验药理学新纪元。瑞士医生Johann Jakob Wepfer首次利用动物实验研究药物的药理、毒理作用。意大利生理学家F. Fontana通过动物实验结果的分析，提出天然药物都有活性成分，其选择性作用于机体的某一部位而引起机体的反应。德国学者F. W. Serturner从阿片中提取出吗啡，并在狗身上证实了它的镇痛作用。法国学者F. Magendi从马钱子中提取出士的宁，并用青蛙进行实验，确认了士的宁的作用部位在脊髓。法国药师Pelletier和Caventou从金鸡纳树皮中分离出奎宁。德国药剂师Mein从颠茄及洋金花中提取获得阿托品。爱沙尼亚Dorpat大学药理学教授R. Buchheim于1847年建立了第一个药理实验室，编写出第一本药理教科书，使药理学正式成为一门独立的学科，其学生O. Schmiedeberg继承并发展了实验药理学工作。法国生理学家Claude Bernard用青蛙进行实验，确定筒箭毒碱作用于神经肌肉接头。英国生理学家J. N. Langley于1878年根据阿托品与毛果芸香碱对猫唾液分泌的拮抗作用的实验研究，提出了受体概念，并认为受体是大多数药物能够产生药效的关键所在，为受体学说的建立奠定了基础。

20世纪30~50年代是新药发展较快的时期。人工合成的化合物和化学修饰的天然有效成分的分子结构，作为发展新药的重要来源，出现了大量的新药。1909年德国P. Ehrich发现砷凡纳明可用于治疗梅毒，开创了化学合成药物治疗传染性疾病的新纪元。G. Domagk和E. K. Marshall发现磺胺类药物，1936年开始应用于临床治疗，大大降低了细菌性传染病的死亡率。A. Flemimng和H. W. Florey发现了青霉素，青霉素成功用于临床，成为药理学发展史上的里程碑，从此化学治疗进入了抗生素时代。生物化学的快速发展，使人们在体内活性物质基础上开发研制了多种激素类药物和维生素，镇痛药、抗组胺药、抗精神失常药、抗高血压药等也是这一时期的研究成果。

随着生命科学的发展和波谱技术、微电极测量、同位素扫描、电子显微镜、电子计算机技术、生物工程技术等新技术的广泛应用，特别是分子生物学的发展使药理学的发展进入了生物药物阶段，人们利用基因重组技术生产了基因工程药物，如各种干扰素、胰岛素、白细胞介素、重组链激酶等。

新技术、新理论的不断出现及各学科相互渗透、分化融合，极大地促进了药理学的发展，药理学已经成为综合性学科，研究的层次已进入分子水平，同时也派生出专项的药理学分支学科，如分子药理学、临床药理学、基础药理学、心血管药理学、神经药理学、内分泌药理学、遗传药理学、生化药理学、免疫药理学、时辰药理学、中药药理学等，同时也渗透到了生命科学的各个领域。

药理学的发展与人类文明的提高、科技的进步密切相关，是一个连续、渐进并且加速的过程。一些伟大的科学家的研究成果形成了药理学发展史的节点和里程碑。

三、药理学研究方法

药理学研究方法包括以动物为研究对象的实验药理学方法、实验治疗学方法和以人为研究对象的临床药理学方法。以动物为研究对象的实验方法也称为基础药理学方法。

1. 实验药理学方法　用清醒或麻醉的健康动物作为实验研究对象，研究药物整体或离体的药理作用、毒理和药物代谢情况。

2. 实验治疗学方法　用病理动物模型作为实验对象，观察药物的药理作用、作用机理、不良反应和代谢消除情况。除应用病理动物模型外，也可应用培养细菌、寄生虫及肿瘤细胞等方法进行体外实验。

3. 临床药理学方法　用健康志愿者或患者作为研究对象，进行整体实验，观察药物的临床疗效、作用机理、药物相互作用和药物的体内过程。此外，还可应用健康志愿者或患者的血液、尿液、骨髓等样本及手术切除的人体组织或器官，进行体外实验研究。最终对药物进行临床疗效及安全性评价，促进新药开发，确保合理用药。

四、新药的临床评价

新药的临床评价分四期临床试验进行：

Ⅰ期临床试验为初步的临床药理学及人体安全性评价试验，是新药人体试验的起始期，又称为早期人体试验。Ⅰ期临床试验包括耐受性试验和药代动力学研究，一般在健康受试者中进行。其目的是研究人体对药物的耐受程度，并通过药物代谢动力学研究，了解药物在人体内的吸收、分布、生物转化和排泄的规律，为制订给药方案提供依据，以便进一步进行治疗试验。

Ⅱ期临床试验为治疗作用初步评价阶段，其目的是初步评价药物对目标适应证患者的治疗作用和安全性，也包括为Ⅲ期临床试验研究设计和给药剂量方案的确定提供依据。本期临床研究重点在于药物的安全性和疗效。应用安慰剂或已上市药物作为对照药物对新药的疗效进行评价：①在此阶段研究疾病的发生发展过程对药物疗效的影响；②确定Ⅲ期临床试验的给药剂量和方案；③获得更多的药物安全性方面的资料。

Ⅲ期临床试验为治疗作用确证阶段，其目的是进一步验证药物对目标适应证患者的治疗作用和安全性，评价利益与风险关系，最终为药物注册申请的审查提供充分的依据。本期试验的样本量要远大于前两期试验，更多样本量有助于获取更丰富的药物安全性和疗效方面的资料，对药物的益处－风险进行评估，为产品获批上市提供支撑。Ⅲ期临床试验的目标是：①增加患者接触试验药物的机会，既要增加受试者的人数，还要增加受试者用药的时间；②为不同的患者人群确定理想的用药剂量方案；③评价试验药物在治疗目标适应证时的总体疗效和安全性。

Ⅳ期临床试验为上市后的研究，在国际上多数国家称为"Ⅳ期临床试验"，又称售后研究。一种新药在获准上市后，仍然需要进行进一步的研究，在广泛使用条件下考察其疗效和不良反应。上市前进行的前三期临床试验是对较小范围、特殊群体的患者进行的药品评价，患者是经过严格选择和控制的，因此有很多例外；而上市后，许多不同类型的患者将接受该药品的治疗，所以很有必要重新评价药品对大多数患者的疗效和耐受性。在上市后的Ⅳ期临床研究中，数以千计的经该药品治疗的患者的研究数据被收集，并进行分析。在上市前的临床研究中因发生率太低而没有被发现的不良反应就可能被发现。这些数据将支持临床试验中已得到的数据，可以让医生更好地认识到该药品对"普通人群"的治疗受益-风险比。正规的Ⅳ期临床试验是药品监管部门所要求的，其研究结果要求向药品监管部门报告。进行上市后研究的另一目的是进一步拓宽药品的适应证范围。在产品许可证中清楚地限定了药品的适应证，该药品也可能用于除此之外的其他适应证，但必须首先有临床试验的数据。

第二章　药物效应动力学

药物效应动力学简称药效学，是研究药物对机体作用、作用规律及作用机制的科学，以阐明并指导临床应用药物防治疾病。

第一节　药物作用

药物作用（drug action）是指药物对机体靶点的初始作用，是动因。药理效应（pharmacological effect）是指机体在药物作用下发生的生理生化机能或形态变化，是药物作用的结果，是机体反应的表现。

一、药物的基本作用

1. 兴奋作用（excitation）　凡能使机体原有生理生化功能加强的作用称为兴奋作用。如肾上腺素的收缩血管、加快心率和升高血压等作用；尿激酶激活纤溶酶原而发挥的溶栓作用；阿托品的加快心率作用。

2. 抑制作用（inhibition）　凡能使机体原有生理生化功能减弱的作用称为抑制作用。如吗啡的镇痛作用；普萘洛尔的减慢心率作用；阿托品的抑制腺体分泌作用；巴比妥类的催眠作用。

药物对不同器官的相同组织可产生相反的作用，如肾上腺素可使骨骼肌血管平滑肌松弛，而对皮肤、黏膜、内脏血管平滑肌却产生收缩作用。兴奋与抑制可以互相转化，如药物中毒引起的惊厥如果得不到及时抢救，可由过度兴奋转入呼吸循环抑制、衰竭，甚至死亡。中枢抑制药物中毒昏迷前有短暂的兴奋、躁动作用。

二、药物作用的方式

1. 局部作用和全身作用　药物无须吸收而在用药部位发挥的作用，称为局部作用（local action）。如普鲁卡因皮下注射对感觉神经末梢的麻醉作用；消毒防腐药在皮肤表面的抗菌作用；硫酸镁的导泻作用。药物从给药部位经吸收进入血液循环后，分布于组织器官所发挥的作用，称为全身作用（general action）或吸收作用（absorptive action）。如口服或注射地西泮产生的中枢抑制作用；硝酸甘油的抗心绞痛作用等。

2. 直接作用和间接作用　药物作用于其分布的器官、组织而产生的作用称为直接作用（direct action）或原发作用。药物作用于效应器官后，通过神经反射或体液调节，引起其他器官或组织的机能改变，称为间接作用（indirect action）或继发作用。如强心苷加强心肌收缩力的作用属于直接作用，其强心后增加肾血流量，进一步产生的利尿作用则属于间接作用；硝酸甘油扩张血管产生的降压作用是直接作用，而其降压后通过神经反射引起的心率加快则为间接作用。

3. 药物作用的选择性　药物对机体不同组织器官或同一组织器官的不同状态，作用性质和强度的差异性称为药物作用的选择性（selectivity）。选择性产生的原因与药物化学结构及机体靶位结构的差异、靶位的数量、药物与组织的亲和力及组织器官对药物的敏感性等密切相关。如强心苷对心脏有高度选择性，对心肌可产生很强的收缩作用，而对骨骼肌、平滑肌却无明显影响；肌松药琥珀胆碱对骨骼肌有明显的松弛作用，对心肌却没有松弛作用；缩宫素只对妊娠末期子宫有明显的促进收缩作用，对未孕或妊娠初期子宫无明显作用。

药物的选择性是相对的，药物剂量可以影响药物作用的选择性。如小剂量咖啡因选择性兴奋大脑皮层；剂量增加，中枢兴奋作用可以扩展到延髓及脊髓。一般选择性高的药物针对性强，可准确治疗某种疾病或某种症状，副作用少；选择性低的药物影响器官多，作用范围广，副作用也较多。如阿托品通过阻断 M 胆碱受体发挥作用，由于 M 胆碱受体分布的广泛性，导致阿托品的选择性低，具有抑制腺体分泌、扩大瞳孔、松弛胃肠平滑肌、兴奋心脏等多种药理效应。

药物作用的选择性具有重要意义，可作为药物分类的依据，可指导临床治疗药物的选择，在制药方面可作为研发方向。

药物对所接触组织器官的作用无明显差异性，称为药物作用的普遍性。这类药物多数对细胞原生质产生损害作用，消毒防腐药如酚类对病原微生物和机体组织细胞无明显选择性，能使细菌的蛋白质变性，也能使人的蛋白质变性。这类药物一般局部应用，吸收后毒性较大。

三、药物作用的两重性

药物影响机体生理生化功能，发挥防治疾病作用的同时，也有一定的负面影响，这是药物作用的两重性，二者往往同时存在。

1. 防治作用　凡符合用药目的，有利于防病或治病的作用，称为防治作用（therapeutic action）。其包括：

（1）预防作用　提前用药，预防疾病发生的作用称为预防作用。如接种各种免疫疫苗。

（2）治疗作用　能改善患者异常的生理、生化功能或病理过程，促使身体恢复正常的作用称为治疗作用。依据用药目的不同，治疗作用又分为：①对因治疗（etiological treatment），又称为治本。其治疗目的在于消除原发致病因子，以彻底治愈疾病。如氯解磷定恢复胆碱酯酶活性，解救有机磷酸酯类中毒；硫酸亚铁补充铁离子，治疗缺铁性贫血病。②对症治疗（symptomatic treatment），又称为治标。其治疗目的在于改善疾病症状，不能根除病因。对于暂时无法根治、尚未查明病因或虽病因明确但症状急重的疾病，为避免病情进一步恶化，及时采取有效的对症治疗措施，比对因治疗更迫切。如解热镇痛药解除高热，可避免因高热引发的脱水、昏迷、抽搐甚至死亡；抗高血压药可缓解高血压的症状，避免心脑血管事件的发生。"急则治其标，缓则治其本"是中医药学对对因治疗和对症治疗之间辩证关系的精辟概述。

2. 不良反应 合格药品在正常用法、正常剂量下用于预防、诊断、治疗疾病或调节生理功能时出现的与用药目的无关或意外的有害反应，称为不良反应（adverse reaction），它给患者带来痛苦或不适。主要有以下几类：

（1）副作用（side reaction） 指药物在治疗剂量时出现的与治疗目的无关的反应。副作用是药物本身固有的作用，多是症状较轻、可恢复、可预见的功能性变化。多数副作用随着继续用药可自行缓解，必要时可通过合用其他药物防治。副作用的发生与药物的选择性低、作用范围广密切相关。当某一效应被用作治疗目的时，其他效应就成为了副作用。所以，每个药物的治疗作用和副作用不是固定不变的，随着用药目的的不同二者可以互相转化。如阿托品的选择性低，具有抑制腺体分泌、扩大瞳孔、解除胃肠平滑肌痉挛等作用，当应用解除平滑肌痉挛作用治疗胃肠绞痛时，其抑制腺体分泌引起的口干和瞳孔扩大就成为了副作用；当将其抑制腺体分泌作用作为治疗作用，用于麻醉前给药以防吸入性肺炎发生时，其解除胃肠痉挛作用引起的胃肠蠕动减慢、腹胀甚至便秘和扩大瞳孔就成为了副作用。

（2）毒性反应（toxic reaction） 一般是指用药剂量过大、用药时间过久或者机体对药物敏感性增加等状态下出现的机体组织器官功能异常或器质性损害。其危害性较大，有的甚至可危及生命。但毒性反应是药物过量时药理作用的延伸，是可以预知的，也应该是可以避免的。根据出现的时间，毒性反应可分为：①急性毒性，指短时间，一般 7 天内用药量过大发生的反应，大多危害呼吸、循环和中枢神经系统功能。如抗凝血药肝素过量引起的出血现象；吗啡过量引起的呼吸抑制，甚至呼吸衰竭死亡均为急性中毒。②慢性毒性，指长时间，一般 15 天以上反复接触或应用某药所引起的反应，大多累及肝、肾、骨髓和内分泌系统功能。如抗甲状腺药应用过久可引起粒细胞缺乏症；长期应用抗癫痫药苯妥英钠可引起巨幼红细胞性贫血。介于上述两者之间的可称为亚急性毒性反应。

特殊毒性反应，即三致反应：致畸（teratogenesis）、致癌（carcinogenesis）、致突变（mutagenesis），是药物损伤细胞遗传物质引起的反应，是毒性反应的特殊形式。药物损伤 DNA 或干扰 DNA 复制，引起基因变异或染色体畸变，称致突变反应。如抗病毒药阿糖腺苷、抗肿瘤药环磷酰胺有致突变作用。药物通过妊娠母体进入胚胎，导致胎儿发生永久性形态结构异常，称为致畸反应。在妊娠第 20 天至 3 个月是胎儿器官形成期，细胞有丝分裂活跃，对药物作用尤为敏感。应用某些药物如氨基苷类抗生素、甲氨蝶呤、阿糖腺苷、苯妥英钠、环磷酰胺等都可能引起胎儿畸变。药物引起 DNA 损伤或染色体畸变发生于一般组织细胞，导致正常细胞转变为癌细胞的作用称为致癌作用。如环磷酰胺、己烯雌酚等药物有致癌作用。

（3）变态反应（allergy reaction） 指药物作为抗原或半抗原引起的机体病理性异

常免疫反应。通常分为四种类型，即过敏反应、溶细胞反应、免疫复合物反应及迟发型变态反应。常发生于过敏体质的人，与用药剂量无关，且难以预知。反应程度个体差异很大，轻者表现为药热、皮疹；重者为造血系统抑制，肝、肾损害，哮喘，甚至休克死亡等。反应表现与药物品种有关，如氯霉素过敏易引起再生障碍性贫血；阿司匹林过敏易引起哮喘；碘剂可引起喉头严重水肿。反应性质与药物原有效应无关，用药理性拮抗药解救无效。致敏物质除了是药物本身外，也可能是其代谢产物或是制剂中的辅料或杂质。结构相似的药物可有交叉过敏反应，如抗菌药头孢菌素类与青霉素类可有交叉过敏反应。

（4）后遗效应（residual effect）　是指停药后血药浓度降至阈浓度以下时残留的药理效应。如服用巴比妥类药物催眠后，次日出现的嗜睡、乏力等反应；长时间应用糖皮质激素，用药高峰血药浓度的负反馈作用导致肾上腺皮质萎缩，停药后肾上腺皮质功能低下，数月内难以恢复均为后遗效应。

（5）继发反应（secondary reaction）　指继药物治疗作用后所产生的不良后果，又称治疗矛盾。如长期应用广谱抗生素，使敏感菌株被抑制，不敏感菌株（耐药菌株或真菌）乘机大量繁殖，使正常菌群共生失调，导致的继发性感染，称二重感染，又称菌群失调症。

（6）特异质反应（idiosyncrasy）　指少数人由于遗传异常对某些药物特别敏感，用药后出现的反应性质与常人不同，但与药物固有作用基本一致。反应的严重程度与剂量成正比，药理性拮抗药可能有效。如先天性葡萄糖 – 6 – 磷酸脱氢酶（G – 6 – PD）缺乏者，服用阿司匹林、磺胺类、伯氨喹或维生素 K 等药物时引起的急性溶血即为特异质反应。

（7）停药反应（withdrawal reaction）　指长期应用某药突然停药后，出现的原有疾病加重或复发的撤药症状，又称反跳现象（rebound phenomenon）。如应用抗癫痫药、降压药及糖皮质激素时，在病情稳定后突然停药都会出现反跳现象，这些药物的应用或是这些疾病的治疗，需要在病情稳定后逐渐减量，直至停药。

（8）依赖性（dependence）　指某些药物经过一段时间应用后使机体产生了精神性或生理性需要连续用药的现象，表现为强迫性觅药行为，目的是感受药物的精神效应或避免停药带来的不适。它分为两种情况：①精神依赖性（psychic dependence），又称心理依赖性（psychological dependence）或习惯性（habituation）。需要用药物缓解情绪障碍，用药后有愉快满足感，在精神上产生连续或周期性用药欲望，如果停药会发生主观不适感觉，再次用药才能消失，停药后无明显戒断症状，没有生理功能紊乱。如长期服用镇静催眠药、吸烟和饮酒等。②躯体依赖性（physical dependence），又称生理依赖性（physiological dependence）或成瘾性（addiction）。用药时产生欣快感，停药后会出现严重的生理功能紊乱，这是中枢神经系统因长期应用依赖性药物而产生的一种适应状态。维持足量可保持正常状态，突然停药会出现一系列严重的异常反应，称为戒断症状（abstinence syndrome）或戒断现象（abstinence phenomenon）。具有成瘾性的药物称为麻醉药品（narcotics），如吗啡、可卡因、大麻及其同类药。由于习惯性和成瘾性都有主客观上连续用药的需求，故统称依赖性。

第二节 构效关系与量效关系

一、药物的构效关系

药物的药理作用特异性与其特异的化学结构密切相关，这种相关性称为构效关系（structure – activity relationship，SAR）。一般来说，结构相似的化合物能与同一受体或酶结合，产生相似或相反的作用。如吗啡、可待因结构相似，均能激动阿片受体而产生镇痛作用；烯丙吗啡虽与吗啡结构相似，与阿片受体结合后却产生拮抗吗啡的作用，二者作用相反。激动剂的取代基团越大，药物的内在活性越弱，甚至变为部分激动剂或拮抗剂。

药物的化学结构式相同，而光学性质不同，称为光学异构体，又称对映体，它们的药理作用可能不完全相同。两对映体的药理作用既可表现为量的差异，如巴比妥酸由脲和丙二酸缩合而成，本身无中枢抑制作用，其 5 位碳上的两个氢被烃基、烯基或芳香基团取代而合成的新药才具有镇静、催眠等中枢抑制作用，且有明显的构效关系；如果 5 位碳上的一个氢被苯基取代则生成苯巴比妥，具有较强的抗癫痫作用；如果 2 位碳上的氧被硫取代则生成硫喷妥，脂溶性增高，中枢抑制作用更强，维持时间却更短。一般药物侧链基团的长短会影响作用的强弱及持续时间。两对映体的药理作用又可表现为质的差异，如奎宁为左旋体，有抗疟作用，而其右旋体的奎尼丁却是抗心律失常药；氯霉素的左旋体有抗菌作用，右旋体无抗菌作用。

二、药物的量效关系

药理效应的强弱与其剂量大小或浓度高低呈一定关系，即量效关系（dose – effecte-relationship，DER）。

1. 药物剂量与效应

（1）无效量（no – effect dose） 不出现效应的剂量。

（2）最小有效量（minimum effective dose） 药物能产生药理效应的最小剂量，又称阈剂量（threshold dose）。

（3）治疗量（therapeutic dose） 介于最小有效量和极量之间的剂量，能产生明显的药理效应，又不引起毒性反应。是临床常用的剂量，称常用量。

（4）最大有效量（maximal effective dose） 能产生最大效应而又不引起中毒反应的剂量。极量（maximum dose）是药典规定允许使用的最大剂量，属于安全剂量的极限。没有特殊需要，一般不选择极量。

（5）最小中毒量（minimum toxic dose） 能引起中毒反应的最小剂量。超过最小中毒量，引起中毒反应且不引起死亡的剂量均为中毒量。

（6）最小致死量（minimum lethal dose） 能引起中毒死亡的最小剂量。能导致中毒死亡的剂量均为致死量。

（7）安全范围（margin of safety）　最小有效量与最小中毒量之间的剂量范围称为安全范围，药物的安全范围越大用药越安全。

2. 药物的量效关系曲线　以药物剂量或浓度为横坐标，以药物效应强度为纵坐标，绘制的曲线称为量效曲线（dose-effect curve）。

3. 药物的量效关系曲线分类

（1）量反应量效曲线　药物效应是量反应资料，其强度可用连续增减变量表示的量效关系曲线，称为量反应量效曲线。如血压的升降、体温的高低、白细胞数的增减、血糖的浓度、尿量的多少等均为量反应资料。以药物剂量或浓度为横坐标时，量反应量效曲线为一先陡再缓而后平直的不对称曲线。若横坐标采用药物对数剂量或对数浓度作图，纵坐标不变，曲线则呈对称的 S 形。

量反应量效曲线纵坐标的位置反映药物效应大小，药物用到极量时所产生的效应是最大效应，又称为效能（efficacy）。此时即使再增加药物剂量或浓度，药效也不再增强，却能引起毒性反应。

量反应量效曲线横坐标的位置反映药物效价强度（potency），它表示某药达到一定效应时所需的剂量或浓度。同类药物引起等效反应的剂量或浓度与效价强度成反比，所用药物剂量越大，其效价强度越低。

效能与效价强度是用来评价药物作用的两个不同指标，二者不成比例关系，引起相同效应药物的效能和效价强度并不一定相同。例如，以利尿药每日排钠量为效应指标进行比较，呋塞米效能明显高于其他同类药，但呋塞米的效价强度却不是最高，氢氯噻嗪、环戊噻嗪的效价强度高于呋塞米。由于最大排钠量有限，氢氯噻嗪、环戊噻嗪均属于中效能利尿药，常用于轻、中度水肿；而呋塞米由于是高效能利尿药，在救治重症水肿、药物中毒等危重疾病时发挥着重要作用。临床上评价药物时，需将两个指标综合考虑，一般效能意义更大。

（2）质反应量效曲线　药理效应是反映性质变化的质反应资料，只能用全或无的量效方式表示的量效关系曲线，称为质反应量效曲线。如阳性或阴性、死亡与存活、惊厥与不惊厥、有效或无效等均为质反应资料。若以对数剂量或浓度为横坐标，以阳性反应发生率为纵坐标，质反应量效曲线为正态分布的倒钟形图。若横坐标不变，纵坐标采用累加阳性反应发生率做图，曲线呈典型对称 S 型。S 型曲线纵坐标正中点为 50% 最大效应或是累加阳性反应发生率为 50%，依据此点可在横坐标找到引起上述反应的药物剂量或浓度，即能引起 50% 最大反应强度（量反应）或 50% 实验动物出现阳性反应（质反应）的药物剂量，称为半数有效量（50% effective dose，ED_{50}），ED_{50} 反映药物效应强弱。如果药物效应以死亡数目为指标，则半数有效量称为半数致死量（50% lethal dose，LD_{50}），即能引起 50% 实验动物死亡的药物剂量或浓度，LD_{50} 反映药物毒性大小。LD_{50}/ED_{50} 的比值称为治疗指数（therapeutic index，TI），用以表示药物的安全性，TI 越大，药物越安全。

第三节　药物作用机制

药物作用机制是药效学研究的重要内容之一，也称为药物作用原理，主要研究药物如何起作用、在何处起作用。明确药物作用机制有助于深刻理解药物防治作用和不良反应的本质，为临床合理用药和新药开发提供理论依据。其主要包括以下几类：

1. 改变细胞周围的理化环境　作用机制主要是药物通过改变细胞周围的理化环境，如渗透压、脂溶性、酸碱度等而发挥作用。如甘露醇提高血浆渗透压，脱水消除脑水肿的作用；口服硫酸镁，在胃肠道不吸收，肠内形成高渗透压，阻止水分吸收，促进肠道蠕动而导泻，促进胆汁分泌而利胆；抗酸药中和胃酸以治疗消化性溃疡病等。

2. 参与或干扰体内代谢过程　药物通过参与补充机体代谢物质而发挥防治疾病作用，如胰岛素用于胰岛素缺乏的糖尿病；甲状腺激素补充体内分泌不足以治疗单纯性甲状腺肿；铁剂用于防治缺铁性贫血。有些药物因化学结构与机体细胞代谢物质相似而干扰体内代谢过程，如 5 - 氟尿嘧啶结构与尿嘧啶相似却没有尿嘧啶的生理作用，掺入癌细胞 DNA 及 RNA 中干扰癌细胞蛋白质合成而发挥抗癌作用；磺胺类药物与敏感菌生长过程中叶酸代谢所需要的对氨基苯甲酸结构相似，它通过竞争性抑制催化对氨基苯甲酸代谢的二氢叶酸合成酶，而产生干扰细菌叶酸代谢的抑菌作用。

3. 影响自身活性物质或酶的活性　参与调节机体生理功能的激素、神经递质及组胺、前列腺素等自身活性物质大多在酶的参与下合成。酶是细胞生命活动的重要物质，是药物作用的主要靶位，很多药物通过影响自身活性物质或酶的活性而发挥治疗作用。如阿司匹林通过抑制前列腺素合成酶而抑制前列腺素的合成产生解热镇痛作用；大剂量碘抑制甲状腺素释放而发挥抗甲状腺作用；磺酰脲类刺激胰岛 β 细胞，增加胰岛素释放而发挥降血糖作用；新斯的明抑制胆碱酯酶，治疗重症肌无力；尿激酶激活血浆纤溶酶原，发挥溶栓作用；卡托普利抑制血管紧张素转换酶而降压。

4. 影响物质转运　体内许多物质依靠跨膜转运来完成自身的合成、释放、再摄取等过程以维持机体生理功能，药物可通过干扰这些物质的转运发挥药理作用。如呋塞米抑制肾小管 Na^+ 的重吸收而发挥排钠利尿作用；利血平抑制交感神经末梢对去甲肾上腺素的再摄取，发挥降压作用。

5. 影响细胞膜的离子通道　硝苯地平阻滞 Ca^{2+} 通道，减少血管平滑肌细胞 Ca^{2+} 内流，使血管平滑肌松弛而降血压；Na^+ 通道阻滞药奎尼丁，降低浦氏纤维的自律性，具有抗心律失常作用；地西泮通过增加 Cl^- 通道的开放频率而产生中枢抑制作用。

6. 影响核酸代谢　药物通过干扰控制蛋白质合成及细胞分裂的核酸代谢过程而发挥疗效。如喹诺酮类抗菌药影响细菌 DNA 回旋酶而杀菌；利福平抑制病原菌 RNA 多聚酶，干扰 mRNA 合成而发挥抗结核作用。

7. 影响免疫功能　如干扰素、左旋咪唑增强机体免疫功能；糖皮质激素抑制机体免疫功能。

8. 作用于受体　药物激动或阻断受体可影响机体的相关生理功能。

第四节　药物与受体

受体（receptor）是存在于细胞膜上、细胞核或细胞质内的大分子物质，能特异性识别并结合配体，产生特定效应。

能与受体特异性结合的物质称为配体（ligand），也称第一信使。大部分受体均有其相应的内源性配体（如激素、神经递质、自身活性物质等）。模仿内源性配体可合成药物，作用于相应受体以达到防治疾病的目的，这些药物称为外源性配体。受体在识别相应的配体并与之结合后，激活细胞内第二信使（如环磷酸腺苷、环磷酸鸟苷、钙离子等），将其所获得的信息增强、分化、整合并传递给效应器后，才能发挥特定的生理功能或药理效应。

药物与受体结合的能力称为亲和力，亲和力的大小决定药物作用强度。药物与受体结合后产生效应的能力称为内在活性，也称效应力，它的有无决定药物作用性质。作用于受体的药物分类如下：

激动剂（agonist）：指既与受体有较强的亲和力，又有内在活性的药物，也称为受体兴奋药。其中内在活性强者为完全激动剂（full agonist），与受体结合后能产生较强的效应，如吗啡激动阿片受体产生很强的镇痛作用，为阿片受体完全激动剂；内在活性较弱者为部分激动剂（partial agonist），其单用时与受体结合后仅能产生较弱的激动效应，与同一受体完全激动剂合用时，因占据受体而干扰完全激动剂与受体的结合，产生拮抗激动剂的作用。所以，部分激动剂具有激动剂和拮抗剂的双重效应。

拮抗剂（antagonist）：指与受体有较强的亲和力，但无内在活性的药物，又称为受体阻滞药。与受体结合后，拮抗剂本身不产生药理作用，但可对抗激动剂的作用，如纳洛酮阻断阿片受体拮抗吗啡的作用；普奈洛尔与β受体结合拮抗肾上腺素对心脏的兴奋作用。依据与受体结合是否具有可逆性，拮抗剂又有竞争性拮抗剂和非竞争性拮抗剂之分。

竞争性拮抗剂：拮抗剂与激动剂竞争同一受体，与受体呈可逆性结合。拮抗剂拮抗激动剂的作用，使其亲和力下降，而不影响内在活性。所以，通过增加激动剂的剂量或浓度与拮抗剂竞争受体结合，可使激动剂与受体结合恢复至原来的程度，量效曲线的最大效应恢复至原水平。随着拮抗剂剂量或浓度的增加，激动剂的量效曲线平行右移，但最大效应不变。

非竞争性拮抗剂：拮抗剂与受体结合后，使受体构型发生难逆性改变，影响激动剂与受体的结合而对抗激动剂的效应，不影响激动剂与受体的亲和力，却使其内在活性下降。此时即使增加激动剂的剂量也不能竞争到已改变构型的受体。因此，随着非竞争性拮抗剂剂量的增加，构型发生改变的受体相应增多，激动剂量效曲线最大效应逐渐下移，效能逐渐减小。

第三章 药物代谢动力学

药物代谢动力学简称药动学，研究机体对药物处理过程，主要包括药物吸收、分布、生物转化和排泄等体内过程，以及血药浓度随时间变化的规律。

第一节 药物跨膜转运

药物跨膜转运是指药物在体内通过各种生物膜的转运过程。生物膜包括细胞外表的质膜（如毛细血管壁、胃肠道黏膜、血脑屏障等单层或多层生物膜）和细胞内的各种细胞器膜（如线粒体膜、溶酶体膜、内质网膜和核膜）。生物膜是以液态脂质双分子层为基本骨架，其中镶嵌着表面蛋白，可伸缩活动，具有吞噬、胞饮作用；还有一类为内在蛋白，是具有各种生理功能的可移动球形蛋白质，贯穿整个质膜，形成转运通道及贯穿膜内外的亲水孔道、生物膜的受体、酶及载体等。药物的吸收、分布、生物转化和排泄与物质的跨膜转运密切相关。药物通过细胞膜的转运有被动转运和主动转运两种形式。

一、被动转运

被动转运（passive transport）指药物从高浓度一侧向低浓度一侧转运，又称顺浓度差转运和下山转运。浓度差越大，转运速度愈快，直至膜两侧药物分布达到动态平衡。其主要包括下列几种形式：

1. 简单扩散 是脂溶性药物溶于细胞膜的脂质而通过细胞膜的扩散方式，又称脂溶扩散，这是大多数药物的主要转运方式。由于体液是水溶性而各种生物膜是脂溶性，所以水溶性强的药物不容易跨膜转运，而脂溶性强的药物容易跨膜转运。转运速度除取决于膜的性质、面积及膜两侧的浓度梯度外，还与药物的理化性质有关。分子量小、脂溶性高、解离度低、非离子型多、极性小的药物较易跨膜转运，其中解离度是最主要的影响因素。药物在体液中可解离成离子型药物，这种离子型药物不容易跨膜转运，而未解离的非离子型药物易跨膜转运。药物解离程度与其所在溶液的 pH 有关，常用解离常数 pK_a 表示其解离度，弱酸性或弱碱性药物 50% 解离时所在溶液的 pH 为该药的 pK_a。如弱酸性药物（如阿司匹林）在酸性环境（如胃液）中多以非解离状态存在，易于跨膜转运，在胃内可被吸收；相反，弱碱性药物（如阿托品）在胃的酸性环境中多以离子型存在，不易跨膜转运被吸收，而在小肠碱性环境中解离度低，多以分子型存在，易于在小肠跨膜吸收至血液中。所以，可通过改变体液的 pH，影响药物的解离度而调节药物的跨膜转运，如弱酸性药物中毒，可以碱化尿液以加速弱酸性药物的排泄。

2. 滤过 又称水溶扩散或膜孔扩散，直径小于膜孔的水溶性小分子药物，借助膜两侧的流体静压或渗透压差通过亲水孔道至低压侧的过程。如肾小球排泄药物的方式即为滤过，乙醇等水溶性物质及 CO_2、O_2 等气体分子均通过滤过方式转运。

3. 易化扩散 又称载体扩散，是被动转运的一种特殊形式，是药物或机体生理代谢相关的一些物质与生物膜上的特异性载体可逆性结合，顺浓度差扩散的方式。如氨基酸和葡萄糖的转运。

被动转运的特点是：①顺浓度差转运；②不消耗能量；③除易化扩散外均不需载体，均无饱和现象，均无竞争抑制现象。

二、主动转运

主动转运（active transport）指药物从浓度低的一侧向浓度高的一侧转运，又称逆浓度差转运和上山转运。能量可直接来自 ATP 的水解或间接来自离子的电化学梯度。其特点是：①逆浓度差转运；②消耗能量；③需要载体，有饱和现象和竞争抑制现象。

载体对药物有高度的特异性和选择性，且转运能力有饱和性。这类转运主要在神经元、肾小管和肝细胞内进行。少数药物是主动方式转运的，如甲状腺腺泡膜上的碘泵以主动转运方式摄取比甲状腺中浓度低 25 倍的血液中的碘，以合成甲状腺激素；青霉素与丙磺舒经肾小管主动分泌排泄，丙磺舒通过与青霉素竞争同一载体而延长青霉素作用时间，使其疗效增强。

第二节　药物体内过程

药物的体内过程包括吸收、分布、生物转化和排泄。

一、吸收

药物的吸收（absorption）是指药物自用药部位进入血液循环的过程。多数药物通过被动转运吸收，少数药物经主动转运吸收。除血管内给药外，其他任何途径给药都必须经过吸收过程，药物才能进入血液循环发挥作用。药物吸收的速度和程度既影响药物作用发挥的速度，也影响药物作用强度。影响药物吸收的因素主要有以下几个方面：

1. 给药途径 主要包括消化道给药、注射给药、呼吸道给药和皮肤黏膜给药四个途径。

（1）口服给药 口服给药最为常用，是既安全、方便又经济的给药方式。口服药物经胃肠道吸收，小肠黏膜因吸收面积大、血流丰富，药物在此停留时间长而成为主要吸收部位。从胃肠道毛细血管吸收的药物，首先经门静脉进入肝脏后才能进入血液循环，其中部分药物在吸收过程中被肝脏和胃肠壁的代谢酶灭活，使进入血液循环的有效药量减少，这种现象称为首关效应（first - pass effect）、第一关卡效应或首过消除（firs t‑pass elimination）。如硝酸甘油和吗啡口服首关消除均很多，故分别采用舌下含服和注射给药。此外，药物的崩解度、胃的排空速度及食物均影响药物吸收。

（2）舌下给药及直肠给药　舌下含服、直肠灌肠或栓剂给药均经黏膜吸收，这些部位吸收面积虽小，但血流丰富，吸收快，且因不经过门静脉而无首过效应。脂溶性高且用药量少的药物适合舌下含化，如硝苯地平降血压舌下含化5分钟左右即显效；少数刺激性强或不能口服的药物可直肠给药，适合于儿童或老人。大分子药物不宜采用舌下给药及直肠给药。

（3）注射给药　①肌内注射和皮下注射。药物经细胞间隙较宽大的毛细血管壁吸收，吸收快而完全。局部循环血流量和药物剂型影响吸收速度，油剂和混悬剂注射液可在给药局部滞留，使药物吸收缓慢而作用持久。肌内血流明显多于皮下血流，所以，肌内注射快于皮下注射。刺激性强的药物肌内注射和皮下注射均不适宜，易引起组织坏死。②静脉注射或滴注。没有吸收过程，药物迅速进入血液，更适用于危重疾病的抢救，但短时间内高浓度的药物到达病变部位危险性较大。③动脉注射。将药物输送至该动脉分布部位，发挥局部作用以减少全身反应，但操作复杂，且药量计算要求严格无误。动脉血管造影、肿瘤化疗的局部给药即是动脉注射。④局部注射。药物注入脊髓蛛网膜下腔、关节腔，用于不易透过血脑屏障的局麻药或消炎药。⑤皮内注射。将药物注射于真皮层，主要用于药物的试敏。

（4）吸入给药　药物以粉雾或气雾形式由肺泡吸收进入血液循环。肺泡表面积大，肺泡壁非常薄，且肺泡上的血管血流丰富，非常适合挥发性药物和气体药物快速且大量吸收，对于肺部疾病，药物可直达病变部位，如肾上腺素气雾剂吸入给药可治疗支气管哮喘。吸入给药的缺点是对呼吸道有刺激性。

（5）皮肤给药　完整的皮肤屏障作用强，对药物吸收很少，仅发挥局部作用。脂溶性高的药物及穿透力强的药物易吸收，如脂溶性高的硝酸甘油制成缓释贴剂预防心绞痛发生。如果在药物中加入透皮促进剂如月桂氮䓬酮，制成贴剂经皮给药后可达到持久的全身治疗作用，如对甾体激素醋酸氟羟泼尼松龙促渗作用达2~5倍。

（6）黏膜给药　黏膜吸收能力要比皮肤强很多，鼻黏膜、口腔黏膜、支气管黏膜及阴道黏膜均可吸收药物。仅限分子量小、脂溶性高的少数药物。

2. 药物剂型　口服给药时液体制剂比固体制剂吸收快。固体药物须崩解、溶解后才被吸收，故崩解度、溶解度、分散度均影响药物的吸收。一般吸收速度为水溶液 > 胶囊剂 > 片剂 > 水丸 > 蜜丸；液体制剂肌内注射时，吸收速度依次为：水溶液 > 混悬液 > 油溶液；油剂不宜做皮下注射。

3. 药物理化性质　脂溶性越高、解离度越低、分子型越多、极性越小、分子越小的药物越容易被吸收，否则不易吸收。既不溶于水也不溶于脂质的药物不能吸收，口服后则在肠道发挥局部作用。

4. 局部环境　消化道给药药物经胃肠吸收时，局部环境对药物的吸收有较大影响。如果胃排空速度快，则有利于大量药物迅速进入小肠，加快药物吸收；胃肠液的 pH 高有利于弱碱性药物吸收，pH 低则利于弱酸性药物吸收；崩解快的药物吸收快且多；食物影响药物的吸收，既减慢吸收速度又减少吸收数量。此外，肠的蠕动功能、吸收面积的大小、血流量的多少及肠内容物的多少与性质均影响药物的吸收。

同一药物还会因为厂家、工艺、晶型、辅料或旋光性的不同而有明显的吸收差异性，如氯霉素左旋体比右旋体吸收好，血药浓度高。

二、分布

药物的分布（distribution）是指药物吸收入血后随血液循环转运到作用部位及组织器官的过程。多数药物呈不均匀分布，有明显的选择性，其影响因素主要有以下几个方面：

1. 血浆蛋白结合率　多数药物进入血液循环后可不同程度地与血浆蛋白呈可逆性结合。与血浆蛋白结合的药物称为结合型药物，未被结合的称为游离型药物，药物游离型与结合型以一定的百分结合率呈动态平衡。与血浆蛋白结合的药物具备以下特点：①结合型药物分子变大，不能通过毛细血管壁转运到效应器官，从而使药物向靶组织分布减少，大部分"储存"于血液中，暂时不具有药理活性，暂时也不被代谢和排泄，故血浆蛋白结合率高的药物在体内消除慢，作用时间延长。②游离型药物分子小，容易通过毛细血管壁跨膜转运到组织，它与药理作用强度密切相关，当游离型药物进入组织或被消除后，血药浓度降低时，结合型药物即可部分从血浆蛋白释放呈游离型药物，二者达到新的平衡。③血浆蛋白数量和结合位点均有限，所以，药物与血浆蛋白结合具有饱和性，当结合型药物饱和后再增加药量，就会使游离型药物增加而容易发生中毒反应。④药物与血浆蛋白结合特异性低，两种药物同时应用可因竞争同一结合位点而发生置换现象。与血浆蛋白亲和力低的药物，因为与血浆蛋白结合的少而又使具有药理活性的游离型增多，作用增强甚至出现毒性反应。此外，药物也可与内源性代谢物竞争与血浆蛋白结合，如磺胺类药物置换胆红素与血浆蛋白结合，新生儿应用磺胺类药物，可导致致死性核黄疸症。血浆蛋白过少（如肝硬化、慢性肾炎、烧伤、怀孕）或变质（如尿毒症）时，药物血浆蛋白结合率下降，游离型增多，也容易发生中毒反应。

2. 器官血流量　药物由血液向组织器官的分布速度主要与该组织器官的血流量和膜通透性有关。药物首先向肝、肾、肺、脑、心等血流丰富的组织器官分布，尤其在分布初期更明显，然后向血流量小的组织器官如皮肤、肌肉、脂肪等转移，这种现象称为再分布。如静脉注射麻醉药硫喷妥钠，其脂溶性高、亲脂性强，脑组织富含脂质又血流充沛，所以硫喷妥钠首先直至脑组织，局部药物浓度迅速升高呈现麻醉效应。脂肪组织血流量虽然少，但与脂溶性药物亲和力大，故药物很快从脑组织中释放出来向脂肪组织转移，脑内药物浓度迅速下降而麻醉效应很快消失。脂肪组织面积大，是脂溶性药物的巨大储库。

3. 体液 pH　药物的 pK_a 及体液的 pH 是影响药物分布的另一因素。细胞内液 pH 值（7.0）略低于细胞外液 pH 值（7.4），弱碱性药物在细胞外液解离型少，易转运进入细胞内，在细胞内浓度较高；弱酸性药物则相反，在细胞外液浓度较高。据此，可通过改变血液 pH 的方法来改变药物的分布，如弱酸性药物苯巴比妥中毒时，静脉滴注碳酸氢钠碱化血液及尿液，不仅可促使脑组织中药物向血浆转移，也可减少药物在肾小管的重吸收，加速其从肾排泄。

4. 体内屏障　①血脑屏障：脑组织内毛细血管内皮细胞间紧密联接，间隙较小，毛细血管外表面还有一层星状胶质细胞包围，这种结构可选择性阻止多种物质由血液进入脑内，维持中枢神经系统内环境的相对稳定性，构成血脑屏障，它包括血 - 脑、血 - 脑脊液、脑脊液 - 脑三种屏障。通常只有脂溶性高、分子小、解离度低、游离型多的药物才容易通过，要发挥中枢神经系统作用时，宜选择符合上述条件的药物。此屏障作用不是绝对的，婴幼儿因血脑屏障功能发育不完全，药物可进入脑内，易引起中枢神经系统不良反应。炎症能减弱屏障作用，如脑膜炎时，难以进入健康人脑脊液的青霉素可在脑脊液中达到有效治疗浓度。②胎盘屏障：是胎盘绒毛与子宫血窦之间的屏障，对胎儿有保护作用。由于母亲与胎儿间交换营养成分与代谢产物的需要，其通透性与一般毛细血管无明显差异，几乎所有药物均能通过胎盘屏障进入胎儿体内，只是程度和速度的不同。所以，妊娠期间尤其是妊娠早期，应禁用对胎儿有影响的药物。其他生理屏障还有血眼屏障、血睾屏障、血关节囊液屏障等，须采用局部注射给药才能达到治疗目的。

5. 组织亲和力　某些药物对某些组织有特殊高的亲和力，使药物集中分布在这些组织。如碘主要集中在甲状腺，碘在甲状腺中的浓度比血浆中高 25 倍；钙沉积于骨骼中；砷、汞、锑等重金属和类金属，在肝、肾中分布较多，中毒时常损害这些脏器。有时药物分布多的组织不一定是它们发挥疗效的靶器官，如硫喷妥钠重分布到脂肪组织及钙沉积到骨组织，这些分布实际是一种储存。有些药物与某些组织能发生不可逆的结合而引起毒性反应，如四环素与钙络合沉积于牙齿及骨骼中，可使儿童牙齿变黄并抑制骨骼生长。

三、生物转化

生物转化（biotransformation）又称药物代谢，是指药物经酶代谢，化学结构发生改变的过程。肝脏是大多数药物生物转化的主要器官，少数药物在肾脏、肠或血浆中代谢。

1. 生物转化的步骤和方式　药物在体内的生物转化过程分两步进行：第一步又称第 I 相，有氧化、还原和水解三种反应方式，经过这些反应后原型药转变为极性较高的代谢物。第二步又称第 II 相，为结合反应，第一步的代谢产物与体内葡萄糖醛酸、硫酸或甘氨酸等水溶性较高的物质结合，增加药物水溶性和极性，利于药物随尿排出。

2. 生物转化的结果　经生物转化后，药物作用或毒性两个方面的变化主要有四种结果：①药理作用减弱或消失：多数药物代谢为无活性的代谢物，称灭活。少数药物代谢产物仍有一定活性。②产生药理作用或药理作用增强：少数药物代谢为具有药理作用或药理作用增强的代谢物，称为活化。这种需要活化才能产生药理作用的药物称为前体药，如左旋多巴、泼尼松分别为多巴胺和泼尼松龙的前体药。③毒性减弱或消失：大多数药物的代谢结果属于这种情况。④毒性增强或产生具有毒性的代谢物：少数药物的代谢结果属于这种情况，如异烟肼的代谢物乙酰肼对肝脏产生较强的毒性。

3. 生物转化的酶系统 药物生物转化是酶的催化反应，参与催化反应的酶系主要有以下两种：

（1）非微粒体酶系统 是存在于肠、肝、肾等细胞的细胞质、线粒体和血浆中的多种酶系，是对肝药酶系统的补充，主要对结构与内源性代谢物相似和脂溶性小的药物进行代谢。此类酶的选择性高、专一性强，通常催化特定底物。如单胺氧化酶氧化儿茶酚胺类，胆碱酯酶水解乙酰胆碱等。

（2）微粒体酶系统 肝脏所含药物代谢酶种类齐全，存在于肝细胞内质网上，统称肝药酶，其中肝脏微粒体的细胞色素 P_{450} 氧化酶系统是催化药物生物转化的主要酶系，故又称微粒体酶系统。肝药酶的特点是：①选择性低。即专一性差，能催化多种药物的氧化还原反应。②变异性大。可受遗传、年龄、营养状态、病理因素等影响，有明显个体差异。③酶活性易受药物或外来化学物质的影响，呈现增强或减弱现象。

4. 肝药酶的诱导与抑制

（1）肝药酶诱导剂（enzyme inducer） 凡能使肝药酶活性增强或合成量增加的药物称肝药酶诱导剂，如巴比妥类、苯妥英钠、利福平等。经肝药酶代谢的药物与肝药酶诱导剂合用时，因为代谢速度加快而药效减弱。有的肝药酶诱导剂如苯巴比妥本身就经肝药酶代谢，所以它也加速自身代谢，这是药物产生耐受性和停药敏化的重要原因。如用双香豆素预防血栓形成，若连续同服苯巴比妥钠，双香豆素的抗凝作用将减弱，需增大剂量才能维持原有药效；若一旦突然停用苯巴比妥钠而不相应减少双香豆素剂量，会由于肝药酶诱导作用的解除而导致双香豆素血中浓度过高引起出血。

（2）肝药酶抑制剂（enzyme inhibitor） 凡能使肝药酶活性减弱或合成量减少的药物称肝药酶抑制剂，如氯霉素、异烟肼等。肝药酶抑制剂减慢经肝药酶代谢药物的代谢速度，使药物比单独应用时效应增强。经肝代谢的肝药酶抑制剂也减慢自身代谢速度。所以，与肝药酶抑制剂合用的药物，应及时调整剂量，防止血药浓度过高而蓄积中毒。

四、排泄

排泄（excretion）是指药物或其代谢产物通过排泄器官或分泌器官排出体外的过程。肾脏是药物排泄的主要器官，胆道、乳腺、肺和汗腺等也有一定的排泄功能。

1. 肾排泄 包括肾小球滤过和肾小管分泌两种排泄方式，此外，还有肾小管再吸收方式干扰药物经肾排泄。

大多数药物及其代谢物经肾小球滤过排泄。肾小球毛细血管血流丰富，滤过压高，膜孔较大，除与血浆蛋白结合的药物外，游离型药物及其代谢产物均可滤过进入肾小管，以水溶扩散的形式进行。滤过速度取决于药物分子量和血中药物浓度。

肾小管有主动分泌功能，少数药物经肾小管分泌排泄，是主动转运过程，由非特异性载体转运系统完成。其选择性低，当同时应用的两种药物需要同一载体转运时，会出现竞争抑制现象，如临床应用与青霉素竞争肾小管主动分泌载体的丙磺舒来减慢青霉素排泄速度，提高其血药浓度，延长作用时间。

肾小管上皮细胞具有脂质膜特性，有重吸收药物的功能，以简单扩散的形式进行。依据被动转运规律，脂溶性高、极性小、非解离型的药物及代谢物容易跨膜转运经肾小管上皮细胞重吸收入血液循环。改变尿液 pH 可影响药物在尿液中的解离度，进一步影响药物的重吸收，从而控制药物在体内的存留时间。弱酸性药物（如水杨酸类、巴比妥类等）中毒时，可碱化尿液，增加弱酸性药物解离度，减少重吸收，加速排泄。反之，碱性药物中毒时，可酸化尿液加速其从肾排泄。

2. 胆汁排泄 某些药物经肝转化为极性强的水溶性代谢物后，可随胆汁排入十二指肠，然后随粪便排出。少数药物的结合型从肝脏随胆汁排入肠腔被水解为游离型后，由小肠再吸收入血的过程称为肝肠循环（hepato – enteral circulation）。有肝肠循环的药物半衰期长，作用持久，药效增强，也容易蓄积中毒，阻断肝肠循环可以加速药物排泄。抗菌药如红霉素、四环素经胆汁排泄，使胆道中药物浓度增高，利于胆道感染性疾病的治疗。

3. 其他途径 有些药物经乳腺排泄。由于乳汁偏酸性，又富含脂质，弱碱性药物如吗啡、阿托品等或脂溶性高的药物，在乳汁中浓度高，易经乳汁排出。因此，哺乳期女性用药时应考虑可能对乳儿的影响。肠道排泄的药物多是口服未被吸收的药物，尚有经胆汁排泄到肠腔的药物。肺脏是某些挥发性药物的主要排泄途径，检测呼出气体中的乙醇含量已应用于诊断酒后驾车，快速简便。脂溶性药物也可经唾液、泪液及汗液排泄，某些药物唾液中的浓度与血药浓度平行，无痛采样药检可用唾液代替血液进行样本采取。

第三节 血药浓度变化的时间过程——时量曲线

为反映体内药物浓度随时间变化的动态过程，通常可在单次给药后不同时间采集血样测定药物浓度，以时间为横坐标，血药浓度为纵坐标，绘制的曲线称时量曲线（time – concentration curve，C – T curve）或药时曲线。如果以时间为横坐标，以药物效应为纵坐标绘制的曲线称时效曲线。

非血管途径给药的时量曲线见图 3 – 1，由上升段和下降段两部分组成，共分为三个阶段：潜伏期、持续期、残留期。给药后，随着时间的推移，血药浓度逐渐上升形成时量曲线的上升段为药物的吸收分布相，反映吸收过程，吸收的同时消除已经开始，只是吸收速度大于消除速度。曲线的最高点为高峰浓度，即最高血药浓度，此时药物的吸收速度等于消除速度。当血药浓度逐渐下降形成时量曲线的下降段，反映药物的消除过程，此过程仍有少量药物吸收，只是消除速度大于吸收速度。曲线的陡与缓反映药物吸收和消除的快与慢。时量曲线的变化实际上是药物在体内吸收、分布与消除之间相互消长的反映。

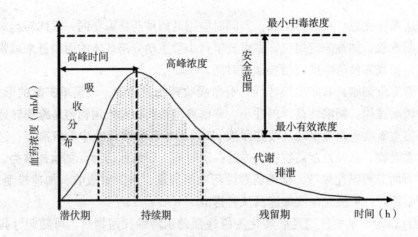

图 3-1　口服给药后的时量曲线

潜伏期（latent period）：是指用药后至开始出现疗效的时间段，主要反映药物的吸收及分布过程，静脉注射通常无潜伏期。达峰时间（peak time）是指给药后至血中药物达到最高浓度所用的时间，是显现最大效应的时间。

持续期（persistent period）：是指药物维持最小有效浓度或维持基本疗效的时间，即疗效开始出现至基本消失的这段时间。

残留期：是指血中药物降至最小有效浓度以下开始至体内完全消除的时间。残留期反映药物在体内的储存情况，此期血药浓度虽不高，体内储存量却不一定少，因此在反复用药时易导致蓄积中毒（cumulative intoxication）。

第四节　药动学常用参数与给药方案

一、曲线下面积

曲线下面积（area under the curve，AUC）指药物时量曲线下所覆盖的面积。AUC 的形态与药物吸收入体循环的速度有关，AUC 的大小与药物吸收入体循环的总量成正比。

二、生物利用度

生物利用度（bioavailability，F）指经非血管内给药时，被吸收进入血液循环的药量占实际给药量的百分数。

$$F = \frac{\text{进入血液循环的药量（}A\text{）}}{\text{实际给药量（}D\text{）}} \times 100\%$$

生物利用度反映药物制剂被机体吸收利用的程度和速度，也是衡量药物制剂质量的重要指标。其影响因素有药物制剂因素和生物因素，如药物自身的理化性质及药物的晶型、崩解度、溶出速度、制备工艺等；还有个体的生理因素，如胃肠道 pH、活动情况、吸收部位的面积和血流速度以及代谢酶系统等均影响生物利用度。

生物利用度亦可用 AUC 比值表示，如绝对生物利用度和相对生物利用度。绝对生物利用度是评价同一药物经不同给药途径吸收程度差异性的参数。相对生物利用度是评价不同厂家生产的同一药物或同一厂家生产的同一药物不同批号之间吸收程度差异性的参数，也反映同一药物不同剂型吸收程度的差异性。

$$绝对\ F = \frac{AUC（血管外给药）}{AUC（静脉给药）} \times 100\%$$

$$相对\ F = \frac{AUC（待测制剂）}{AUC（标准制剂）} \times 100\%$$

三、表观分布容积

表观分布容积（apparent volume of distribution，V_d）指假设药物均匀分布在各组织与体液且其浓度与血药浓度相等时，所需的体液容积理论值，为估算药物分布范围和反映药物分布特征的参数。计算公式为：

$$V_d = \frac{A（进入血液循环药量，mg）}{C_0（初始血药浓度，mg/L）}$$

V_d 的单位是升（L）或升/公斤体重（L/kg），后者更恰当，因为个体间容积有差异。药物在体内的分布并不均匀，因此，V_d 并不是真正的生理容积，但是根据 V_d 的大小可估算药物分布范围及了解药物的分布特征。正常人体总体液量约占体重的 60%（0.6L/kg），血浆容积占 7.5%（0.045L/kg）。依此推算，一个 60kg 的正常人血浆容量约 2.5L，体液总容量约 3.6L。如应用某药测得 $V_d \approx 2.5L$，表示药物主要分布在血液或理解为分布在血流丰富的心、脑、肝、肾等器官中；$V_d \approx 40L$，则表示药物在全身体液中分布；$V_d > 100L$ 时，则表示药物与脂肪组织或肌肉等有较高亲和力。

一些有机酸类药（如磺胺、青霉素等），因脂溶性低或与血浆蛋白结合率高，不易进入细胞或组织中，V_d 常较小，为 0.15 ~ 0.3L。相反，脂溶性高的药物易被组织摄取，其血浆蛋白结合率及血药浓度均较低，V_d 常较大，表明其在组织器官内有大量分布。通常 V_d 小的药物排泄较快，V_d 大的药物排泄较慢。

四、药物的消除与蓄积

1. 药物的消除 药物的消除是指药物在体内逐渐减少消失的过程，包括药物的生物转化和排泄过程。

（1）一级动力学消除（first - order kinetics） 又称恒比消除，是指单位时间内药物按着恒定的比例进行消除。消除速率与血中药物浓度成正比，血药浓度高，单位时间内消除的药量多，当血药浓度降低后，消除的药量也按比例下降。正常用药剂量情况下，绝大多数药物的消除是一级动力学消除。此消除过程药物 $t_{1/2}$ 恒定，与剂量无关，不因血药浓度高低而变化。此消除过程属于被动转运。

（2）零级动力学消除（zero – order kinetics） 又称恒量消除，是指单位时间内药物按着恒定的数量进行消除。此消除过程属于主动转运，需要载体或酶的参与，故有饱和现象，消除速率与血药浓度无关，只取决于载体或酶的浓度。当机体消除能力低下或用药量过大超过机体最大消除能力时，按照零级动力学消除；待机体消除能力恢复或血药浓度降至机体消除能力以下时再转变成一级动力学消除，少数常用药物符合此消除规律。此消除过程药物 $t_{1/2}$ 不是一个恒定数值，它随药物血浆浓度变化而变化。血药浓度高，半衰期则长，血药浓度低，则半衰期短。

2. 药物的蓄积 反复多次给药后，药物进入体内的速度大于消除速度，使体内的药量或血药浓度不断增高，称为药物的蓄积。合理的药物蓄积可缩短血药浓度达到有效治疗水平时间，然后减小用药剂量维持此浓度；但是，当药物过度蓄积时，会引起药物的蓄积性中毒。

五、清除率

清除率（clearance, CL）是指单位时间内被清除的血浆药物按表观分布容积计算的数量，即单位时间内有多少毫升血浆中药物被清除，其单位为 mL/min 或 L/h。按清除途径的不同，有肾清除率（CL_r）、肝清除率（CL_h）之分，血浆总清除率则是肾和肝清除率的总和，主要反映肝肾功能。肝肾功能不全时清除率下降，如果不适当减少用药剂量容易发生蓄积中毒。一个器官的清除率常小于该器官的血流量。

六、半衰期及意义

半衰期（half – life time, $t_{1/2}$）指血浆药物浓度下降一半所需要的时间。半衰期与药物在体内的蓄积量及消除量密切相关，是反映体内药物消除速度的重要参数。绝大多数药物按·级动力学消除，其半衰期是一恒定常数，不受给药途径、给药剂量、初始血药浓度的影响，但肝肾功能不全可使半衰期延长。

半衰期的意义如下：

1. 半衰期是药物分类的依据 $t_{1/2} \leq 1$ 小时的药物为超短效类；$t_{1/2}$ 为 1~4 小时的属于短效；$t_{1/2}$ 在 4~8 小时之间的属于中效类；$t_{1/2}$ 为 8~24 小时的属于长效类；$t_{1/2} > 24$ 小时的药物为超长效。

2. 半衰期是确定给药间隔的依据 为维持比较恒定的有效血药浓度，给药间隔不宜超过药物 $t_{1/2}$；若要避免药物蓄积中毒，给药间隔又不宜短于 $t_{1/2}$。

3. 依据半衰期可估算停药后药物在体内基本消除（95%以上消除）的时间 一般需要经过 4~5 个 $t_{1/2}$。

4. 依据半衰期可推测连续给药时达稳态浓度所需的时间 以 $t_{1/2}$ 为给药间隔，一般连续恒速静滴或重复恒量给药，经过 4~5 个 $t_{1/2}$ 可达到稳态血药浓度（C_{ss}），此时，药物的吸收速率等于消除速率。

七、稳态血药浓度

为达到治疗目的，临床用药多采取连续多次给药的方法，以达到维持治疗所需有效血药浓度，并使之维持一定水平。绝大多数药物符合一级动力学消除规律，以恒速恒量给药或以 $t_{1/2}$ 为给药间隔连续多次恒量给药，在给药间隔内药物消除一部分，每次给药后血药浓度又都上升一定幅度，因此，经多次给药后药物吸收量逐次叠加，时量曲线呈锯齿状上升，经 $4\sim5$ 个 $t_{1/2}$ 进入体内与消除的药量趋于相等，体内总药量不再增高，血药浓度达到稳定状态，称稳态血药浓度（steady state plasma concentration，C_{ss}），又称坪值。稳态血药浓度是一个稳定的动态波动幅度，由峰浓度与谷浓度交替组成，其波动的上限为峰浓度（C_{max}），波动的下限为谷浓度（C_{min}），平均值用 C_{ss} 表示，两者之间波动的距离称波动幅度。多次给药达到稳态血药浓度的规律特点及意义：

1. 等量等间隔分次给药 多次给药达到稳态血药浓度所需要的时间与 $t_{1/2}$ 成正比。以 $t_{1/2}$ 为给药间隔且单次给药剂量不变，一般经 $4\sim5$ 个 $t_{1/2}$ 可达稳态血药浓度。缩短给药间隔或提高给药剂量均不能提前达到稳态血药浓度，却易发生毒性反应。坪值浓度的高低与每日用药总剂量成正比，剂量加倍，坪浓度也提高一倍。血药浓度过高易产生毒性，过低无疗效，通过调整每日用药总量可控制坪值高低。除静脉点滴外，其他途径多次给药血药浓度均有波动，波动幅度大小与单次剂量成正比，与给药间隔也成正比。每日用药总量不变的情况下，分次用药可减少坪值波动，服药次数增多，单次剂量则小，波动幅度缩小；给药间隔越长，单次剂量就越大，则波动幅度就越大。

2. 负荷量－维持量给药 临床上一些需要迅速达到有效血药浓度的危重病情，可采取负荷量给药法。口服首次应用维持量的 2 倍量（负荷量），则仅需一个 $t_{1/2}$ 即可达稳态血药浓度，迅速发挥疗效，以后按 $t_{1/2}$ 间隔给予维持量即可。静脉滴注时，将第一个 $t_{1/2}$ 内静脉滴注量的 1.44 倍静脉滴注，也可立即达到并维持稳态血药浓度。这种给药方法适用于安全范围大、半衰期比较长的药物。

3. 冲击疗法－间隙给药（或间歇用药） 根据治疗需要，临床上还应用给药间隔大于半衰期的给药方法。如长期应用糖皮质激素的隔日疗法，在内源性糖皮质激素分泌高峰时给药，与生理性负反馈时间一致。这种给药方式可减少肾上腺皮质功能减退症发生的机会。

4. 个体化给药方案 由于个体差异比较大，临床给药除了考虑药动学参数外，更需要重视不同患者的具体生理和病理情况，做到给药个体化，尽可能获得最佳疗效，且将不良反应降至最少、最轻。

第四章　影响药物效应的因素

影响药物作用的因素很多，可归纳为药物与机体两个方面。药物效应是药物与机体相互作用的结果。研究各种因素对药物效应的影响，可为临床合理用药提供理论依据，选择合适的药物和剂量，以确保临床用药安全有效。

一、药物方面的因素

（一）药物的剂量

在一定剂量范围内药物剂量的大小决定药物作用的强弱，超过极量出现中毒反应，如巴比妥类药物随着剂量的增加，依次产生镇静、催眠、抗惊厥、抗癫痫、麻醉、中毒等作用。有些药物很特殊，在一定剂量范围内其作用为全或无的作用，这类药物往往安全范围比较小，如强心苷类药物。

（二）药物的剂型、生物利用度

不同剂型药物的生物利用度和吸收速率不同，从而影响药物作用的强度、速度和久暂。同一药物不同剂型口服和注射给药时吸收速率快慢存在较大的差异。不同厂家或同一厂家不同批号的药物由于制造工艺不同，颗粒体积大小、充填剂的密度、赋型剂的差异等均可影响药物的崩解度及溶解度进而影响生物利用度。一般吸收快的剂型血药浓度达峰值快，故起效快；吸收慢的剂型，由于潜伏期长，故起效慢，但维持作用时间长。

随着药动学的发展，临床上出现了许多新的剂型。缓释剂，包括延迟释放剂和持续释放剂。控释剂，如透皮贴剂。靶向制剂是在药物上连接一导向载体，使药物大量分布于靶细胞，可提高疗效，减少不良反应。

（三）给药途径

不同给药途径可因吸收分布方面的差异而影响药物的作用强度。由于剂型不同给药途径亦不同，不同给药途径的药物吸收速度不同。产生效应快慢顺序通常是：静脉给药＞吸入给药＞肌内注射＞皮下注射＞舌下给药＞直肠给药＞口服＞皮肤黏膜给药。为此，临床应根据病情和药物特点，选用合适的给药途径。

某些药物经不同的途径给药可产生不同药效。如硫酸镁口服不吸收，仅发挥局部作用，利胆和导泻；经静脉注射给药却发挥全身作用，降压、抗惊厥和中枢抑制。利多卡因采用皮下注射或蛛网膜下腔注射等局部给药方式可产生局部麻醉作用，静脉注射则产生抗心律失常作用。

（四）给药时间、次数及疗程

大多数药物的给药时间没有特殊的限制，一般来说饭前服药可以避免食物的影响，药物吸收好，起效快。但是有些药物或病情特殊，需要有特定的给药时间，如阿司匹林、红霉素等刺激胃肠的药物饭后服用可减轻不良反应。降糖药大多需要餐前给药，驱虫药宜空腹服用，催眠药适合睡前服用。糖皮质激素于清晨 7～8 时给药可减轻其对肾上腺皮质分泌功能的抑制作用。

每日用药次数一般决定于药物的半衰期和患者的病情，缩短给药间隔容易引起药物蓄积，甚至中毒；延长给药间隔药物疗效降低。但是，有些情况给药次数或间隔需要调整，如肝肾功能不全者，给药间隔宜适当延长；代谢慢或排泄慢的药物也需要减少给药次数，以防药物蓄积中毒；代谢快或排泄快的药物需要缩短给药间隔，短时间多次给药。每日用药次数也要考虑到药物作用机制，如 β - 内酰胺类抗生素为繁殖期杀菌剂，尽管其半衰期较短，但增加每日用药次数并不能明显提高疗效。

疗程是指为达到一定治疗目的而连续用药的时间，其长短由病情和病程确定。一般在症状消失后即可停止用药，应注意的是有些疾病的治疗需长期或终身用药。

（五）反复用药

反复的长期使用某些药物后会产生依赖性、耐受性、耐药性。应注意规范相关药物的使用。

（六）药物相互作用

两种或两种以上药物合用或先后序贯应用称为联合用药或配伍用药。联合用药引起的药物效应或不良反应的变化称为药物相互作用。相互作用主要包括：①协同作用（synergism），指能使药理效应增强或相加的相互作用。②拮抗作用（antagonism），指能使原有药理效应减弱甚至消失的相互作用。联合用药的目的是，应用协同作用增强疗效，防止耐受性或耐药性的发生；应用拮抗作用可以减少不良反应或解救药物中毒。但不合理的多种药物联合使用，会引起药物之间的相互影响和干扰，易导致疗效降低或不良反应加重及药源性疾病。药物相互作用包括药动学和药效学两个方面。两种或两种以上的药物在体外混合时也存在体外的相互作用。

1. 药动学方面

（1）吸收　四环素与含 Ca^{2+}、Mg^{2+}、Al^{3+} 等金属离子的药合用，可形成难溶性络合物，影响四环素吸收而致药效下降；抗酸药和碱性药物使铁剂沉淀或形成 Fe^{3+} 而干扰 Fe^{2+} 的吸收，致使铁剂治疗缺铁性贫血作用减弱，这些均为拮抗作用。协同作用，在局麻药中加入少量肾上腺素，利用肾上腺素收缩皮下小血管而延缓药物吸收的作用，可减慢局麻药吸收入血液循环的速度，延长其局部麻醉作用时间，且可减少局麻药的用量，降低不良反应。

（2）分布 同时应用两种血浆蛋白结合率高的药物时，出现竞争置换现象，使被置换药物的游离型比例增大，药效增强，甚至中毒。如口服降糖药甲苯磺丁脲，可被同服的水杨酸类竞争置换，引起低血糖反应。

（3）生物转化 肝药酶的诱导剂因增加肝药酶活性，能加速主要在肝脏转化的药物代谢速率，甚至使这些药物自身药效减弱或出现耐受性。肝药酶的抑制剂使在肝脏代谢的药物消除速率减慢，药效增强，甚至引起毒性反应。长期使用这些药物应适当调整剂量，保证疗效，避免不良反应的发生。

（4）排泄 一些药物通过改变尿液 pH 而改变其他药物在尿液中的解离度，进而影响其他药物排泄。如用碳酸氢钠碱化尿液，可加快弱酸性药物巴比妥类等的排泄；丙磺舒与青霉素均经肾小管主动分泌排泄，二者合用时，因竞争肾小管主动转运载体，丙磺舒抑制青霉素排泄，使其在体内浓度增高，作用时间延长。

2. 药效学方面 药物合用后原有作用或毒性增加为协同作用，可分为相加作用、增强作用、增敏作用；药物合用后原有作用或毒性减弱为拮抗作用可分为药理性、生理性、生化性和化学性拮抗；药物合用后原有作用或毒性未超过其中作用较强者，或各自发挥相应作用为无关作用。药物的相互作用机制是多方面的：

（1）受体水平的相互作用 如阿托品具有 M 受体阻断作用，可拮抗有机磷酸酯类中毒引起的 M 样症状；沙丁胺醇激动 β_2 受体发挥平喘作用，普萘洛尔因阻断 β_2 受体而拮抗沙丁胺醇的作用；吗啡和纳洛酮合用，因为竞争阿片受体而产生拮抗作用，所以，纳洛酮可用于吗啡中毒解救。

（2）生物合成方面的相互作用 抗菌药磺胺和甲氧苄啶可分别阻断敏感菌叶酸合成的两个关键酶，而产生协同抗菌作用，二者联合组成的复方新诺明提高疗效的同时又减少了耐药性的出现；红霉素和林可霉素均作用于细菌核糖体 50S 亚基，两者相互竞争其结合部位而产生拮抗作用，如联合用药疗效并不增强。

（3）改变细胞内外环境的相互作用 高效利尿药呋塞米等引起的低血钾，易使强心苷作用增强，甚至诱发心律失常；氢氯噻嗪与留钾利尿药螺内酯合用既可避免低血钾，又可增强利尿作用。

（4）生理性的相互作用 镇静催眠药与其他中枢抑制药同服可加重中枢抑制作用；相反，咖啡因可减弱苯巴比妥的中枢抑制作用；氨基糖苷类与青霉素合用，由于青霉素干扰了细菌细胞壁的合成而有利于氨基糖苷类进入菌体内，产生协同抗菌作用；抑制凝血因子合成的华法林与抗血小板聚集的阿司匹林合用可产生协同的抗凝作用，易导致出血；硝酸甘油合用普萘洛尔既可产生协同的抗心绞痛作用，又可消除彼此的不良反应；庆大霉素与呋塞米合用加重耳毒性，这是不良反应的协同。

（5）影响体内活性物质的相互作用 解磷定复活胆碱酯酶，及时应用可以解救因抑制胆碱酯酶而发生的有机磷中毒。

（6）化学性的相互作用 如鱼精蛋白与肝素结合，可用于解救肝素过量中毒。

3. 体外的相互作用 两种或两种以上的药物在体外混合时，由于相互作用发生物理或化学反应而改变药物性质，降低或失去疗效，甚至产生毒性作用称为配伍禁忌。体外的相互作用多发生于液体制剂混合使用或大量稀释时，出现沉淀、混浊、变色等变化，是药物与药物、药物与辅料或溶媒发生反应的结果。如青霉素加入氨基酸营养液中容易降解，产生导致变态反应的复合物；氨茶碱、氢化可的松等药物不能加入到葡萄糖溶液中；肾上腺素和去甲肾上腺素在碱性溶液中易氧化失效。临床配伍用药时应遵守《药物配伍禁忌表》以保证用药安全。

二、机体方面的因素

（一）年龄因素

儿童及老年人生理特点与成年人不同，因此对药物的反应也不同，用药时需要考虑这两个群体的生理特点。医学上将年龄在 14 岁以下者称为小儿，年龄在 65 岁以上者称为老人。

1. 小儿　各种生理功能及自身调节机制尚未充分发育，对药物的处理能力低而反应敏感性高，故对小儿临床用药不仅仅是相对成人减少剂量，而是据儿童生理特点谨慎应用儿科用药。

（1）新生儿体液含量占体重 80%，大于成人的体液与体重之比，水盐代谢率较快，对影响水盐代谢和酸碱平衡的药物如利尿药、解热药等比较敏感，应用这些药物时注意防止脱水及电解质紊乱。

（2）小儿血脑屏障和中枢神经系统均尚未发育完善，常用中枢抑制药可影响智力发育。婴儿对吗啡非常敏感，易引起呼吸抑制。

（3）小儿肝肾功能尚未发育完全，药物消除缓慢。特别是新生儿，应用庆大霉素时 $t_{1/2}$ 延长，约为成人的 9 倍，易致蓄积而导致耳聋；新生儿肝药酶缺乏，应用氯霉素时肝脏葡糖醛酸结合能力严重不足，导致氯霉素代谢缓慢、中毒，引起灰婴综合征。

（4）儿童正处于生长最快时期，骨骼牙齿易受药物影响。四环素影响胎儿及婴幼儿骨骼发育，可使 8 岁以下儿童牙齿黄染和釉质发育不全；糖皮质激素抑制小儿生长；苯妥英钠加速维生素 D 的代谢而影响钙的吸收易致儿童佝偻病。

2. 老人　老人生理功能逐渐衰退，对药物的代谢能力下降。

（1）中枢神经功能减退，记忆力减退，用药依从性差。

（2）肝肾功能减退，药物消除速度减慢，血浆 $t_{1/2}$ 有不同程度的延长，易蓄积中毒。因此，用药剂量应适当减少，老年人用药剂量一般应为成人的 3/4。

（3）对药物反应敏感性改变。如降压药易致体位性低血压；抗凝血药可引起持久的凝血障碍；非甾体抗炎药易致胃肠反应；抗胆碱药易致尿潴留和青光眼等；对镇静催眠药敏感性下降等。

（4）体液减少而体脂增加，使水溶性药物分布容积缩小，而脂溶性药物分布容积增大，常规用量的水溶性药物偏多而易出现中毒反应，常规用量的脂溶性药物偏少而作用减弱；血浆蛋白减少，药物血浆蛋白结合率降低，有血浆蛋白结合特点的药物游离型比例增加而出现毒性反应，应适当调整剂量。

（二）性别因素

除了性激素类药物的应用对性别有严格的要求外，其他药物对性别没有明显选择性，不同性别对其他类药物的反应性差异并不显著。但是女性的一些特殊生理时期对药物的反应较一般情况有所不同，用药应注意。如月经期宜慎用或禁用泻药或抗凝药，否则易引起盆腔充血、月经过多等；除非必需，否则妊娠期不应随便使用药物，以防流产、早产或导致胎儿畸形，妊娠早期禁用抗代谢药和激素类等药物，有致畸危险；临产妇女和哺乳期妇女应禁用吗啡等药物，避免导致新生儿呼吸抑制。另外，女性脂肪与体重之比高于男性，而影响药物的分布。

（三）体重因素

体重在设定给药剂量上是重要的参考指标之一，成人是按照体重 70kg 设定给药剂量的，一般情况下，成人用药可忽略体重是否大于或小于 70kg，但在儿童和体重严重超标或低下的情况下要根据体重调整给药剂量，避免出现用药剂量过大或不足及不良反应。

（四）遗传因素

不同个体对药物反应有差异性，主要是遗传因素所致，表现在量和质两个方面：①量的差异，如耐受性和高敏性。耐受性是指连续多次用药后机体对药物的反应性降低，必须增加剂量才能达到原有疗效的现象，又称低敏性。如果是病原体或肿瘤细胞等对反复应用的化学治疗药物敏感性降低，称为抗药性，也称耐药性。一般出现耐受性后，停药一段时间敏感性能够恢复。高敏性是指少数患者对药物反应过度敏感，等量药物可引起与普通患者性质相似而强度更大的药理效应，甚至毒性反应。②质的差异，表现在药效学方面的有变态反应和特异质反应，表现在药动学方面的主要是对药物代谢的差异，如种族原因导致不同人群肝中乙酰化转移酶存在差异，有快乙酰化型和慢乙酰化型之分。在同样给予经肝乙酰化代谢灭活的等剂量异烟肼时，慢乙酰化型代谢灭活缓慢，药效维持时间长，易发生周围神经炎；快乙酰化型代谢灭活迅速，药效维持时间短，不易发生周围神经炎，但代谢产物乙酰肼可致肝损害。又如体内缺乏高铁血红蛋白还原酶者，应用硝酸酯类等药物时容易发生高铁血红蛋白血症。这些遗传异常只有在受到药物激发时才出现，不属于遗传性疾病。

（五）心理因素

患者的精神状态与药物疗效密切相关，乐观的和积极治疗的心态利于疾病的治疗。安慰剂（placebo）是无药理活性的化学物质，与相应药物具有同样外观，对心率、腺体分泌、血压、呕吐、性功能、情感等有心理因素参与控制的精神、神经系统功能影响较大，所以，安慰剂用于头痛、高血压、神经官能症、癔症等疾病可获得一定疗效。此外，安慰剂还包括那些本身没有特殊作用的医疗措施和假手术等。安慰剂效应主要由患者的心理因素引起，它来自患者对医生和药物的信赖。影响患者心理活动的因素很多，如患者自身的文化修养、人格特征、疾病性质及医护工作人员的年龄、技术操作熟练程度和工作经验等，医护工作人员的语言和行为影响患者对他们的信任度。因此，医生对患者的药物治疗和其他医疗活动都可能发挥安慰剂作用，医护工作人员应充分利用心理因素对药物治疗效应的影响，更好地为患者服务。

（六）病理因素

机体可因病理状态而改变对药物的敏感性并引起药效学和药动学改变。如中枢抑制药巴比妥类中毒时，可耐受较大剂量中枢兴奋药而不导致惊厥；磺酰脲类降糖药通过刺激功能尚存的胰岛 β 细胞释放胰岛素而发挥降血糖作用，因此胰岛功能完全丧失者应用磺酰脲类无效；解热镇痛药对发热患者有退热作用，对正常体温却无降温作用；有机磷中毒时对阿托品的耐受量远远超过正常人，但应用解磷定使胆碱酯酶复活后，应迅速减少阿托品用量，以防阿托品过量中毒。病理状态也可引起药动学改变。如营养不良导致的低蛋白血症及脂肪组织减少会使药物游离型增多，药效增强甚至中毒；肝肾功能减退可使经肝转化及肾排泄的药物消除减慢，半衰期延长，甚至蓄积中毒；肾病综合征患者应用利尿药呋塞米时，既因肠黏膜水肿而减少药物吸收，又因血浆白蛋白减少而影响药物分布，还因呋塞米与肾小管中白蛋白结合而致使作用于肾小管离子转运机制的利尿作用不能充分发挥，而最终使呋塞米的利尿效应降低。另外还要考虑患者潜在性疾病对药物作用的影响，如水杨酸类和糖皮质激素类均易诱发潜在的溃疡。

在药物治疗过程中要注意同一疾病的不同病理阶段及不同疾病同时存在的特殊患者的药物选择及使用，以达到最佳治疗效果。

三、其他因素

营养状态、嗜好（包括不良嗜好）、饮食、环境（包括自然环境、住院环境、工作生活环境）、休息、运动与某些疾病的发生发展密切相关，同时也影响药物的作用和治疗效果。另外，社会保障体系和人文关怀对药物治疗作用存在影响。

第五章 传出神经系统药理概论

传出神经是指传导来自中枢系统的冲动以支配效应器官功能活动的神经。作用于传出神经系统的药物，能够直接或间接影响传出神经的化学传递过程，从而改变效应器官功能活动，产生药理效应。

第一节 传出神经系统的结构与功能

一、传出神经的解剖学分类

1. 自主神经 包括交感神经和副交感神经，主要支配心脏、平滑肌和腺体等效应器官功能活动，其共同特点是从中枢发出后，都要在神经节更换神经元，然后到达所支配的效应器官，故自主神经分为节前神经纤维和节后神经纤维。

2. 运动神经 从中枢发出后，中途不更换神经元，直接到达所支配的效应器官，主要支配骨骼肌运动（图 5-1）。

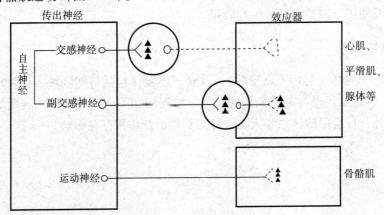

图 5-1 传出神经系统图

二、传出神经按递质分类

传出神经末梢与次一级神经元或效应器之间的神经冲动是依靠递质的传递完成，而把神经末梢兴奋时释放出的信息传递的化学物质称为递质。传出神经末梢的递质主要有乙酰胆碱（ACh）和去甲肾上腺素（NA）。根据神经末梢释放的递质不同，传出神经分两类：

1. 胆碱能神经 兴奋时神经末梢主要释放乙酰胆碱，主要包括：①交感神经和副交感神经的节前纤维；②副交感神经的节后纤维；③极少数交感神经节后纤维（支配汗腺分泌和骨骼肌血管舒张神经）；④运动神经。

2. 去甲肾上腺素能神经 兴奋时神经末梢主要释放去甲肾上腺素，主要包括绝大部分交感神经节后纤维。

三、传出神经的化学功能

自主神经末梢与次一级神经元或效应器的连接处称为突触。运动神经末梢与骨骼肌的连接处称为运动终板，在电子显微镜下可见突触或运动终板处有 15～1000nm 的间隙，称为突触间隙。邻近突触间隙的传出神经末梢细胞膜称为突触前膜，邻近突触间隙的次一级神经元或效应器细胞膜称为突触后膜。

传出神经的神经纤维末梢膨大呈串珠状，称为膨体。在膨体中含有丰富的线粒体和囊泡，线粒体内含有合成和灭活神经递质的多种酶，囊泡是合成和贮存神经递质的重要场所，富含高浓度递质。在突触后膜上存在有大量的受体，突触前膜主要释放递质，其上也有受体存在。当神经冲动到达传出神经末梢时，囊泡向突触前膜方向移动，与突触前膜融合形成裂孔，可向突触间隙释放递质，递质跨过突触间隙，作用于突触后膜上的次一级神经元或效应器的受体，产生生理效应，从而完成神经冲动的化学传递过程。

第二节 传出神经系统的递质与受体

一、传出神经系统递质

传出神经系统递质主要有乙酰胆碱和去甲肾上腺素。

1. 乙酰胆碱 乙酰胆碱主要在胆碱能神经末梢由胆碱和乙酰辅酶 A 在胆碱乙酰化酶催化下合成，合成后转运到囊泡中并与 ATP 和囊泡蛋白结合贮存。当神经冲动到达神经末梢时，突触前膜发生除极化，乙酰胆碱以胞裂外排方式释放到突触间隙，与突触后膜相应的胆碱受体结合产生效应。释放的乙酰胆碱在数毫秒内被突触间隙中的乙酰胆碱酯酶（AChE）水解为胆碱和乙酸，部分胆碱被突触前膜再摄取供其合成乙酰胆碱再用。

2. 去甲肾上腺素 去甲肾上腺素主要在去甲肾上腺素能神经末梢合成，合成的原料是酪氨酸，经一系列酶促反应过程而形成。酪氨酸在酪氨酸羟化酶催化下生成多巴，多巴在多巴脱羧酶催化下生成多巴胺，多巴胺进入囊泡后经多巴胺 - β - 羟化酶催化生成去甲肾上腺素，并与 ATP 及嗜铬颗粒蛋白结合，贮存在囊泡中。当神经冲动到达神经末梢时，囊泡向突触前膜移动，囊泡中的去甲肾上腺素以胞裂外排方式释放到突触间隙，跨过突触间隙与突触后膜上相应的肾上腺素受体结合产生效应。释放的去甲肾上腺素 75%～95% 在很短时间内被突触前膜再摄取，其中大部分被囊泡膜上的胺泵再摄取并贮存于囊泡中，以供再次利用，部分被胞浆中线粒体膜上的单胺氧化酶（MAO）所破坏。非神经组织如心肌、平滑肌等也摄取去甲肾上腺素，摄取到这些组织后，被细胞内的儿茶酚氧位甲基转移酶（COMT）和单胺氧化酶（MAO）所破坏。另外，还有少部分去甲肾上腺素从突触间隙扩散到血液中，随血液转运到肝、肾等组织，被肝、肾组织中的 COMT 和 MAO 所破坏。

此外，传出神经系统递质还有多巴胺（DA）、5－羟色胺（5－HT）等。

二、传出神经系统受体

传出神经系统的受体根据能与之选择性结合的递质命名，分为胆碱受体和肾上腺素受体两大类。能选择性与乙酰胆碱结合的受体称为胆碱受体，能选择性与去甲肾上腺素或肾上腺素结合的受体称为肾上腺素受体。

1. 胆碱受体

（1）*毒蕈碱型胆碱受体*　能选择性与毒蕈碱结合的胆碱受体称为毒蕈碱型胆碱受体，简称 M 受体，M 受体又分为 M_1、M_2 和 M_3 受体。M 受体主要分布在副交感神经节后纤维所支配的效应器上，如心脏、血管、支气管、胃肠道、腺体、眼平滑肌等细胞膜上。

（2）*烟碱型胆碱受体*　能选择性与烟碱结合的胆碱受体称为烟碱型胆碱受体，简称 N 受体，N 受体又分为 N_1 和 N_2 受体。N_1 受体主要分布在自主神经节细胞膜上；N_2 受体主要分布在骨骼肌细胞膜上。

2. 肾上腺素受体

（1）*α肾上腺素受体*　简称 α 受体，α 受体又分为 α_1、α_2 受体。α_1 受体主要分布在皮肤、黏膜、内脏血管等细胞突触后膜侧；α_2 受体主要分布在去甲肾上腺素能神经末梢突触前膜侧。

（2）*β肾上腺素受体*　简称 β 受体，β 受体又分为 β_1、β_2 受体。β 受体主要分布在交感神经节后纤维所支配的效应器上，如心脏、支气管、骨骼肌血管和冠状动脉血管上。

第三节　传出神经受体的生物效应及机制

一、传出神经受体的生物效应

递质可激动突触后膜受体，通过信息转导系统产生生物效应，也可与突触前膜受体结合，调节递质释放。不同的递质可激动不同类型的受体而产生不同的生物效应。

1. 胆碱受体效应

（1）M 样作用　当乙酰胆碱与 M 受体结合时，使其被激动，可引起心脏抑制（心肌收缩力减弱、心率减慢、传导减慢、心排出量减少、耗氧量降低）、血管扩张、支气管及胃肠道平滑肌收缩、腺体分泌增加、瞳孔缩小等效应。把 M 受体被激动后的效应称为 M 样作用。

（2）N样作用　当乙酰胆碱与N受体结合时，激动N_1受体，可引起自主神经节兴奋；激动N_2受体可引起骨骼肌收缩。把N_1受体和N_2受体被激动后的效应统称为N样作用。

2. 肾上腺素受体效应

（1）α型作用　当去甲肾上腺素与α受体结合时，激动α_1受体，可引起皮肤、黏膜、内脏血管收缩；激动α_2受体，可反馈性抑制去甲肾上腺素能神经末梢NA释放。把α受体被激动后的效应称为α型作用。

（2）β型作用　当去甲肾上腺素与β受体结合时，激动β_1受体，可引起心脏兴奋（心肌收缩力增强、心率加快、传导加速、心排出量增加、耗氧量增多）；激动β_2受体，可引起支气管平滑肌松弛、骨骼肌血管及冠状动脉血管扩张、糖原及脂肪分解等效应，也可反馈性促进去甲肾上腺素能神经末梢NA释放。把β受体被激动后的效应称为β型作用。

机体的多数器官都接受去甲肾上腺素能神经和胆碱能神经的双重支配，在多数情况下，这两类神经兴奋所产生的效应相互拮抗，有利于调节机体的功能活动，但在中枢神经系统的调节下，它们的功能又是统一的。当两类神经同时兴奋时，则表现占优势的神经效应（表5-1）。

表5-1　传出神经的受体类型、分布及效应

受体	分布	受体激动后效应
胆碱受体		
M受体	胃腺壁细胞	胃酸分泌增加
	心脏	心率及传导减慢、收缩力减弱
	血管	扩张
	内脏平滑肌	收缩
	腺体	分泌增加
	瞳孔括约肌	瞳孔缩小
N_1受体	自主神经节	兴奋
	肾上腺髓质	肾上腺素分泌
N_2受体	骨骼肌运动终板	骨骼肌收缩
肾上腺素受体		
α_1受体	皮肤、黏膜、内脏血管	收缩
	瞳孔开大肌	瞳孔扩大
α_2受体	突触前膜	负反馈调节，抑制NA释放
β_1受体	心脏	心率及传导加快，收缩力增强
β_2受体	支气管平滑肌	舒张
	冠状血管、骨骼肌血管	舒张
	肝脏	肝糖原分解增加、促进糖异生

二、传出神经受体的生物效应机制

1. M胆碱受体　M胆碱受体属于鸟核苷酸结合调节蛋白（G蛋白）耦联受体。当其激动后与 G 蛋白耦联，通过激活磷脂酶 C，增加第二信使肌醇三磷酸和二酰甘油的形成，也可抑制腺苷酸环化酶活性，使 cAMP 减少，并可激活 K^+ 通道或抑制 Ca^{2+} 通道，产生效应。

2. N 胆碱受体 N 胆碱受体属于配体门控离子通道型受体。当其激动后可使离子通道开放，从而调节 Na^+、K^+、Ca^{2+} 流动。

3. α 肾上腺素受体 α 肾上腺素受体属于 G 蛋白耦联受体，当其激动后与 G 蛋白耦联。$α_1$ 受体激动时，可激活磷脂酶 C、D、A_2，增加第二信使肌醇三磷酸和二酰甘油而产生效应；$α_2$ 受体激动时，可抑制腺苷酸环化酶活性，使 cAMP 减少而产生效应。

4. β 肾上腺素受体 β 肾上腺素受体也属于 G 蛋白耦联受体，当其激动后均能增加腺苷酸环化酶活性，使 cAMP 增加而产生效应。

第四节 传出神经系统药物的作用方式和分类

一、传出神经系统药物的作用方式

1. 直接作用于受体（直接作用） 许多传出神经系统药物能直接与胆碱受体或肾上腺素受体结合而产生效应。与受体结合后，如果能激动受体，产生与递质相似作用的药物，称为受体激动药或兴奋药，如胆碱受体激动药和肾上腺素受体激动药。与受体结合后，如果不能激动受体，并阻碍神经递质或激动药与受体结合，产生与递质相反作用的药物，称为受体阻断药或拮抗药，如胆碱受体阻断药和肾上腺素受体阻断药。

2. 影响递质代谢（间接作用） 某些传出神经系统药物可通过影响递质的合成、贮存、转运和灭活等代谢过程而产生效应。如胆碱酯酶抑制药新斯的明通过抑制胆碱酯酶活性，减少乙酰胆碱水解，发挥拟胆碱作用。麻黄碱和间羟胺除较弱直接激动 α、β 受体外，主要通过促进去甲肾上腺素能神经末梢释放 NA 产生拟肾上腺素作用。利血平通过抑制去甲肾上腺素能神经末梢对 NA 的摄取，消耗神经递质，从而产生抗肾上腺素作用。

二、传出神经系统药物的分类

可根据药物作用性质和对受体的选择性进行分类（表 5 - 2）。

表 5 - 2 传出神经系统药物分类

拟似药	拮抗药
胆碱受体激动药	胆碱受体阻滞药
M 受体激动药	M 受体阻滞药
M、N 受体激动药	N_1 受体阻滞药
抗胆碱酯酶药	N_2 受体阻滞药
肾上腺素受体激动药	肾上腺素受体阻滞药
α、β 受体激动药	α、β 受体阻滞药
α 受体激动药	α 受体阻滞药
β 受体激动药	β 受体阻滞药

第六章 拟胆碱药

第一节 胆碱受体激动药

一、M、N 胆碱受体激动药

乙 酰 胆 碱

乙酰胆碱（acetylcholine，ACh）为胆碱能神经递质，可作用于各种类型的胆碱受体。因其性质不稳定，极易被体内的胆碱酯酶水解，故作用广泛，选择性低，作用持续时间短暂，在临床上无实用价值，主要用于药理实验研究。

【药理作用】ACh 直接激动 M、N 胆碱受体，产生拟胆碱作用，类似胆碱能神经递质的效应。

1. M 样作用 激动 M 胆碱受体，产生胆碱能神经节后纤维兴奋作用，表现为心脏抑制，如心肌收缩力减弱、心率减慢、传导减慢、心排出量减少和心肌耗氧量降低；血管扩张、血压短暂下降；支气管、胃肠道、泌尿道平滑肌显著兴奋，收缩幅度、肌张力及蠕动强度增大；汗腺、唾液腺、泪腺等腺体分泌增加；眼睛可引起瞳孔括约肌、睫状肌收缩而致瞳孔缩小和调节痉挛。

2. N 样作用 激动 N 胆碱受体，产生胆碱能神经的所有自主神经节和运动神经的兴奋作用，表现为交感神经节兴奋，如心肌收缩力增强、心率加快、血压升高；副交感神经节兴奋，如心肌收缩力减弱、心率减慢、血压下降；肾上腺髓质激素分泌增加；骨骼肌收缩。ACh 对自主神经节的作用结果，最终取决于该组织中哪种受体占优势，剂量过大的 ACh 也可使神经节由兴奋转入抑制。

卡 巴 胆 碱

卡巴胆碱（carbacholine，氨甲酰胆碱）为人工合成的拟胆碱药，因其化学性质较稳定，不易被胆碱酯酶水解，故作用时间较长。

【药理作用】其药理作用与 ACh 相似，全身给药可激动 M、N 受体，产生 M 样作用和 N 样作用。其对眼的作用可引起缩瞳、降低眼内压和调节痉挛。

【临床应用】因全身给药作用广泛，不良反应较多，故仅眼科局部用药。

1. 局部滴眼主要治疗开角型青光眼或用于毛果芸香碱治疗无效和过敏的患者。

2. 眼部注射给药用于需要缩瞳的眼科手术，如人工晶状体植入、白内障摘除、角膜移植等。

二、M 胆碱受体激动药

毛果芸香碱

毛果芸香碱（pilocarpine，匹鲁卡品）是从毛果芸香属植物中提取的生物碱，现在也可人工合成。

【药理作用】能选择性直接激动 M 受体，产生 M 样作用，其中对眼和腺体的作用最强。

1. 对眼的作用　毛果芸香碱溶液滴眼可产生缩瞳、降低眼内压和调节痉挛作用。

（1）缩瞳　激动瞳孔括约肌上的 M 受体，使瞳孔括约肌收缩，引起瞳孔缩小。

（2）降低眼内压　眼内压是指眼内房水对眼球壁产生的压力。而房水是由睫状体上皮细胞分泌及虹膜后房小血管液体渗出产生，经瞳孔流入前房，到达前房角间隙，由滤帘流入巩膜静脉窦而进入血液循环。房水具有营养角膜和晶状体作用，也具有维持正常眼内压的功能。房水如果回流障碍可引起眼内压增高。毛果芸香碱可通过缩瞳作用，使虹膜向中间拉紧，导致虹膜根部变薄，前房角间隙扩大，房水回流通畅，从而使眼内压降低。

（3）调节痉挛　眼睛在正常情况下通过改变晶状体的屈光度而调节视力。毛果芸香碱激动睫状肌环状纤维上的 M 受体，使睫状肌向瞳孔中心方向收缩，从而使悬韧带松弛，晶状体变凸，屈光度增加，远处物体不能在视网膜上成像，导致视远物模糊，视近物清楚，称为调节痉挛（图 6-1）。

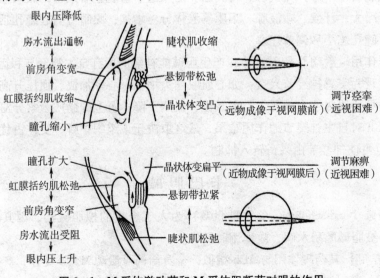

图 6-1　M 受体激动药和 M 受体阻断药对眼的作用

2. 增加腺体分泌 毛果芸香碱可激动腺体上的 M 受体，使腺体分泌增加，对汗腺和唾液腺增加分泌作用最明显。

【临床应用】

1. 青光眼 青光眼是以眼内压升高为主要特征，同时出现头痛、眼痛、视力减退等症状的眼科常见病，严重时可致失明。青光眼可分为闭角型青光眼和开角型青光眼，前者主要是前房角狭窄，房水回流受阻而使眼内压升高；后者主要是小梁网及巩膜静脉窦变性或血管硬化，阻碍房水回流而使眼内压升高。毛果芸香碱通过缩瞳作用使前房角间隙扩大，房水回流通畅，使眼内压降低，从而起到治疗作用。尤其对闭角型青光眼疗效较好，常作为首选药滴眼；对开角型青光眼早期也有一定疗效。

2. 虹膜炎 与扩瞳药如阿托品等交替使用，可防止虹膜与晶状体粘连。

3. M 受体阻断药中毒 可用于阿托品等药物中毒的解救，一般采用 1～2mg 皮下注射。

【不良反应】大量吸收可致 M 受体过度兴奋症状，如流涎、多汗、支气管痉挛、腹痛、腹泻等，可用阿托品对抗治疗。滴眼时注意压迫内眦，防止药液经鼻泪管流入鼻腔而吸收过多。

三、N 胆碱受体激动药

烟 碱

烟碱（nicotine，尼古丁）是从烟草中提取的一种液态生物碱。其作用表现为 N 样作用，激动自主神经节 N_1 受体产生兴奋自主神经节，但 N_1 样作用呈双相型，即给予烟碱后对自主神经节产生短暂的兴奋作用，随后出现持续性抑制作用。烟碱激动神经肌肉接头处 N_2 受体的作用与其对 N_1 受体作用相类似，其阻断作用可迅速掩盖其激动作用，而出现肌麻痹现象。由于烟碱作用广泛，表现复杂，故无临床实用价值，仅具有毒理学意义，作为药理学研究的工具药物应用。

第二节 胆碱酯酶抑制药

胆碱酯酶抑制药能够与胆碱酯酶（AChE）结合，抑制 AChE 活性，使胆碱能神经末梢释放的乙酰胆碱不能及时水解而大量堆积，而通过乙酰胆碱激动 M、N 受体，出现 M 样作用和 N 样作用。根据药物与酶结合后解离的难易程度，分为易逆性胆碱酯酶抑制药和难逆性胆碱酯酶抑制药。

一、易逆性胆碱酯酶抑制药

新 斯 的 明

新斯的明（neostigmine）为人工合成品，脂溶性低，口服吸收少而不规则，所以口服剂量明显比注射剂量大。不易透过血—脑脊液屏障，无中枢作用。滴眼时不易透过角膜，对眼的作用很弱。

【药理作用】本品主要通过抑制胆碱酯酶活性，减少乙酰胆碱水解，从而产生拟胆碱作用。

1. M 样作用 其特点为：①对胃肠道和膀胱平滑肌有较强的兴奋作用；②对腺体、眼睛和支气管平滑肌的兴奋作用较弱；③对血管平滑肌有较弱抑制作用；④对心脏有较弱抑制作用，使心率减慢。

2. N 样作用 对骨骼肌有强大兴奋作用，其作用机制：①抑制胆碱酯酶活性，使乙酰胆碱水解减少；②促进运动神经末梢释放乙酰胆碱；③直接激动骨骼肌运动终板上的N_2受体。

【临床应用】

1. 重症肌无力 是一种神经肌肉接头传递功能障碍的自身免疫性疾病，检查发现患者血清有抗胆碱受体的抗体存在和运动终板N_2受体数目减少，临床主要表现为骨骼肌进行性肌无力，早期有眼睑下垂、四肢无力、咀嚼吞咽困难，严重者致呼吸困难，甚至危及生命。新斯的明可迅速改善肌无力症状，一般采用口服给药，严重者和紧急情况下可皮下注射或肌内注射给药。

2. 腹气胀和尿潴留 新斯的明能兴奋胃肠平滑肌和膀胱逼尿肌，增加肠蠕动和膀胱收缩功能，促进排气和排尿，可用于手术后或其他原因引起的功能性腹气胀和尿潴留。

3. 阵发性室上性心动过速 因新斯的明产生拟胆碱作用可使心率减慢，房室传导减慢，故可用于压迫眼球或颈动脉窦等兴奋迷走神经无效时的阵发性室上性心动过速。

4. 肌松药中毒的解救 适用于非去极化型肌松药如筒箭毒碱过量中毒的解救，但禁用于去极化型肌松药如琥珀胆碱中毒的解救。

5. 阿托品中毒的解救 可用于对抗阿托品中毒的外周症状。

【不良反应】主要与乙酰胆碱堆积过多，过度激动 M、N 受体，产生拟胆碱作用有关。治疗量不良反应较少。较大量可致恶心、呕吐、腹痛、腹泻、流涎、心动过缓等 M 样症状，适宜用阿托品对症；也可引起骨骼肌震颤等 N 样症状。中毒量可致胆碱能危象，使骨骼肌持久性去极化而阻断神经肌肉传导，加重肌无力症状，同时出现瞳孔缩小、大汗淋漓、大小便失禁、惊厥、共济失调等症状。因此在用药过程中要注意鉴别，是新斯的明用药过量还是用药剂量不足疾病未能控制的肌无力症状。治疗重症肌无力患者在连续用药过程中要严格掌握剂量，密切观察病情变化，必要时可监测血药浓度。禁用于机械性肠梗阻、尿路梗阻和支气管哮喘患者。

同类药物有吡斯的明（pyridostigmine）、毒扁豆碱（physostigmine，依色林）、安贝氯铵（ambenonium）、地美溴铵（demecarium bromide）、加兰他敏（galanthamine）。

二、难逆性胆碱酯酶抑制药

有机磷酸酯类

有机磷酸酯类（organophosphates）简称有机磷，包括对硫磷（1605）、内吸磷

（1059）、甲拌磷（3911）、马拉硫磷（4049）、敌敌畏（DDVP）、敌百虫（dipterex）和乐果（dimethoate）等农业杀虫剂和沙林（sarin）、塔崩（tabun）、梭曼（soman）等化学战争毒气。本类药物作为常用的农业生产资料，极易引起中毒事件，主要是具有重要毒理学意义。有机磷易挥发，脂溶性高，可经过呼吸道、消化道和完整皮肤进入人体内，引起中毒。

【中毒机制】有机磷酸酯类进入机体后，其分子中的亲电子性磷原子，与胆碱酯酶中酯解部位丝氨酸羟基的亲核性氧原子形成共价键，生成难以水解的磷酰化胆碱酯酶，从而牢固结合，使胆碱酯酶失去水解乙酰胆碱的能力，结果造成乙酰胆碱在体内大量堆积，引起一系列中毒症状。此时如果不及时抢救，失活的胆碱酯酶在几分钟或几个小时内就发生"老化"，从而失去重新活化的能力。所谓"老化"过程可能就是磷酰化胆碱酯酶的磷酸化基因上的一个烷氧基断裂，生成更为稳定的单烷氧基磷酰化胆碱酯酶。此后即使再用胆碱酯酶复活药，也难以恢复该酶的活性，必须等待新生成的胆碱酯酶出现，才能逐渐恢复水解乙酰胆碱的能力。此过程常需要经历数周时间，所以一旦发生有机磷中毒必须迅速抢救。

【中毒症状】

1. 急性中毒 有机磷酸酯类中毒时，体内胆碱酯酶活性被抑制，胆碱能神经末梢释放的递质不能及时水解，从而导致乙酰胆碱在体内大量堆积。堆积的 ACh 对胆碱能神经突触、神经肌肉接头和中枢神经系统产生影响。ACh 因作用极其广泛，故中毒的症状表现多种多样，主要出现 M 样症状、N 样症状和中枢神经系统症状。急性中毒根据临床表现分为轻度中毒、中度中毒和重度中毒，其中轻度中毒以 M 样症状为主；中度中毒除 M 样症状加重外，还出现 N 样症状；重度中毒除 M 样和 N 样症状外，还有中枢神经系统症状。

（1）M 样症状 表现为瞳孔缩小、视力模糊，流涎、出汗，支气管痉挛、腺体分泌增加、呼吸困难，恶心、呕吐、腹痛、腹泻及大小便失禁，心率减慢、血压下降等。

（2）N 样症状 表现为心率加快、血压升高（后期可下降）、全身肌肉震颤、抽搐，严重者致肌无力，甚至麻痹，常因呼吸麻痹而引起死亡。

（3）中枢症状 表现为先兴奋后抑制，躁动不安、失眠、谵妄、幻觉、抽搐、惊厥，进而过度兴奋转入抑制，引起昏迷、呼吸抑制和循环衰竭。

2. 慢性中毒 慢性中毒多发生于长期接触有机磷农药的人员，主要是血液中胆碱酯酶活性明显而持久地下降。临床表现为头痛、头晕、乏力、失眠等神经衰弱症候群和腹胀、多汗等，偶见肌束颤动及瞳孔缩小。

【中毒防治】

1. 中毒预防 按照预防为主的方针，有机磷酸酯类中毒是可以预防的，做到严格执行农药生产、管理制度，并加强相关人员的劳动保护措施，经常进行安全性教育及健康知识讲座等。

2. 急性中毒的治疗

（1）清除毒物 及时切断中毒途径。如果接触性中毒，应立即把患者移出现场，脱掉污染的衣物。对经皮肤吸收中毒者，应用温水和肥皂清洗皮肤。对眼部染毒者，可用2%碳酸氢钠溶液或生理盐水冲洗数分钟。对误服或自杀的经口中毒者，应首先抽出胃液和胃内毒物，并用微温的2%碳酸氢钠溶液或1%盐水反复洗胃，直至洗出液中无有机磷农药味，然后给予硫酸镁导泻。洗胃时应特别注意：①敌百虫口服中毒时不能用碱性溶液洗胃，因其在碱性溶液中可转化为毒性更强的敌敌畏；②对硫磷口服中毒时禁用高锰酸钾洗胃，因其可氧化成对氧磷而增加毒性。

（2）使用解毒药物　应尽早使用特异性、高效能有机磷中毒解毒药。①M受体阻断药，如阿托品、山莨菪碱、东莨菪碱等。其中以阿托品最常用，必须及早、足量、反复使用，以达到"阿托品化"，即瞳孔散大、颜面潮红、皮肤干燥、肺部湿性啰音显著减少或消失、意识障碍减轻或昏迷开始苏醒等。阿托品通过阻断M受体，能够迅速对抗体内ACh的M样作用，缓解有机磷中毒的M样症状。因阿托品对N受体无阻断作用，不易透过血—脑脊液屏障，故对肌束颤动等N样症状无效，对部分中枢症状有缓解，部分中枢症状无效，阿托品也不能使失活的胆碱酯酶复活，故中度和重度中毒患者，必须与胆碱酯酶复活药合用。②胆碱酯酶复活药，如氯解磷定和碘解磷定。应及早、足量使用以迅速恢复胆碱酯酶的活性，不但能消除M样症状，也可消除N样症状和中枢症状。可与阿托品合用治疗严重中毒病例，也可缩短一般中毒患者的病程。

（3）其他措施　保持患者呼吸道畅通，对症支持治疗，吸氧及人工呼吸、抗惊厥、抗休克等。

3. 慢性中毒的治疗　主要采用对症治疗和预防措施，尽量避免长期接触有机磷酸酯类农药，加强生产和管理过程中的劳动保护措施。

第三节　胆碱酯酶复活药

胆碱酯酶复活药是一类能使被有机磷酸酯类抑制的胆碱酯酶恢复活性的药物。常用药物有氯解磷定和碘解磷定等。

氯　解　磷　定

氯解磷定（pralidoxime chloride，PAM - Cl）水溶性好，水溶液较稳定，可肌内注射或静脉注射给药。吸收较快，排泄较快，在体内无蓄积作用，临床需要多次重复用药。

【药理作用】氯解磷定能与磷酰化胆碱酯酶的磷酰基结合，使失活的胆碱酯酶恢复活性；也能与体内游离的有机磷酸酯类结合，形成无毒的磷酰化氯解磷定，经肾脏由尿液排出，阻止游离的有机磷酸酯类进一步与胆碱酯酶结合；另外氯解磷定还能直接与部分胆碱酯酶结合，保护胆碱酯酶活性，从而减少有机磷酸酯类对胆碱酯酶的毒害。

【临床应用】主要用于解救急性有机磷酸酯类中毒。但对不同的有机磷酸酯类中毒疗效存在差异，如对内吸磷、对硫磷、马拉硫磷中毒疗效较好，对敌敌畏、敌百虫中毒疗效较差，而对乐果中毒则无效，故乐果中毒主要以阿托品治疗为主。对有机磷酸酯类中毒的不同症疗效也有差异，氯解磷定对骨骼肌的作用最明显，能迅速解除N样症状，控制肌束颤动，对中枢神经系统症状有一定改善作用，但对 M 样症状疗效差，自主神经系统的功能恢复较慢，对体内堆积的乙酰胆碱无对抗作用，故应与阿托品合用，才能控制有机磷酸酯类中毒的全部症状。氯解磷定对已经"老化"的磷酰化胆碱酯酶无效或疗效差，因此应及早、足量、重复给药，病情稳定 48 小时后停药。

【不良反应】不良反应较少，注射过快可见头痛、头晕、乏力、恶心、呕吐及心动过速等，大剂量可抑制胆碱酯酶活性，引起神经肌肉传导阻滞。

同类药物有碘解磷定（pralidoxime iodide，PAM－I）、双复磷（obidoxime chloride）。

第七章　胆碱受体阻断药

胆碱受体阻断药是一类能与胆碱受体结合而不能激动胆碱受体，但可阻碍乙酰胆碱及胆碱受体激动药与胆碱受体的结合，从而产生抗胆碱作用的药物，又称为抗胆碱药。按其对胆碱受体的选择性，可分为 M 胆碱受体阻断药和 N 胆碱受体阻断药。

第一节　M 胆碱受体阻断药

一、阿托品类生物碱

阿　托　品

阿托品（atropine）是从茄科植物颠茄、莨菪及曼陀罗中提取的生物碱，现已人工合成。

【体内过程】口服吸收迅速，1 小时血药浓度达高峰，作用维持 3～4 小时，肌内注射 15～20 分钟血药浓度达高峰。吸收后广泛分布于全身组织，可透过血脑屏障和胎盘屏障。半数在肝脏代谢，其余 50%～60% 以原形经肾脏排泄，肌内注射约 80% 原形经肾脏排泄。少量也可乳汁排泄。

【药理作用】阿托品为选择性阻断 M 受体，能竞争性阻断 ACh 或胆碱受体激动药与 M 受体结合，产生拮抗 M 样作用。

1. 抑制腺体分泌　阿托品能阻断腺体上的 M 受体，抑制腺体分泌，对唾液腺和汗腺最敏感。小剂量即可引起口干和皮肤干燥；随着剂量增加，泪腺和呼吸道腺体分泌也明显减少；较大剂量时也引起胃液分泌减少，但对胃酸分泌的影响较少，因为胃酸分泌不但受神经因素调节，而且还受体液因素如胃泌素、组胺等调节。

2. 对眼的作用　阿托品阻断瞳孔括约肌和睫状肌上的 M 受体，产生对眼的作用，其作用与毛果芸香碱相反，表现为扩瞳、升高眼内压和调节麻痹（图 6 - 1）。

（1）扩瞳　阻断瞳孔括约肌上的 M 受体，瞳孔括约肌松弛，使瞳孔开大肌的功能占优势，引起瞳孔扩大。

（2）升高眼内压　由于扩瞳作用，虹膜退向四周边缘，前房角间隙变窄，房水回流受阻，导致眼内压升高。

（3）调节麻痹　阻断睫状肌上的 M 受体，使睫状肌松弛而退向四周边缘，悬韧带拉紧，晶状体自身有弹性而扁平，屈光度减小，使眼睛调节于远视，视远物清楚，视近物模糊不清，称为调节麻痹。

3. 松弛内脏平滑肌 阿托品阻断内脏平滑肌上的 M 受体，松弛多种内脏平滑肌，尤其是对痉挛状态的平滑肌有显著松弛作用，而对正常活动的平滑肌影响较小。对胃肠道平滑肌和膀胱逼尿肌松弛作用较强，对胆道、输尿管和支气管平滑肌松弛作用较弱，对子宫平滑肌影响较小。

4. 兴奋心脏 较大剂量的阿托品能阻断心脏窦房结上的 M_2 受体，解除迷走神经对心脏的抑制作用，使心率加快，对迷走神经张力较高的青壮年作用较明显，对迷走神经张力低的婴幼儿和老年人作用较小。还能拮抗迷走神经过度兴奋所致的房室传导阻滞和心动过缓，加快房室传导。

5. 扩张血管 大剂量的阿托品可引起血管扩张，特别是对于痉挛状态的微血管有明显解痉作用，可改善微循环，增加重要脏器组织血流灌注。其作用机制未明，与阻断 M 受体的抗胆碱作用无关。

6. 兴奋中枢 治疗量兴奋中枢作用不明显，较大剂量可兴奋延髓呼吸中枢，中毒剂量能明显兴奋呼吸中枢、血管运动中枢和大脑皮层，出现烦躁、不安、多言、幻觉、谵妄、定向障碍、惊厥，严重时有昏迷、呼吸抑制。

【临床应用】

1. 内脏平滑肌痉挛 用于各种内脏绞痛，对胃肠绞痛及膀胱刺激症状尿频、尿急及排尿疼痛疗效较好；对胆绞痛和肾绞痛单用疗效较差，需与阿片类镇痛药合用；利用其松弛膀胱逼尿肌作用，可用于遗尿症。

2. 用于抑制腺体分泌 临床主要用于全身麻醉前给药，以减少呼吸道腺体和唾液腺的分泌，防止分泌物阻塞呼吸道及术后发生吸入性肺炎；还可用于严重盗汗和流涎症。

3. 眼科应用

（1）虹膜睫状体炎 阿托品局部滴眼，使瞳孔括约肌和睫状肌松弛，有利于炎症消退；与缩瞳药交替应用，可预防虹膜和晶状体粘连。

（2）检查眼底 利用其扩瞳效应有助于观察眼底的病变。但扩瞳作用可持续 1~2 周，调节麻痹作用也可持续 2~3 天，恢复正常视力较慢，故临床常用作用时间较短的后马托品或托吡卡胺取代。

（3）验光配镜 利用阿托品调节麻痹作用，改变晶状体的屈光度，但因其作用持续时间较长，现已少用。目前仅适用于儿童验光配镜，因为儿童的睫状肌调节功能较强，用后马托品等药效果不满意。

4. 缓慢型心律失常 阿托品利用其抗胆碱作用，治疗迷走神经过度兴奋所致的窦性心动过缓、窦房传导阻滞和房室传导阻滞等。

5. 抗休克 大剂量用于治疗感染性休克，如暴发性流行性脑脊髓膜炎、中毒性菌痢、中毒性肺炎等感染性疾病所致，以解除小血管痉挛，改善微循环，从而缓解休克症状。但对休克伴有高热或心率过快者不宜选用。临床常用同类药山莨菪碱。

6. 有机磷酸酯类中毒　阿托品通过阻断 M 受体作用，可迅速缓解有机磷酸酯类中毒的 M 样症状和部分中枢症状，但对 N 样症状无效。

【不良反应】

1. 副作用　阿托品的作用广泛，选择性较低，故其副作用较多。治疗量使用常出现口干、皮肤干燥潮红、视力模糊、瞳孔散大、心悸、排尿困难等。

2. 毒性反应　随着剂量增大，其不良反应逐渐加重并增多，甚至出现中枢兴奋症状，如高热、呼吸加快、烦躁不安、谵妄、幻觉、惊厥，严重者发生昏迷、呼吸麻痹，甚至因呼吸衰竭而死亡。阿托品的中毒量是 10mg，致死量是 80～100mg，安全范围较大，是临床常用的抗胆碱药。若出现中毒，其解救主要是对症治疗，中枢兴奋症状可用镇静药或抗惊厥药对抗；外周 M 受体阻断症状可用毛果芸香碱或新斯的明对抗；呼吸抑制可吸氧及人工呼吸，必要时用呼吸兴奋药尼可刹米等。

青光眼和前列腺肥大患者禁用，因阿托品能够升高眼内压，并松弛膀胱逼尿肌而加重排尿困难。

山莨菪碱

山莨菪碱（anisodamine）是从茄科植物唐古特莨菪中提取的一种生物碱，天然品称为 654-1，人工合成品称为 654-2。药理作用与阿托品相似，但作用强度较弱，解痉作用的选择性较高，能解除血管痉挛和内脏平滑肌痉挛，而抑制腺体分泌和扩瞳作用较弱。不易透过血脑屏障，很少产生中枢作用。主要用于治疗感染性休克和内脏绞痛，可作为阿托品的代用品。近来发现本药具有抗血栓形成作用，能减少血栓素 A_2 生成，抑制血小板聚集，从而防止血栓形成，故用于治疗弥散性血管内凝血（DIC）、血栓性静脉炎、脑血管痉挛和早期脑梗塞等凝血性疾病。不良反应比阿托品少。青光眼和脑出血急性期患者禁用。

东莨菪碱

东莨菪碱（scopolamine）是从颠茄、莨菪及洋金花等植物中提取的一种生物碱。外周作用与阿托品相似，东莨菪碱抑制腺体分泌、对眼产生扩瞳和调节麻痹作用比阿托品强，对胃肠平滑肌及心血管系统作用比阿托品弱。中枢作用特点为：对中枢神经产生较强抑制作用，随着剂量增加依次表现为镇静、催眠、麻醉作用，但能兴奋呼吸中枢；因其容易透过血脑屏障，阻断中枢胆碱受体，发挥中枢抗胆碱作用和防晕止吐作用。其防晕止吐可能与抑制前庭神经内耳功能及抑制胃肠蠕动有关。临床主要用于麻醉前给药，优于阿托品；也用于防治晕动病和帕金森病，缓解流涎、震颤和肌肉强直等症状，对帕金森病可与左旋多巴交替或联合用药，对晕动病可与苯海拉明合用增强疗效。不良反应与阿托品相似，禁忌证与阿托品相同。

二、阿托品的合成代用品

由于阿托品选择性低，作用广泛，副作用多，眼科用药后视力恢复较慢，通过改变其化学结构，人工合成了一些副作用少、选择性高的代用品。

1. 合成扩瞳药　后马托品（homatropine）、托吡卡胺（tropicamide）。

2. 合成解痉药　溴丙胺太林（propantheline bromide，普鲁本辛）、贝那替嗪（benactyzine，胃复康）。

3. M$_1$受体阻断药　哌仑西平（pirenzepine，吡疡平）、替仑西平（telenzepine）。

第二节　N$_1$胆碱受体阻断药

N$_1$胆碱受体阻断药又称为神经节阻断药，能竞争性阻断乙酰胆碱与 N$_1$ 受体结合，从而阻碍神经冲动在自主神经节中的传递。本类药物对交感神经和副交感神经节都有阻断作用，因此其具体效应常取决于该器官支配的优势神经。在心血管系统，交感神经支配占优势，所以用 N$_1$ 受体阻断药后，主要表现为心肌收缩力减弱、心率减慢、血管扩张、血压下降。在胃肠道、膀胱、眼睛等平滑肌和腺体，则以副交感神经支配占优势，所以用 N$_1$ 受体阻断药后，常出现便秘、排尿困难、散瞳、视力模糊、口干、皮肤干燥等表现。本类药物曾经用于治疗高血压，由于其作用广泛，副作用较多，目前仅美卡拉明（mecamylamine，美加明）和樟磺咪芬（trimetaphan camsilate）用于麻醉时控制血压，以减少手术区域出血；也可用于高血压危象及高血压脑病，在其他降压药无效时短时应用，其他药物已基本不用。

第三节　N$_2$胆碱受体阻断药

N$_2$胆碱受体阻断药又称骨骼肌松弛药，简称肌松药。能选择性阻断骨骼肌运动终板突触后膜上的 N$_2$受体，从而干扰神经冲动向骨骼肌的传递，使骨骼肌松弛。按其作用机制和特点不同，可分为除极化型肌松药和非除极化型肌松药两类。

一、除极化型肌松药

除极化型肌松药分子结构与乙酰胆碱相似，能够与骨骼肌运动终板突触后膜的 N$_2$受体结合，产生与乙酰胆碱相似但较持久的除极化作用，使 N$_2$受体失去对乙酰胆碱的反应性，从而导致骨骼肌松弛。本类药物的作用特点是：①用药后肌肉松弛之前常出现短暂的肌束颤动；②连续用药可产生快速耐受性；③胆碱酯酶抑制药新斯的明能抑制假性胆碱酯酶活性，减少其水解，故能加强和延长琥珀胆碱的肌松作用，因此过量中毒时不能用新斯的明类药物解救。

琥 珀 胆 碱

【体内过程】琥珀胆碱（succinylcholine）静脉注射后，90% 被血液和肝脏中的假性胆碱酯酶水解为琥珀酰单胆碱，使其肌松作用明显减弱，在体内进一步水解为琥珀酸和胆碱，肌松作用消失。

【药理作用】本药与骨骼肌运动终板上的 N_2 受体结合后，使突触后膜发生持久除极化，导致 N_2 受体对乙酰胆碱失去反应，而引起骨骼肌松弛。琥珀胆碱起效快，维持时间短，易于控制。肌松发生顺序：由颈部肌肉开始，逐渐波及肩胛肌、腹部肌、四肢肌。肌松程度：最明显的是颈部和四肢肌肉，其次是面、舌、咽喉和咀嚼肌，而对呼吸肌松弛作用不明显。

【临床应用】因琥珀胆碱对咽喉部肌肉松弛作用较强，故静脉注射给药用于气管内插管术和支气管镜、食管镜、胃镜等纤维内窥镜检查的短时操作。静脉滴注也可用于较长时间的手术，作为辅助麻醉，是复合麻醉的一种方法。给药剂量和速度需个体化。

【不良反应】常见术后肩胛部、胸腹部肌肉疼痛，一般 3 ~ 5 天自行消失，为琥珀胆碱产生肌束颤动所致。由于本药使肌肉持久性除极化而释放钾离子，可引起血钾升高。过量或多次反复用药可引起呼吸肌麻痹，严重者可出现窒息，此时禁用新斯的明解救，所以用琥珀胆碱时必须配备人工呼吸机。

二、非除极化型肌松药

非除极化型肌松药能够与 ACh 竞争骨骼肌运动终板上的 N_2 受体，从而阻断 ACh 的除极化作用，使骨骼肌松弛。本类药物的作用特点是：①骨骼肌松弛前无肌束颤动现象；②胆碱酯酶抑制药可对抗其肌松作用；③吸入麻醉药和氨基糖苷类抗生素与本类药物可产生协同作用，能增强和延长其肌松作用。

筒 箭 毒 碱

筒箭毒碱（D – tubocurarine）是从南美洲的马钱子科和防己科植物中提取的生物碱，其右旋体具有活性。

【体内过程】口服吸收差，注射给药起效快。存在体内再分布，反复给药需减量。约70%原形经肾排泄。

【药理作用】能竞争性与骨骼肌运动终板上的 N_2 受体结合，从而阻断乙酰胆碱的除极化作用，导致骨骼肌松弛。其肌松作用顺序：首先发生在眼部和头部肌肉，其次是颈部、四肢、躯干肌肉松弛，再次出现肋间肌松弛，引起腹式呼吸，最终可致膈肌麻痹，而出现呼吸停止。而肌松作用恢复顺序则相反。

【临床应用】筒箭毒碱因其能引起骨骼肌松弛，故临床上主要作为全身麻醉的辅助用药，用于胸腹部手术，使肌肉松弛有利于手术进行。也可用于气管插管术。

【不良反应】安全性小，毒性较大。治疗量可引起心率加快、血压下降、支气管痉挛而诱发哮喘。过量中毒可致呼吸肌麻痹，甚至呼吸停止，应及时进行人工呼吸、吸氧，必要时用呼吸兴奋药尼可刹米等，静脉注射新斯的明可解救其肌松症状。禁用于支气管哮喘、重症肌无力、严重休克及肺部疾病患者。不宜与氨基糖苷类抗生素合用。

同类药有阿曲库铵（atracurium）、多库溴铵（doxacurium）、泮库溴铵（pancuronium）、哌库溴铵（pipecuronium）和维库溴铵（vecuronium）等。

第八章　拟肾上腺素药

　　拟肾上腺素药是一类能够与肾上腺素受体结合并激动该受体，产生与肾上腺素作用相似的药物。因本类药物的作用与交感神经兴奋时的效应相似，而且其化学结构为胺类化合物，故又称为拟交感胺类药。

　　肾上腺素受体激动药的基本化学结构是 β-苯乙胺，由苯环、碳链、氨基三部分组成。当苯环、α 位或 β 型碳原子的氢及末端氨基被不同基团取代时，可人工合成多种肾上腺素受体激动药。这些基团可影响药物对 α 受体、β 受体的亲和力及激动受体的效应，也改变药物的体内过程。按其化学结构不同分为：①儿茶酚胺类，如肾上腺素、去甲肾上腺素、异丙肾上腺素和多巴胺等；②非儿茶酚胺类，如去氧肾上腺素、麻黄碱和间羟胺等。按药物对受体的选择性不同分为：①α、β 受体激动药，如肾上腺素、麻黄碱、多巴胺等；②α 受体激动药，如去甲肾上腺素、去氧肾上腺素、间羟胺等；③β 受体激动药，如异丙肾上腺素、多巴酚丁胺等。

第一节　α 受体激动药

去甲肾上腺素

　　去甲肾上腺素（noradrenaline，NA；norepinephrine，NE）是去甲肾上腺素能神经末梢释放的主要递质，肾上腺髓质也可少量分泌。药用的 NA 是人工合成品，性质不稳定，遇光、热易分解，在中性尤其是碱性溶液中迅速氧化变色而失效，在酸性溶液中较稳定，常用其重酒石酸盐。

　　【体内过程】因在碱性肠液中易破坏，故口服无效，皮下、肌内注射因强烈收缩血管而极少吸收，且易导致局部组织缺血坏死，静脉注射因很快被消除而作用短暂，故临床常采用静脉滴注给药维持疗效。进入体内后，大部分被去甲肾上腺素能神经末梢再摄取而贮存囊泡中，部分被非神经组织摄取，由细胞内的 COMT 和 MAO 代谢灭活，其代谢产物经肾脏由尿液排出。

　　【药理作用】主要激动 α 受体，激动 β_1 受体作用较弱，无激动 β_2 受体作用。

　　1. 收缩血管　激动血管平滑肌 α_1 受体，使全身小动脉、小静脉收缩，其中以皮肤黏膜血管收缩最明显，其次为肾、脑、肝、肠系膜及骨骼肌血管收缩。而冠状血管舒张，是因心脏兴奋、代谢产物腺苷增多所致。

2. 兴奋心脏 激动心脏 β_1 受体，使心肌收缩力增强、传导加速，但在整体情况下，由于血压升高而反射性兴奋迷走神经可使心率减慢。

3. 升高血压 小剂量时，血管收缩作用较弱，因心脏兴奋使收缩压升高，舒张压升高不明显，故脉压增大。较大剂量时，因血管强烈收缩，使外周阻力增大，引起收缩压升高的同时舒张压也更明显升高，故脉压减小。一般认为去甲肾上腺素是临床常用的强效升压药。

4. 影响代谢 治疗量对代谢无影响，大剂量可引起血糖升高。

【临床应用】

1. 休克 主要用于神经源性休克早期血压骤降患者。休克患者关键是微循环障碍，导致血液灌注不足和有效血容量下降，故其治疗措施主要采取改善微循环和补充血容量。应用去甲肾上腺素仅是暂时应急对症治疗，如长时间或大剂量应用反而加重微循环障碍。目前已不占重要地位，本品小剂量短时间可静脉滴注，使休克患者收缩压维持在 90mmHg 左右，以保证心、脑等重要器官血液供应。

2. 药物中毒性低血压 中枢抑制药如镇静催眠药、吩噻嗪类抗精神病药如氯丙嗪以及 α 受体阻断药如酚安拉明和酚苄明等中毒引起的低血压，可用本品静脉滴注，使降低的血压回升，维持正常水平。也可用于嗜铬细胞瘤切除后的低血压状态。

3. 上消化道出血 取本药注射剂 1～3mg 稀释后口服，可使食管和胃黏膜血管收缩而产生局部止血作用。

【不良反应】

1. 局部组织缺血坏死 静脉滴注时间过长、浓度过高或药液外漏，可因局部血管强烈收缩反应而导致局部缺血、组织坏死。故静脉给药时要注意观察局部反应，经常更换注射部位，如果药液外漏或局部组织发白，应立即进行热敷并用 α 受体阻断药酚妥拉明等局部浸润注射或用普鲁卡因局部封闭，扩张血管，防止组织缺血坏死。

2. 急性肾衰竭 剂量过大或用药时间过长，可使肾血管强烈收缩，肾血流量减少，导致少尿、无尿和肾实质损伤。所以用药期间应观察尿量，保持尿量在每小时 25mL 以上。

3. 心血管反应 静脉滴注浓度过高或速度过快，可致血压升高，偶见心律失常，故用药期间应监测血压，根据血压变化情况调整滴速和浓度。如长期滴注突然停药，可致血压骤然下降，故应逐渐减量停药。

高血压、动脉粥样硬化、器质性心脏病、少尿或无尿休克以及严重微循环障碍的患者和孕妇禁用。

间 羟 胺

间羟胺（metaraminol）又称阿拉明，主要激动 α_1、α_2 受体，激动 β_1 受体作用较弱，也可促进去甲肾上腺素能神经末梢释放递质。与去甲肾上腺素比较，其主要作用特点是：①收缩血管、升高血压作用较弱而持久；②收缩肾血管作用较弱，较少引起急性肾衰竭；③兴奋心脏作用较弱，不易引起心律失常；④化学性质稳定，因收缩血管作用较弱，除静脉给药外，也可肌内注射；⑤短时间连续应用可产生快速耐受性。常作为去甲肾上腺素良好代用品，临床用于治疗各种休克早期及低血压状态。

去氧肾上腺素

去氧肾上腺素（phenylephrine，苯肾上腺素）又称新福林，主要激动 α_1 受体，也可促进去甲肾上腺素能神经末梢释放递质。其作用与去甲肾上腺素相似而较弱，但收缩肾血管作用较去甲肾上腺素强，升高血压、兴奋心脏作用弱。其作用机制与间羟胺相似。本品滴眼能激动瞳孔开大肌上的 α_1 受体，引起瞳孔开大肌向四周收缩，使瞳孔扩大，属于快速短效扩瞳药。与阿托品比较，扩瞳作用弱，但不升高眼内压，无调节麻痹作用。临床用于检查眼底，常用 1% ~2.5% 溶液滴眼。注射给药防治腰麻、硬膜外麻醉及全身麻醉引起的低血压状态。因血压升高，反射性兴奋迷走神经，而引起心率减慢，也可注射给药治疗阵发性室上性心动过速。高血压、动脉粥样硬化、器质性心脏病、心动过缓、甲状腺功能亢进症及糖尿病慎用。

第二节 α、β 受体激动药

肾 上 腺 素

肾上腺素（adrenaline，epinephrine，AD）是由肾上腺髓质分泌的主要激素。药用的肾上腺素是从牛、羊等家畜肾上腺提取，现已人工合成。化学性质不稳定，遇光易氧化变质，在碱性或中性水溶液中不稳定，在酸性水溶液中稳定，故常用其盐酸盐或酒石酸盐。

【体内过程】口服易被碱性溶液、肠黏膜及肝脏破坏，故口服无效。皮下注射因血管收缩而吸收缓慢，作用持续 1 小时左右；肌内注射吸收较快，作用持续 10~30 分钟；静脉注射立即起效，作用持续几分钟。吸收后主要被 COMT 和 MAO 破坏，其代谢产物经肾脏排泄。

【药理作用】本药能直接激动 α、β 受体，产生较强的 α 型作用和 β 型作用。

1. 兴奋心脏 激动心脏的 β_1 受体，可使心肌收缩力增强，心率加快，传导加速，心排出量增加，心肌耗氧量增加。同时激动冠状血管的 β_2 受体，使冠状血管扩张，冠脉血流量增加，从而改善心肌血液供应。剂量过大或静脉注射过快可引起心律失常，甚至发生心室纤颤。目前认为 AD 是一个强效的心脏兴奋药。

2. 舒缩血管 激动血管平滑肌上的 α_1 受体，使 α_1 受体分布占优势的皮肤、黏膜、内脏血管收缩；其中皮肤黏膜血管收缩最强，内脏中的肾血管收缩较强，而对脑和肺血管收缩作用较弱。激动血管平滑肌上的 β_2 受体，使 β_2 受体分布占优势的骨骼肌血管和冠状血管舒张。

3. 影响血压 肾上腺素对血压的影响与药物剂量有关。治疗量时，由于心脏兴奋，心排出量增加，收缩压升高，同时 β_2 型效应使骨骼肌血管舒张作用，抵消或超过 α_1 型效应使皮肤黏膜血管收缩作用，故舒张压不变或稍下降，脉压差加大。大剂量时，肾上腺素除强烈兴奋心脏以外，还可使血管平滑肌 α_1 受体兴奋作用占优势，皮肤黏膜内脏血管强烈收缩，外周阻力明显增大，收缩压和舒张压均升高。肾上腺素对血压的影响典型改变多为双相反应，即给药后血压迅速升高，而后出现微弱的降压反应。一般认为 AD 是一个强效升压药。如果预先给予 α 受体阻断药如酚妥拉明等，再用肾上腺素，可引起血压明显降低，这是因为 α 受体被阻断以后，只表现肾上腺素对血管 β_2 受体的激动作用，这种现象称为"肾上腺素升压作用的翻转"。

4. 舒张支气管 激动 β_2 受体，使支气管平滑肌松弛，引起支气管舒张，并能抑制肥大细胞释放过敏活性物质。激动 α_1 受体，使支气管黏膜小血管收缩，引起黏膜水肿减轻。

5. 促进代谢 激动 β 受体，促进肝糖原分解，降低葡萄糖在外周组织的利用，使血糖升高；加速脂肪分解，使血中游离脂肪酸升高。总之，肾上腺素可使组织耗氧量增加，基础代谢率提高。

【临床应用】

1. 心脏骤停 用于抢救因溺水、麻醉及手术意外、药物中毒、急性传染病及心脏传导阻滞等各种原因所致的心脏骤停。心室内注射或静脉注射肾上腺素是首选药。对电击引起的心脏骤停，配合心脏除颤器或利多卡因除颤也可用肾上腺素。目前对心脏骤停的患者，多主张应用"心脏复苏新三联针"，即肾上腺素 1mg、阿托品 1mg、利多卡因 100mg；同时需要配合有效的心脏按压、人工呼吸和纠正酸中毒等措施。

2. 过敏性休克 肾上腺素是治疗过敏性休克的首选药。因本药能通过激动 α 受体，收缩小动脉血管，降低毛细血管的通透性；激动 β 受体，改善心脏功能，松弛支气管平滑肌，减少过敏介质释放，扩张冠状血管，迅速缓解过敏性休克的各种症状。一般肌内或皮下注射给药，严重病例可用 0.9% 氯化钠稀释后缓慢静脉注射。

3. 支气管哮喘 用于缓解支气管哮喘急性发作，一般肌内或皮下注射几分钟见效，起效快，作用强，但维持时间短。

4. 与局麻药配伍 在局麻药中加入少量肾上腺素，可使注射部位血管收缩，从而缓解局麻药的吸收，延长局麻作用时间，减少局麻药中毒。但手指、足趾、阴茎等肢体末端部位局部麻醉时，不宜加用肾上腺素，以防发生局部组织缺血坏死。

5. 局部止血 用于鼻黏膜和牙龈出血，把浸有 0.1% 肾上腺素溶液的纱布或棉球填塞在出血处。

【不良反应】主要不良反应为心悸、烦躁、头痛、面色苍白、出汗等，停药后可自行消失。剂量过大或静脉注射速度过快可导致血管强烈收缩，血压骤升，搏动性头痛，有发生脑溢血的危险；可引起心动过速、心室纤颤等心律失常。故临床应用时要严格掌握剂量和控制注射速度。

高血压、脑动脉硬化、器质性心脏病、甲状腺功能亢进症和糖尿病患者禁用。

多 巴 胺

多巴胺（dopamine，DA）是合成去甲肾上腺素的前体物质，也是体内多巴胺能神经递质，药用多巴胺是人工合成品。口服后易被碱性肠液破坏，口服无效，常采用静脉滴注给药。不易透过血－脑脊液屏障，故无明显中枢作用。在体内迅速被 COMT 和 MAO 代谢灭活，因此作用时间较短。

【药理作用】多巴胺可直接激动 α、β 受体和外周 DA 受体，也可促进去甲肾上腺素能神经末梢释放 NA。

1. 兴奋心脏　激动心脏 β_1 受体，并促进去甲肾上腺素能神经末梢释放 NA，从而增加心肌收缩力，使心排出量增加，但心率增加不明显，诱发心律失常较少。

2. 舒缩血管　治疗量多巴胺激动 D_1 受体，使肾、肠系膜和冠状血管舒张；激动 α 受体，使皮肤、黏膜血管收缩。大剂量多巴胺激动 α 受体，使肾、肠系膜血管收缩。

3. 升高血压　治疗量多巴胺兴奋心脏，使收缩压升高，外周阻力变化不大，舒张压不变。大剂量多巴胺兴奋心脏增强，血管收缩明显，外周阻力增大，故收缩压和舒张压均升高。

4. 改善肾功能　治疗量多巴胺能舒张肾血管，增加肾血流量，从而提高肾小球滤过率；还能直接抑制肾小管对 Na^+ 重吸收，产生排钠利尿作用，因此起到改善肾功能的作用。但是大剂量多巴胺可使肾血管明显收缩，减少肾血流量。

【临床应用】

1. 休克　多巴胺可治疗各种休克，如感染性休克、心源性休克、出血性休克等，尤其适用于伴有心肌收缩力减弱、尿量减少而已补足血容量的休克。多巴胺是目前临床比较好的抗休克药。

2. 急性肾衰竭　常与利尿药合用，增加尿量，从而改善肾功能。

3. 急性心功能不全　本药兴奋心脏，舒张血管，降低外周阻力，能够起到改善心脏血流动力学作用。

【不良反应】一般不良反应轻，偶见恶心、呕吐、头痛。剂量过大或静脉滴注速度过快可出现呼吸困难、心悸、心律失常和肾血管收缩引起肾功能下降等，一旦发生，应减慢滴注速度或停药。心动过速、心室纤颤和嗜铬细胞瘤患者禁用。

麻　黄　碱

麻黄碱（ephedrine，麻黄素）是从中药麻黄中提取的生物碱，现已人工合成。化学性质稳定，口服易吸收，可透过血－脑脊液屏障，中枢作用较强，体内代谢较慢，大部分原形从肾脏缓慢排泄，故作用较弱而持久。

【药理作用】麻黄碱能直接激动 α、β 受体，并促进去甲肾上腺素能神经末梢释放 NA。

1. 兴奋心脏　激动心脏 β_1 受体，并促进去甲肾上腺素能神经末梢释放 NA，使心肌收缩力增加，心排出量增加，但在整体情况下，由于血压升高，反射性兴奋迷走神经，使心率变化不大。

2. 收缩血管　激动 α_1 受体使皮肤黏膜、肾脏及腹腔内脏血管收缩，作用较强；激动 β_2 受体，使骨骼肌血管和冠状血管舒张，作用较弱。

3. 升高血压 由于心脏兴奋，收缩压升高，血管收缩，舒张压也升高，但收缩压升高比舒张压明显，脉压差增大，其升压作用特点是缓慢、温和、持久。

4. 舒张支气管 激动支气管平滑肌 β_2 受体，使支气管舒张，其作用较肾上腺素弱，起效慢，作用时间持久。

5. 兴奋中枢 麻黄碱具有较显著的兴奋中枢作用，可引起兴奋、不安、激动、失眠等。

【临床应用】

1. 低血压 用于防治腰麻和硬膜外麻醉所引起的低血压。

2. 支气管哮喘 用于预防支气管哮喘发作和治疗轻症支气管哮喘，对重症急性发作疗效差。

3. 鼻黏膜充血 用 0.5% ~ 1.0% 溶液滴鼻可消除鼻黏膜充血、肿胀引起的鼻塞，也可用于鼻黏膜血管破裂出血。

4. 荨麻疹和血管神经性水肿 可缓解皮肤黏膜等过敏症状。

【不良反应】烦躁、失眠，大剂量可引起心率加快、血压升高。短期内反复使用可产生快速耐受性。高血压、器质性心脏病、甲状腺功能亢进症患者禁用。

第三节 β 受体激动药

异丙肾上腺素

异丙肾上腺素（isoprenaline）是人工合成品，为 β_1、β_2 受体激动剂。

【体内过程】口服易被破坏而无效，常采用舌下含服、气雾剂吸入给药，也可静脉滴注。主要被肝、肺等组织中的 COMT 代谢，极少被 MAO 代谢，代谢产物经肾脏排泄。作用持续时间较肾上腺素及去甲肾上腺素略长。

【药理作用】本药能直接激动 β_1、β_2 受体，产生强大的 β 型作用，无激动 α 受体作用。

1. 兴奋心脏 激动心脏的 β_1 受体，可使心肌收缩力增强，心率加快，传导加速，心排出量增加，心肌耗氧量增加。与肾上腺素相比，异丙肾上腺素对心脏正位起搏点窦房结兴奋作用更强，大剂量可引起心律失常，但比肾上腺素少见。故异丙肾上腺素也是一个强效心脏兴奋药。

2. 舒张血管 激动 β_2 受体，可使骨骼肌血管、冠状血管舒张，而肾血管和肠系膜血管也有较弱舒张作用。

3. 影响血压 异丙肾上腺素能兴奋心脏，心排出量增加，而舒张外周血管，使外周阻力降低，故收缩压升高，舒张压下降，脉压差增大。

4. 舒张支气管 激动 β_2 受体，使支气管平滑肌松弛，支气管舒张，作用略强于肾上腺素，并且抑制组胺等过敏活性物质释放，但对支气管黏膜小血管无收缩作用。

5. 促进代谢 激动 β 受体，促进肝糖原、肌糖原分解，使血糖升高，增加组织耗氧量；促进脂肪分解，使血中游离脂肪酸增加。

【临床应用】

1. 支气管哮喘　用于控制支气管哮喘的急性发作，气雾剂吸入或舌下含服给药，疗效快而强。

2. 房室传导阻滞　治疗Ⅱ、Ⅲ度房室传导阻滞，可舌下含服给药，严重者在心电监护下缓慢静脉滴注。

3. 心脏骤停　用于心室自身节律缓慢、高度房室传导阻滞、窦房结功能衰竭而并发的心脏骤停，常与去甲肾上腺素或间羟胺合用，采取心室内注射给药。

4. 感染性休克　在补充血容量的基础上，对中心静脉压高、心排出量低的感染性休克有一定疗效。因舒张骨骼肌血管作用强，对内脏血管舒张作用较弱，目前抗休克已少用。

【不良反应】常见心悸、头痛、头晕等。长期反复用药可产生耐受性。当支气管哮喘患者已明显缺氧时，气雾剂吸入过量可引起心律失常，甚至发生心室颤动，诱发或加重心绞痛。冠心病、心肌炎及甲状腺功能亢进症患者禁用。

多巴酚丁胺

多巴酚丁胺（dobutamine）为人工合成品，其化学结构和体内过程与多巴胺相似，口服无效，仅供静脉给药，是选择性 β_1 受体激动药。其兴奋心脏作用与异丙肾上腺素相比，主要特点是：加强心肌收缩力作用比加快心率作用显著，治疗量表现为收缩力增加和心排出量增加，而心率影响不大，心肌耗氧量不明显增多，外周阻力变化不大。临床主要治疗心肌梗死并发心力衰竭的患者和心脏外科手术时心排出量过低的休克患者。静脉滴注速度过快或浓度过高，可引起心悸、气短、恶心、头痛等。短期连续用药可产生快速耐受性。

沙丁胺醇（salbutamol，舒喘灵）、特布他林（terbutaline）是选择性 β_2 受体激动药，主要特点是对支气管平滑肌 β_2 受体激动作用强于对心脏 β_1 受体的激动作用，其支气管舒张作用与异丙肾上腺素相似，但作用强大而更持久，兴奋心脏副作用小。临床主要治疗支气管哮喘和喘息型支气管炎。

第九章　肾上腺素受体阻断药

肾上腺素受体阻断药是一类能够与肾上腺素受体结合，本身不产生或较少产生拟肾上腺素作用，却能妨碍神经递质或肾上腺素受体激动药与受体结合，从而产生抗肾上腺素作用的药物。根据药物对受体的选择性不同，可分为 α 受体阻断药，β 受体阻断药和α、β 受体阻断药，统称抗肾上腺素药。

第一节　α 受体阻断药

α 受体阻断药能选择性与 α 受体结合，阻断去甲肾上腺素能神经递质或肾上腺素受体激动药与 α 受体结合而产生抗肾上腺素作用。根据本类药物对 α_1、α_2 受体的选择性不同分为：①非选择性 α 受体阻断药，按作用持续时间不同又分为短效类和长效类；②选择性 α_1 受体阻断药，如哌唑嗪等；③选择性 α_2 受体阻断药，如育亨宾等。这些药物能选择性地阻断与血管收缩有关的 α 受体，而 β_2 受体的舒张血管作用可以充分表现出来，产生降压作用，将本身具有升压作用的肾上腺素翻转为降压，该现象称为"肾上腺素作用的翻转"。而本类药物对主要激动血管 α 受体的去甲肾上腺素，仅能取消或减弱其升压效应而无"翻转作用"，对主要激动 β 受体的异丙肾上腺素的降压作用无影响。

一、α_1、α_2 受体阻断药

酚 妥 拉 明

酚妥拉明（phentolamine）又称立其丁，能与去甲肾上腺素能神经递质竞争同一受体，故称为竞争性 α 受体阻滞药。口服吸收不完全，疗效差，常需采用肌内注射或静脉给药，作用维持时间短，为短效 α 受体阻滞药。

【药理作用】

1. 舒张血管　能竞争性阻断血管平滑肌 α_1 受体，又可直接松弛血管平滑肌，故可引起血管舒张，外周阻力降低，导致血压下降。

2. 兴奋心脏　由于血管舒张，血压下降，从而反射性地兴奋心脏；本药还阻断去甲肾上腺素能神经末梢突触前膜 α_2 受体，使去甲肾上腺素释放增加，再激动 β_1 受体引起心脏兴奋。

3. 其他作用 拟胆碱作用可使胃肠道平滑肌兴奋；组胺样作用，使胃酸分泌增加，皮肤潮红等。

【临床应用】

1. 外周血管痉挛性疾病 酚妥拉明能够舒张外周血管，可用于治疗肢端动脉痉挛引起的雷诺病、血栓闭塞性脉管炎、手足发绀症、冻伤后遗症等。

2. 去甲肾上腺素静滴外漏 局部组织浸润注射可拮抗去甲肾上腺素外漏引起的血管收缩作用，防止局部组织坏死。

3. 休克 酚妥拉明能舒张血管，解除小血管痉挛，降低外周阻力，同时能兴奋心脏，增加心排出量，从而增加组织血液灌注量，改善微循环。在补充血量的基础上，用于治疗感染性休克、心源性休克、神经性休克。

4. 难治性充血性心力衰竭 本药能舒张血管，解除小动脉和小静脉反射性痉挛，降低心衰患者心脏前、后负荷，使左心室舒张末期压和肺动脉压降低，心排出量增加，从而改善症状。

5. 肾上腺嗜铬细胞瘤 通过其阻断 α 受体作用，对抗血液中分泌过多的肾上腺素和去甲肾上腺素激动 α 受体作用。用于嗜铬细胞瘤的鉴别诊断及其所致高血压危象和术前准备治疗。

【不良反应】

1. 心血管反应 常见体位性低血压，静脉给药可引起心率加快、心律失常以及诱发心绞痛。故需缓慢静脉注射或滴注，冠心病患者禁用。

2. 胃肠反应 常见恶心、呕吐、腹痛、腹泻、胃酸分泌过多等。胃、十二指肠溃疡、胃炎患者禁用。

妥拉唑啉（tolazoline）为短效 α 受体阻断药。作用与酚妥拉明相似。

酚 苄 明

酚苄明（phenoxybenzamine）又称酚苄胺，属长效 α 受体阻断药，为非竞争性 α 受体阻断药。刺激性强，不宜皮下注射或肌内注射，常采用静脉给药，口服易吸收，也可口服给药。作用与酚妥拉明相似，能阻断血管平滑肌上的 $α_1$ 受体，使血管扩张，外周阻力降低。主要作用特点是：起效缓慢，作用强大而持久。临床用于治疗外周血管痉挛性疾病、嗜铬细胞瘤和良性前列腺增生。不良反应与酚妥拉明相似，常见体位性低血压、心悸和鼻塞等，此外，还有恶心、呕吐等胃肠刺激症状和嗜睡、乏力等中枢抑制症状。

二、$α_1$ 受体阻断药

哌 唑 嗪

哌唑嗪（prazosin）为选择性 $α_1$ 受体阻断药。能选择性阻断血管平滑肌 $α_1$ 受体，使小动脉和小静脉显著舒张，外周阻力降低，血压下降。主要用于治疗轻、中度高血压，良性前列腺增生以及难治性充血性心力衰竭。常见不良反应有眩晕、嗜睡、乏力、头痛以及"首剂现象"，即患者首次给药后可出现严重的体位性低血压、心悸、晕厥等症状。

特拉唑嗪（terazosin，降压宁）为选择性 α_1 受体阻断药。作用和不良反应与哌唑嗪相似。

三、α_2 受体阻断药

育亨宾（yohimbine）为选择性 α_2 受体阻断药。易透过血脑屏障进入中枢神经系统，阻断突触前膜的 α_2 受体，反馈性促进去甲肾上腺素能神经递质释放，可引起血压升高、心率加快。主要作为实验研究的工具药。

第二节　β受体阻断药

β受体阻断药能选择性与β受体结合，竞争性阻断去甲肾上腺素能神经递质或肾上腺素受体激动药与β受体结合，从而拮抗其β型效应。根据药物对受体的选择性不同分为：①非选择性β受体阻断药；②选择性 β_1 受体阻断药；③α、β受体阻断药。

【体内过程】本类药物易由小肠吸收，但药物脂溶性大小直接影响其体内过程，其生物利用度各药有较大差异。脂溶性高的药物如普萘洛尔、美托洛尔口服容易吸收，但有明显的首关消除，其生物利用度较低；而脂溶性低的药物如阿替洛尔口服不易吸收，但首关消除较低，其生物利用度较高。吸收后本类药物一般可分布到全身各组织。脂溶性高的药物主要在肝脏代谢，少量以原形经肾脏排泄。β受体阻断药的半衰期多在 3~6 小时，肝、肾功能不良者应减少或慎用。应用普萘洛尔应注意剂量个体化。

【药理作用】

1. β受体阻断作用

（1）抑制心脏　阻断心脏 β_1 受体，可使心肌收缩力减弱，心率减慢，房室传导减慢，心排出量减少，心肌耗氧量降低。

（2）收缩支气管　阻断支气管平滑肌 β_2 受体，使支气管平滑肌收缩，而增加呼吸道阻力。此作用对正常人影响较弱，但对支气管哮喘患者，可诱发或加重哮喘的急性发作。

（3）收缩心、肝、肾血管　阻断血管平滑肌上的 β_2 受体及抑制心脏功能，使血管平滑肌上的 α 受体功能占优势，再加上反射性兴奋交感神经而引起血管收缩，外周阻力增加，使心、肝、肾、骨骼肌血管及冠状血管等血流量不同程度减少。

（4）抑制肾素分泌　阻断肾小球旁器部位的β受体，抑制肾素-血管紧张素-醛固酮系统，使肾素分泌减少，醛固酮分泌减少，从而潴钠排钾作用减弱。

（5）抑制糖原和脂肪分解　阻断肝脏和肌肉组织、脂肪组织的β受体，糖原和脂肪分解代谢减少，从而血糖降低、血液中游离脂肪酸降低。

（6）对眼的作用　阻断眼睛血管平滑肌 β_2 受体，可减少房水的生成，从而降低眼

内压。

2. 内在拟交感活性作用　有些 β 受体阻滞药如吲哚洛尔、醋丁洛尔等在阻断 β 受体的同时，还具有微弱的 β 受体激动效应，称为内在拟交感活性作用。因为这种激动作用较弱，常被其 β 受体作用掩盖。但在临床应用时，有内在拟交感活性作用的 β 受体阻滞药，其 β 受体阻断作用较弱。

3. 膜稳定作用　有些 β 受体阻滞药如普萘洛尔、吲哚洛尔、醋丁洛尔等具有局部麻醉作用和奎尼丁样作用，此两种作用是由于细胞膜对阳离子的通透性降低所致，故称为膜稳定作用。该作用在常用量时与其发挥治疗作用的关系不大，所以无实际临床意义。

4. 其他作用　普萘洛尔具有抑制血小板聚集作用。噻吗洛尔能阻断眼内血管平滑肌 $β_2$ 受体，减少房水的生成，从而降低眼内压。

【临床应用】

1. 高血压　能使高血压患者的血压下降，并伴有心率减慢。适用于血浆肾素活性偏高、心率较快或伴有心绞痛的高血压患者，是治疗高血压的常用药物。

2. 心律失常　对多种原因引起的快速型心律失常均有效，尤其适用于交感神经兴奋所引起的心律失常，对窦性心动过速疗效较好，常作为首选药。

3. 心绞痛和心肌梗死　对心绞痛有良好疗效，特别适用于治疗稳定型心绞痛和不稳定型心绞痛，与硝酸酯类药合用产生协同作用，并互相抵消其副作用。对心肌梗死患者，长期应用可降低心肌梗死复发率和猝死率。

4. 充血性心力衰竭　对扩张型心肌病所导致的心力衰竭治疗作用明显，在心肌状况严重恶化之前早期应用，能缓解某些心衰症状，改善患者预后。

5. 甲状腺功能亢进症和甲状腺危象　辅助治疗本病，可降低基础代谢率，减慢心率，有效控制激动不安、心动过速及心律失常等症状。

6. 青光眼　噻吗洛尔局部用药治疗开角型青光眼，可降低眼内压，无缩瞳和调节痉挛等副作用。

7. 其他　可用于治疗嗜铬细胞瘤、肥厚性心肌病、焦虑症等。普萘洛尔也用于偏头痛、肌震颤、肝硬化所致的上消化道出血等。

【不良反应】

1. 一般不良反应　常见恶心、呕吐、轻度腹泻等消化道症状，偶见头痛、失眠及皮疹、血小板减少等过敏反应，停药后可自行消失。

2. 心脏抑制反应　因 $β_1$ 受体阻断作用，可引起心脏抑制，出现窦性心动过缓、房室传导阻滞、心功能不全、低血压等表现。

3. 诱发或加重支气管哮喘　由于 $β_2$ 受体阻断作用，使支气管平滑肌收缩，可增加呼吸道通气阻力，甚至诱发支气管哮喘急性发作。

4. 外周血管痉挛和收缩　由于阻断血管平滑肌 $β_2$ 受体，可使外周血管平滑肌 $α_1$ 受体占优势，引起外周血管痉挛或强烈收缩，导致四肢发凉、皮肤苍白或发绀，甚至出现雷诺症状或间歇性跛行、下肢脚趾溃疡和坏死。

5. **反跳现象**　长期应用 β 受体阻断药，如果突然停药，可使疾病原有症状加重，与 β 受体向上调节有关。因此，长期用药者不宜突然停药，疾病基本治愈后要逐渐减量停药。

6. **其他反应**　个别患者可出现失眠、幻觉和抑郁等症状，糖尿病患者在应用胰岛素期间，用 β 受体阻断药可出现低血糖反应等。

严重心功能不全、窦性心动过缓、重度房室传导阻滞和支气管哮喘患者禁用。低血压、外周血管痉挛性疾病及肝功能不全者慎用。

一、非选择性 β 受体阻断药

普 萘 洛 尔

普萘洛尔（propranolol，心得安）是最早应用的 β 受体阻断药。口服易吸收，首关消除率达 60%～70%，生物利用度仅为 30%。易透过血脑屏障和胎盘屏障，体内分布广。主要在肝脏代谢，其代谢产物主要经肾脏排泄，也可经乳汁分泌。普萘洛尔具有较强的 β 受体阻断作用，对 β_1 和 β_2 受体的选择性很低，无内在拟交感活性作用，有膜稳定作用。给药后抑制心脏，引起心肌收缩力减弱，心率减慢，心排出量减少，心肌耗氧量降低。用于治疗心律失常、高血压、心绞痛、甲状腺功能亢进症等。

同类药有噻吗洛尔（timolol，噻吗心安）、吲哚洛尔（pindolol）、纳多洛尔（nodolol）等。

二、选择性 β 受体阻断药

阿 替 洛 尔

阿替洛尔（atenolol）对 β_1 受体有选择性阻断作用，无内在拟交感活性作用和膜稳定作用。其特点是对血管和支气管平滑肌的收缩作用较弱。临床应用与普萘洛尔相似，但不良反应较轻，支气管哮喘患者仍需慎用。

同类药有美托洛尔（metoprolol）。

三、α、β 受体阻断药

拉 贝 洛 尔

拉贝洛尔（labetalol）对 α、β 受体均有阻断作用，并且具有较弱的内在拟交感活性作用和较强的膜稳定作用。其阻断 β 受体作用较阻断 α 受体作用强，可使血管扩张，外周阻力降低，血压下降，扩张肾血管作用强，使肾血流量增加。临床多用于治疗中度和重度高血压，静脉注射用于高血压危象，也可用于治疗心绞痛。

第十章 麻 醉 药

第一节 局部麻醉药

局部麻醉药简称局麻药，是一类能在用药局部暂时、完全、可逆性地阻断感觉神经冲动发生和传导的药物。其特点是在意识清醒的状态下局部痛觉暂时消失，局麻作用消失后，神经功能完全恢复，对各类组织无损伤性影响。

【临床应用】

1. 表面麻醉 选用表面穿透力强的药物涂布或喷射在黏膜表面，使黏膜下感觉神经末梢麻醉。常用于咽喉、鼻腔、眼睛、呼吸道与尿道手术。

2. 浸润麻醉 将药物注射于皮下或手术野深部组织，使局部神经末梢麻醉。常用于浅表小手术。

3. 传导麻醉 又称阻滞麻醉。将药物注射于神经干附近，阻断神经传导，使该神经支配的区域产生麻醉。常用于四肢及口腔科手术。

4. 蛛网膜下麻醉 又称脊髓麻醉或腰麻。将药物注入腰椎蛛网膜下腔，麻醉该部分的脊神经根。常用于下腹部及下肢手术。

5. 硬脊膜外麻醉 将药物注入硬脊膜外腔，使其沿脊神经根扩散进入椎间孔，使该处神经干麻醉。适用范围较广，从颈部至下肢的手术都可采用。特别适用于上腹部手术。

6. 区域镇痛 与阿片类药物联合应用，可减少阿片类药物的用量。

【药理作用】 神经兴奋和传导主要与膜 Na^+、K^+ 通道的开放关闭有关。膜 Na^+、K^+ 通道的开放造成膜对 Na^+、K^+ 通透性发生变化，Na^+、K^+ 发生跨膜流动，改变了膜内外电压差，形成神经细胞的动作电位。局麻药从膜内侧阻断 Na^+ 通道，抑制了动作电位的发生和传导，从而发挥局部麻醉作用。因此局麻药必须做跨膜运动，单纯细胞膜外给药无效。进一步的研究表明，局麻药对 Na^+ 通道的阻断作用与 Na^+ 通道状态有关：Na^+ 通道越开放，则局麻药结合越强；而 Na^+ 通道处于关闭状态时，局麻药的作用减弱。

局麻药对任何神经元都有阻断作用，使神经纤维失去兴奋性和传导性，动作电位消失。但不同类型的神经纤维对局麻药的敏感性各不相同。在完整神经上，敏感性与神经纤维的直径（粗细）成反比，即神经纤维愈粗，所需的局麻药浓度愈大。一般地，痛觉最先消失，其他感觉次之，最后阻滞的是运动功能。

【不良反应】局麻药在给药局部较少产生不良反应，但被吸收入循环系统并到达体内各器官后，可干扰所有能产生电兴奋的组织细胞，引起各种不良反应。

1. 中枢神经系统　局麻药脂溶性高，易进入中枢，抑制中枢神经系统。小剂量局麻药可引起镇静、痛阈值提高、头昏及眩晕，以至知觉迟钝及意识模糊。如果局麻药单位时间进入血液中的药量较大，则由于中枢神经的抑制性神经元首先被阻滞，神经功能失去平衡，相对地加强了兴奋过程。表现出神经错乱、肌肉震颤，以至抽搐、惊厥。苯二氮䓬类对局麻药中毒性惊厥的治疗效果比巴比妥类更好。如果药量更大，引起抑制性神经元和兴奋性神经元的同时抑制，造成中枢神经系统的普遍抑制，可发生昏迷及呼吸麻痹，乃至死亡。

2. 心血管系统　引起血管扩张和心脏抑制，包括心收缩性、传导性及自律性等均被抑制，可导致血压骤降和死亡。扩张外周血管的作用也使局麻药经血管吸收加速，作用时间缩短，血药浓度增高，引起毒副反应。小剂量的局麻药也可能引起死亡，原因可能与局麻药抑制心脏正常起搏点引起室颤等有关。

局麻药中毒的同时抑制中枢神经系统和心血管系统，但呼吸抑制更明显，往往是心跳骤停以前就已经出现呼吸停止，故应及时采用人工呼吸抢救。

3. 平滑肌　局麻药能抑制消化道平滑肌的收缩作用，也能舒张血管和呼吸道平滑肌。此外，蛛网膜下腔麻醉及硬脊膜外麻醉时，也会影响自主神经系统，引起平滑肌张力增加。

4. 过敏反应　局麻药本身并非抗原，但与血浆蛋白结合后可引起变态反应。此外，局麻药还能直接刺激肥大细胞等引起过敏样反应。临床主要表现为荨麻疹、支气管痉挛及血压下降等。

【常用药物】

普鲁卡因

普鲁卡因（procaine）又称奴佛卡因，化学结构属于酯类，是最早合成的局麻药，毒性较小，应用较广。水溶液不稳定，曝光、久贮或受热后逐渐变黄，效能下降，宜避光保存。强度弱，起效慢，维持时间短。穿透力差，一般不用于表面麻醉。毒性与给药途径、注射速度及药物浓度有关。常用量很少出现毒性，大量吸收后可引起中枢神经系统毒性和呼吸抑制；也可抑制神经末梢乙酰胆碱释放，增强肌松药的作用。可见过敏反应，使用前应做试敏，阴性者也可出现过敏反应，故皮试结果仅供参考。普鲁卡因过敏者可改用利多卡因。

丁卡因

丁卡因（tetracaine）又称地卡因，属于芳香酯类局麻药。它的盐酸盐水溶液有抑菌作用，但稳定性差，久贮后溶液呈微浑浊时不再使用。局麻作用比普鲁卡因强 10 倍，穿透力强。作用起效较慢，需 10～15 分钟，时效可达 3 小时，是长效局麻药。适用于表面麻醉，如眼、耳、鼻及喉科手术。滴眼用 0.5% ~ 1.0% 等渗液，表面麻醉完全，且无血管收缩、结膜苍白、瞳孔扩大及角膜损伤等不良反应。与短效的普鲁卡因或利多卡因混合应用于传导麻醉和硬膜外麻醉，作用快，时效长。

<h1 style="text-align:center">利多卡因</h1>

利多卡因（lidocaine）属于酰胺类。盐酸盐溶液稳定，经高压蒸汽消毒不易分解变质。与普鲁卡因比较，本品穿透力大、作用强。

1. 表面麻醉　穿透力强，黏膜吸收速度几乎与静脉注射相似。当血药浓度达 3 ~ 5μg/mL 时，临床上常出现毒性反应，故一次用量不要超过 0.2g。

2. 浸润麻醉　由于利多卡因弥散广，吸收面积大，在极短时间内即大量进入血液循环，毒性反应发生率较高。

3. 传导麻醉与硬膜外麻醉　利多卡因广泛用于此两种给药途径。剖宫产采用硬膜外麻醉，利多卡因易透过胎盘进入胎儿血循环，故要慎重考虑用药剂量，分娩前使用不宜超过 0.2g。

<h1 style="text-align:center">布比卡因</h1>

布比卡因（bupivcaine）又称丁吡卡因，属于酰胺类局麻药，化学性质稳定，能耐蒸汽加热消毒。局麻作用比利多卡因强，维持时间也长，是长效局麻药。布比卡因没有明显的血管扩张作用。药液中加入了肾上腺素，吸收减慢，但作用时效延长有限。渗透与弥散比利多卡因差。常用量时对心血管功能很少影响；大剂量可引起室颤等，发生率比利多卡因高，也较难治疗。主要用于浸润麻醉、传导麻醉和硬膜外麻醉。

<h2 style="text-align:center">第二节　全身麻醉药</h2>

全身麻醉药是一类能抑制中枢神经系统功能的药物，使意识、感觉和反射暂时消失，骨骼肌松弛，主要用于外科手术前麻醉。全身麻醉药分为吸入性麻醉药和静脉麻醉药。

一、吸入性麻醉药

吸入性麻醉药是一类挥发性液体（如异氟烷、恩氟烷、七氟烷及地氟烷等）或气体（如氧化亚氮），吸收后发生由浅入深的麻醉。

根据乙醚的麻醉特点，可以将麻醉深度分为四期，即镇静期、兴奋期、外科麻醉期和延髓麻痹期。镇静期和兴奋期合称为诱导期。鉴于目前手术多采用复合麻醉，同时应用了多种药物，抑制或干涉一些生理功能，对麻醉深度的判断带来困难，故临床根据患者的血压变化、呼吸形式、反射状况、瞳孔变化、肌肉张力及对疼痛的反应等把麻醉分为浅、中和深三度。

【体内过程】

1. 吸收　　吸入性麻醉药经肺泡膜扩散而吸收入血。吸收速度受肺通气量、吸入气中药物浓度和血/气分布系数等的影响。在一个大气压下，能使50%的患者痛觉消失的肺泡气中药物的浓度称为最小肺泡浓度。最小肺泡浓度越低，药物的麻醉作用越强。血/气分布系数指血中药物浓度与吸入气中药物浓度达到平衡时的比值，血/气分布系数大的药物在血中溶解度大，血中药物分压升高较慢，即达到血/气分压平衡状态较慢，故诱导期长（如乙醚）。提高吸入气中药物浓度可缩短诱导期。肺通气量和肺血流量与药物吸收速率呈正相关。

2. 分布　　吸入性麻醉药脂溶性较高，易通过血 - 脑屏障进入脑组织发挥作用。其速度与脑/血分布系数成正比。脑/血分布系数指脑中药物浓度与血药浓度达到平衡时的比值。该系数大的药物易进入脑组织，使麻醉作用增强，诱导期缩短。

3. 消除　　吸入性麻醉药主要经肺泡以原形排泄，肺通气量大、脑/血和血/气分布系数较低的药物较易排除，恢复期短，苏醒快。

【药理作用】吸入性麻醉药的作用机制尚未明了。部分研究表明，吸入性麻醉药可影响神经细胞膜离子通道的功能，阻断神经细胞对 Na^+、K^+ 等离子的通透性，导致神经细胞的除极过程受到影响，使神经冲动的传导受到抑制而产生麻醉作用。

【常用药物】

1. 异氟烷（isoflurane）、恩氟烷（enflurane）　　两种药物是同分异构体，特点是诱导期短，苏醒快，麻醉深度易于调整，肌肉松弛作用较好，不增加心肌对儿茶酚胺的敏感性，对呼吸道无明显刺激，反复使用无明显副作用，是目前较好的吸入性麻醉药。有血管扩张作用，可明显降低外周阻力和动脉压。

同类药有地氟烷（desflurane）、七氟烷（sevoflurane）。

2. 氧化亚氮（nitrous oxide）　　又称笑气，为无色、无刺激性、甜味气体，性质稳定，不燃不爆，在体内不代谢，绝大多数经肺以原形排出，对呼吸道无刺激性，诱导期短，苏醒快，麻醉效能低，镇痛作用强。主要用于诱导麻醉或与其他全身麻醉药配伍应用，可使其他吸入麻醉剂用量减少50%以上。对心肌略有抑制作用，对肝、肾无不良影响。

二、静脉麻醉药

静脉麻醉药用于麻醉，方法简便易行，麻醉速度快，药物经静脉注射后到达脑内即产生麻醉，故诱导期不明显。药物主要通过增强中枢神经系统的抑制性递质受体功能、抑制兴奋性神经递质受体功能，以及调节部分细胞离子通道活性发挥麻醉作用。因麻醉较浅，主要用于诱导麻醉。若单独应用只适用于小手术及某些外科处理。

【常用药物】

1. 硫喷妥钠（thiopental sodium）　　麻醉作用快而短，无兴奋期，数秒钟起效，维持短。镇痛作用差，肌松不完全。小剂量易致喉头及支气管痉挛，支气管哮喘患者禁用。大剂量时明显抑制呼吸中枢，禁用吗啡类做麻醉前给药，新生儿、婴儿禁用。休克或休克先兆者慎用或禁用。抑制心肌及心血管运动中枢，血压下降，应立即注射肾上腺素或麻黄碱。碱性强，注射时外漏组织刺激性大，静注外漏，可引起组织坏死。

2. 氯胺酮（ketamine） 与一般全麻药不同，可产生分离麻醉。用药后，患者痛觉消失，意识与环境分离，意识模糊，如入梦境，出现凝视、震颤、木僵状态，手术中患者可有张口、轻动等活动。分离麻醉可能与氯胺酮在同一时间内抑制痛觉经丘脑向大脑皮质传导，又兴奋脑干及边缘系统所引起的感觉和意识分离有关。静脉注射或肌注均有效，注药局部无刺激性，镇痛显著且完全，不致引起血压下降。对组织器官毒性较小，可反复多次注药。全麻出现慢，血压升高，颅压高，苏醒慢，同时可出现呕吐、谵妄、呆木、肌强力增高、恶梦。

临床常用的静脉麻醉药还有丙泊酚（propofol）、依托咪酯（etomidate）、咪达唑仑（midazolam）。

三、复合麻醉

复合麻醉是指同时或先后应用两种以上的麻醉药物或其他辅助药物，减轻患者的紧张情绪及克服全麻药的诱导期长和骨骼肌松弛不完全等缺点。

1. 麻醉前给药 指患者进入手术室前应用药物，如服用苯巴比妥或地西泮可以消除患者的紧张情绪，用阿片类药物增强麻醉效果。

2. 基础麻醉 对于过度紧张或不合作者，进入手术室前先用大剂量催眠药，使进入深睡状态，或肌注硫喷妥钠，使进入前麻醉状态。进手术室后再用吸入性麻醉药。

3. 诱导麻醉 用诱导期短的硫喷妥钠或氧化亚氮，使迅速进入外科麻醉期，避免诱导期长的不良反应，最后改用其他药物维持麻醉。

4. 低温麻醉 降低体温可以降低机体代谢、保持或延缓机体细胞活动，适应手术需要。前低温（36℃~34℃）和中低温（34℃~26℃）采用物理降温方式，深度低温在全身麻醉下应用体外循环的方法使体温降低到预计水平。为防止降温时的应激反应，可给予地西泮、氯丙嗪等。前低温适应于脑复苏患者及神经外科手术，中深度低温适用于心脏直视手术。

5. 控制性降压 加用短时作用的血管扩张药硝普钠、硝酸甘油或三磷酸腺苷使血压适度下降，并抬高手术部位，以减少出血。常用于颅脑手术。

6. 神经安定镇痛术 常用氟哌利多及芬太尼按50∶1制成的合剂做静脉注射，使患者达到意识模糊朦胧，痛觉消失，称为神经安定镇痛术。适用于外科小手术。如同时加用氧化亚氮及肌松药可达到满意的外科麻醉，称为神经安定麻醉。

第十一章　镇静催眠药

镇静催眠药是一类能抑制中枢神经系统，产生镇静或催眠作用的药物。镇静药有助于缓解患者的紧张和焦虑，使其情绪安定、平静；催眠药能诱导患者产生睡意，促使其睡眠。但二者无明显界限，小剂量催眠药具有镇静作用，大剂量镇静药也有催眠作用，故统称为镇静催眠药。目前，临床常用的镇静催眠药有三类：苯二氮䓬类、巴比妥类及其他类。

第一节　苯二氮䓬类

苯二氮䓬类（benzodiazepines，BDZs）是目前使用最广的镇静催眠药，有 20 多种，其代表药物为地西泮（diazepam，安定）。

【体内过程】脂溶性高，口服吸收快而完全，能迅速进入脑组织，肌注吸收慢且不规则。血浆蛋白结合率高，在肝脏代谢，存在肝肠循环，连续用药需注意药物蓄积。代谢产物经肾排泄。

【药理作用和临床应用】

1. 抗焦虑　小剂量即有良好的抗焦虑作用，能显著改善患者的紧张、焦虑、恐惧、失眠等症状。临床用于治疗焦虑症，也用于其他疾病引起的焦虑状态。

2. 镇静催眠　稍大剂量产生镇静催眠作用，能明显缩短入睡时间，延长睡眠时间，减少夜间觉醒次数。对快动眼睡眠时相（REMS）影响小，引起的睡眠类似生理性睡眠，停药后 REMS 反跳性延长所致多梦较巴比妥类少见。常用于治疗失眠症，尤其对焦虑性失眠效果较好；也用于夜间惊恐、夜游症等睡眠障碍。

3. 抗惊厥　大剂量具有抗惊厥作用，能减轻或终止惊厥发作。临床用于小儿高热、破伤风、子痫或药物中毒所致惊厥。

4. 抗癫痫　大剂量还可抑制癫痫病灶异常放电和放电的扩散，控制癫痫发作。癫痫持续状态首选地西泮静脉注射，注射时应缓慢，以免引起血压过低、呼吸抑制。

5. 中枢性肌肉松弛　地西泮有较强的肌肉松弛作用，能缓解骨骼肌痉挛，但不影响正常活动。临床用于脑血管意外或脊髓损伤等引起的中枢性肌肉强直、腰肌劳损、内窥镜检查等。

【不良反应】

1. 后遗效应　服用催眠剂量的地西泮后，次晨出现头昏、乏力、嗜睡等，称为后遗效应，又称"宿醉现象"。故患者用药期间不宜从事高空作业、高精密度作业及驾驶车辆，以免发生意外。

2. 耐受性和依赖性　长期应用可产生耐受性和依赖性，尤其与乙醇合用时容易发生。突然停药可出现反跳现象和戒断症状，表现为激动、焦虑、出汗、震颤，甚至惊厥。故用药期间应禁酒。

3. 急性中毒　地西泮毒性较小，安全范围大，但一次大量口服或静脉注射速度过快可致急性中毒，表现为运动功能失调、肌无力、言语不清，甚至昏迷、呼吸循环衰竭等，除对症处理外，可用特异性解毒药苯二氮䓬受体拮抗剂氟马西尼解救。

老人、小儿和严重抑郁症患者慎用，重症肌无力、青光眼患者禁用。有致畸性，可通过胎盘，并由乳汁分泌，孕妇、哺乳期妇女禁用。

常用苯二氮䓬类药物见表 11 – 1。

表 11 –1　常用苯二氮䓬类药物

分类	药物	半衰期（h）	作用特点
长效	氟西泮	40～100	催眠作用强而持久
	地西泮	20～80	抗焦虑、镇静催眠、抗惊厥
	氯氮䓬	15～40	作用同地西泮，但较弱
中效	氯硝西泮	24～48	催眠作用显著，抗惊厥、抗癫痫作用较强
	艾司唑仑	10～24	镇静催眠、抗焦虑、抗惊厥作用强而持久
	劳拉西泮	10～20	催眠作用弱，抗焦虑、抗惊厥作用较强
	奥沙西泮	5～10	作用同劳拉西泮
短效	三唑仑	2～4	作用强、快，维持时间短

第二节　巴比妥类

巴比妥类（barbiturates）为巴比妥酸的衍生物。

【体内过程】巴比妥类是弱的有机酸，药物的吸收、分布、消除方式与其脂溶性密切相关。脂溶性高，易通过血脑屏障，起效快，主要经肝脏代谢，存在二次分布，药效持续时间短。碱化尿液可加快巴比妥类药物的肾排泄。

【药理作用和临床应用】

1. 镇静　小剂量产生镇静作用，可缓解患者的紧张、焦虑、烦躁情绪。

2. 催眠　中等剂量具有催眠作用，能延长睡眠时间，减少觉醒次数。但巴比妥类引起的睡眠并非生理性睡眠，会缩短 REMS，停药后出现 REMS 反跳性延长而多梦，导致患者停药困难，产生严重的依赖性。因此，临床上不作为常规催眠药使用，其催眠用途已基本被苯二氮䓬类所取代。

3. 抗惊厥、抗癫痫　较大剂量有较强的抗惊厥、抗癫痫作用。临床上用于破伤风、子痫、小儿高热或药物中毒等所致惊厥；苯巴比妥常用于癫痫大发作和癫痫持续状态的治疗。

4. 麻醉 硫喷妥钠为静脉麻醉药，主要用作基础麻醉、诱导麻醉等。

【不良反应】

1. 后遗效应 与苯二氮草类相似，连续用药后，次晨可出现头晕、乏力、嗜睡、精神萎靡等反应。

2. 耐受性和成瘾性 长期用药可产生耐受性和成瘾性，突然停药出现烦躁、焦虑、震颤、惊厥，甚至精神失常等戒断症状。

3. 急性中毒 一次用量过大或静脉注射速度过快可引起急性中毒，表现为昏迷、发绀、呼吸抑制、血压下降、反射消失等，呼吸衰竭常是致死的主要原因。

严重肺功能不全、支气管哮喘、颅脑损伤患者禁用。

常用巴比妥类药物见表11-2。

表11-2 常用巴比妥类药物

分类	药物	作用时间（h）	主要用途
长效	巴比妥	6~8	镇静催眠
	苯巴比妥	6~8	镇静催眠、抗惊厥、抗癫痫
中效	戊巴比妥	3~6	镇静催眠、抗惊厥
	异戊巴比妥	3~6	镇静催眠、抗惊厥
短效	司可巴比妥	2~3	镇静催眠、抗惊厥
超短效	硫喷妥钠	0.25	镇静催眠、抗惊厥、麻醉

第三节 其他镇静催眠药

水合氯醛（chloral hydrate），口服或灌肠均易吸收，由于对胃肠道刺激性大，不宜用于胃炎和溃疡病患者，一般直肠给药，以减小刺激性。具有镇静催眠作用，不缩短REMS，无后遗效应，可用于顽固性失眠或其他催眠药无效的失眠；大剂量具有抗惊厥作用，可用于小儿高热、子痫、破伤风及中枢兴奋药中毒等引起的惊厥。大剂量抑制心肌收缩，过量对心、肝、肾实质性脏器有损害，故严重心、肝、肾病患者禁用。

佐匹克隆（zopiclone）、扎来普隆（zaleplon）为新型催眠药，具有高效、低毒、依赖性低等特点。扎来普隆能明显缩短入睡时间，尤其适用于入眠困难的失眠症患者。

第十二章　抗癫痫药和抗惊厥药

第一节　抗癫痫药

癫痫是由于大脑神经元异常放电，并向周围正常脑组织扩散而引起的大脑功能失调综合征。临床表现为突然发作，短暂的运动、感觉和精神异常，并伴有异常的脑电图。根据其发作情况可分为局限性发作和全身性发作，见表 12 - 1。

表 12 - 1　癫痫发作类型

发作分类	临床表现	治疗药物
局限性发作		
1. 单纯局限性发作	一侧肢体或身体局部运动、感觉异常，历时短暂，意识清楚	苯妥英钠、卡马西平、丙戊酸钠、苯巴比妥、扑米酮
2. 复杂局限性发作（精神运动性发作）	意识模糊，未完全丧失，伴无意识动作，如唇抽动、摇头、摸索等，持续数小时至数天	卡马西平、丙戊酸钠、苯妥英钠、苯巴比妥、扑米酮
全身性发作		
1. 强直 - 阵挛性发作（大发作）	多见于成人，突然意识丧失，跌倒在地，先全身肌肉强直，继而阵挛性抽搐，伴面色青紫、牙关紧闭、口吐白沫，持续数分钟后抽搐停止，意识恢复	苯妥英钠、卡马西平、丙戊酸钠、苯巴比妥、扑米酮
2. 癫痫持续状态	大发作频繁，患者意识不能恢复，反复抽搐，持续昏迷，有生命危险，须及时抢救	地西泮、劳拉西泮、苯妥英钠、苯巴比妥
3. 失神性发作（小发作）	多见于儿童，短暂意识丧失，双目凝视，手中持物落地，历时数秒，一天可发作数十次至百余次	乙琥胺、氯硝西泮、丙戊酸钠
4. 肌阵挛发作	身体部分肌群发生短暂的休克样抽动	丙戊酸钠、氯硝西泮

目前，临床常用的抗癫痫药能通过抑制癫痫病灶异常高频放电和/或阻止放电向周围正常组织的扩散而发挥抗癫痫作用，目的在于减少或阻止癫痫发作，但不能彻底根治，患者常需终生用药。

一、常用抗癫痫药

苯 妥 英 钠

苯妥英钠（phenytoin sodium，PHT）又称大仑丁，为二苯乙内酰脲的钠盐，是临床最常用的抗癫痫药。

【体内过程】呈强碱性，刺激性大，不宜肌内注射。口服吸收不规则，需连续用药 6 ~ 10 天才能达到有效血药浓度。个体差异大，应用时需注意剂量个体化。

【药理作用和临床应用】

1. 抗癫痫 苯妥英钠具有膜稳定作用，可降低神经细胞膜对 Na^+ 的通透性，阻止癫痫病灶的异常放电和放电向周围正常组织扩散而产生抗癫痫作用。临床上是治疗癫痫大发作和单纯局限性发作的首选药，但对小发作无效。

2. 抗外周神经痛 苯妥英钠的膜稳定作用可缓解外周神经痛，使疼痛减轻，发作次数减少。对三叉神经痛疗效好，对坐骨神经痛和舌咽神经痛也有效。

3. 抗心律失常 主要用于强心苷中毒所致的室性心律失常，为首选药。

【不良反应】

1. 局部刺激 本药刺激性强，口服可引起恶心、呕吐、上腹不适、食欲减退等消化道症状，宜饭后服；静脉注射可引起静脉炎。

2. 牙龈增生 可刺激牙龈的胶原组织导致牙龈增生，引起牙龈出血，其发生率约 20%，多见于青少年。用药期间应注意口腔卫生，经常按摩齿龈。一般停药 3 ~ 6 个月后可自行消退。

3. 神经系统反应 用量过大可导致小脑 - 前庭功能失调，出现眩晕、眼球震颤、复视、共济失调，严重者可引起精神错乱、昏睡、昏迷等。

4. 血液系统反应 长期用药抑制二氢叶酸还原酶，干扰叶酸代谢，导致巨幼红细胞性贫血，可补充甲酰四氢叶酸治疗。长期应用须定期检查血常规。

5. 变态反应 少数患者可出现药热、皮疹，偶见剥脱性皮炎、肝功能损害等，一旦发生应立即停药，并给予相应处理。用药期间应定期检查肝功能。

6. 其他 本品为药酶诱导剂，可加速维生素 D 的代谢，儿童出现佝偻病，成人出现骨软化症，可加服维生素 D 预防；妊娠早期用药可致畸胎，故孕妇禁用；静脉注射过快可致心律失常；偶见男性乳房增生、女性多毛症、淋巴结肿大等。

苯 巴 比 妥

苯巴比妥（phenobarbital）又称鲁米那，抗癫痫作用与苯妥英钠相似，具有起效快、疗效好、毒性小、价格低廉等特点。

临床用于癫痫大发作和癫痫持续状态，对单纯局限性发作和精神运动性发作也有效，对小发作效果差。因其中枢抑制作用较强，一般不作为首选药。

卡 马 西 平

卡马西平（carbamazepine）又称酰胺咪嗪，最初用于治疗三叉神经痛，后来发现对癫痫有较好的作用，是广谱抗癫痫药。

【药理作用和临床应用】

1. 抗癫痫 对多种癫痫均有效，其中，对精神运动性发作疗效较好，其次是大发作，对小发作效果差。临床主要用于精神运动性发作，为首选药。

2. 抗外周神经痛 对三叉神经痛疗效优于苯妥英钠，对坐骨神经痛和舌咽神经痛也有效。

3. 抗躁狂抑郁 可缓解躁狂抑郁症患者的精神症状，对精神分裂症的兴奋、躁狂、妄想症状也有效。

【不良反应】不良反应较多，常见恶心、呕吐、头晕、视力模糊、复视、共济失调、手指震颤等；偶见皮疹、粒细胞减少、血小板减少、再生障碍性贫血、肝损害及心血管反应等。

乙 琥 胺

乙琥胺（ethosuximide）对小发作疗效好，副作用和耐受性较少，为治疗小发作的首选药。主要不良反应有恶心、呕吐、头痛、眩晕等；偶见粒细胞减少、再生障碍性贫血及肝损害。

丙 戊 酸 钠

丙戊酸钠（sodium valproate）为广谱抗癫痫药，对各种癫痫发作均有效。但对大发作疗效不如苯妥英钠和苯巴比妥；对精神运动性发作疗效同卡马西平；对小发作疗效优于乙琥胺，由于其对肝脏的毒性较大，故不作为首选药。常见不良反应有恶心、呕吐、食欲减退等胃肠道症状；眩晕、复视、共济失调、震颤等神经系统症状发生率低；但肝损害较多见，甚至发生肝坏死，应予注意。

二、抗癫痫药的应用原则

1. 根据癫痫发作类型选药：①大发作：首选苯妥英钠，次选卡马西平、丙戊酸钠；②小发作：首选乙琥胺，次选丙戊酸钠或氯硝西泮；③精神运动性发作：首选卡马西平，次选丙戊酸钠、苯妥英钠；④局限性发作：首选苯妥英钠，次选卡马西平；⑤癫痫持续状态：首选地西泮缓慢静脉注射，次选苯巴比妥或苯妥英钠。

2. 单一发作类型应选择首选药物，从小剂量开始，逐渐增加剂量，直至能较好控制发作而又不出现严重的不良反应为度。如疗效不佳，可加用其他药物。对混合型癫痫需合并用药。

3. 治疗过程中不可随意换药，换药时应采取逐渐过渡的方式，即在原用药的基础上加用新药，待新药充分发挥疗效后，逐步减量停用原药，否则可诱发癫痫持续状态。

4. 癫痫症状完全控制后仍应继续用药 2~3 年，然后在数月至 1~2 年内逐渐减量停药，不可骤然停药，否则也可诱发癫痫持续状态。

第二节 抗惊厥药

硫酸镁 （magnesium sulfate）

【药理作用和临床应用】给药途径不同，硫酸镁产生的药理作用也不同。口服有导泻、利胆作用；注射有降压、抗惊厥作用；外用则有消肿、止痛作用。

1. 导泻 口服不吸收，在肠腔内形成高渗透压，从而阻止水分的吸收，增加肠内容积，刺激肠壁促进肠蠕动，产生导泻作用。主要用于肠道外科手术前或结肠镜检查前排空肠内容物；药物中毒时加速肠内毒物排出；服用驱肠虫药后加速虫体排出。

2. 利胆 口服高浓度硫酸镁或用导管直接导入十二指肠，可刺激肠黏膜，反射性引起胆囊收缩、胆胰壶腹括约肌 （oddi 括约肌）松弛，促进胆汁排出。临床用于慢性胆囊炎、胆石症、阻塞性黄疸等。

3. 抗惊厥 注射给药，Mg^{2+} 可抑制中枢和外周神经系统，松弛骨骼肌而产生抗惊厥作用。临床用于各种原因引起的惊厥，尤其对子痫、破伤风所致惊厥效果良好。

4. 降压 注射给药后，Mg^{2+} 还可通过抑制神经系统松弛平滑肌，扩张血管，迅速降低血压。临床主要用于高血压危象、高血压脑病等。

【不良反应】

1. 口服过量可引起恶心、呕吐、腹痛、腹泻。本药泻下作用猛烈，可致盆腔充血和脱水，故孕妇、月经期妇女及急腹症患者禁用。

2. 注射过量可引起中毒，出现中枢抑制、血压骤降、心跳骤停、腱反射消失、呼吸抑制等。因此，注射给药时，速度应缓慢，并密切观察患者的意识、血压、呼吸及腱反射等。一旦中毒，应立即停药，静注葡萄糖酸钙或氯化钙，并进行人工呼吸抢救。

第十三章 抗精神失常药

精神失常是由多种原因引起的情感、思维和行为等精神活动障碍性疾病，临床常见的有精神分裂症、躁狂症、抑郁症和焦虑症等。治疗这类疾病的药物统称抗精神失常药，根据其用途分为抗精神病药、抗躁狂症药、抗抑郁症药、抗焦虑药等。

第一节 抗精神病药

精神分裂症是精神病的一种，占精神病患者的一半左右。所谓"分裂"即患者的精神活动和行为与客观现实相脱离，思维、情感、行为之间不协调。根据其症状可分为Ⅰ型和Ⅱ型，Ⅰ型以阳性症状为主，表现为躁狂、幻觉、妄想等；Ⅱ型以阴性症状为主，表现为情感淡漠、主动性缺乏等。

按化学结构不同，抗精神病药分为吩噻嗪类、硫杂蒽类、丁酰苯类和其他类。

（一）吩噻嗪类

氯 丙 嗪

氯丙嗪（chlorpromazine）又称冬眠灵，是吩噻嗪类的典型代表，也是目前治疗精神分裂症的主要药物。

【体内过程】氯丙嗪口服吸收较慢且不规则，给药剂量应个体化。脂溶性高，易透过血脑屏障。主要在肝脏代谢，肾排泄缓慢，$t_{1/2}$为30小时。

【药理作用】

1. 中枢神经系统

（1）抗精神病作用　正常人服用治疗量的氯丙嗪后，可出现安静、反应淡漠、注意力下降，在安静环境下易入睡。精神病患者用药后，能迅速控制兴奋躁动状态，连续用药可消除幻觉、妄想等症状，减轻思维障碍，使患者理智恢复、情绪安定、生活自理。

氯丙嗪抗精神分裂症的机制未明，目前认为与阻断脑内多巴胺（DA）受体有关。脑内主要有四条多巴胺能神经通路，即中脑－皮质通路、中脑－边缘系统通路、黑质－纹状体通路和结节－漏斗通路。前两条通路与人体的精神、情感、思维等活动密切相关，氯丙嗪通过阻断这两条通路中的D_2受体而发挥抗精神病作用。

（2）镇吐作用　氯丙嗪有较强的镇吐作用，小剂量抑制延脑催吐化学感受区的感受器，大剂量直接抑制呕吐中枢，但不能对抗前庭刺激引起的呕吐，对前庭刺激引起的晕动病无效。

（3）抑制体温调节中枢作用　氯丙嗪可直接抑制下丘脑体温调节中枢，失去体温调节功能，用药后，人的体温随外界环境温度的变化而变化。若配合物理降温措施，可使正常人及高热患者的体温降到34℃或更低。

（4）加强中枢抑制药的作用　氯丙嗪可增强麻醉药、镇静催眠药、镇痛药和乙醇等的中枢抑制作用。

2. 自主神经系统　氯丙嗪可阻断α受体，扩张血管，降低血压，但副作用较多，故不用于高血压的治疗；大剂量氯丙嗪还可阻断M受体而呈现抗胆碱作用。

3. 内分泌系统　氯丙嗪可阻断结节－漏斗通路中的D_2受体，影响激素的分泌。增加催乳素分泌，导致乳房肿大、泌乳；使卵泡刺激素和黄体生成素减少，女性患者出现闭经；抑制生长素分泌，影响儿童生长发育。

【临床应用】

1. 精神分裂症　主要用于治疗Ⅰ型精神分裂症，对急性患者效果显著，但不能根治，需长期用药甚至终生治疗；对躁狂症或其他精神失常出现的兴奋、躁动、妄想等症状也有效；但对Ⅱ型精神分裂症无效，甚至使病情恶化。

2. 呕吐和顽固性呃逆　可用于治疗多种原因（如癌症、放射性疾病、尿毒症及某些药物）引起的呕吐，尤其对顽固性呃逆疗效显著；但对晕动病所致呕吐无效。

3. 人工冬眠和低温麻醉　将氯丙嗪和哌替啶、异丙嗪组成"冬眠合剂"，配合物理降温措施，可使患者进入深睡眠状态（冬眠状态）。此时，体温、基础代谢及组织耗氧量显著降低，可增强机体对缺氧的耐受力，降低机体对伤害性刺激的反应性，有利于患者度过危险期，为其他有效的治疗措施争取时间，此种疗法称为"人工冬眠"。主要用于严重创伤、感染性休克、高热惊厥、中枢性高热、高血压危象、甲状腺危象等危重病症的辅助治疗。氯丙嗪配合物理降温还可用于低温麻醉，以利于心血管和脑部等手术的进行。

【不良反应】氯丙嗪作用广泛，临床用药时间长，不良反应较多。

1. 局部刺激　刺激性较强，宜深部肌内注射，并经常更换注射部位；静脉注射可发生血栓性静脉炎，应稀释后缓慢注射。

2. 一般不良反应　①中枢抑制症状：表现为嗜睡、淡漠、乏力等；②M受体阻断症状：如口干、便秘、视力模糊、眼压升高等；③α受体阻断症状：出现鼻塞、血压下降，部分患者注射后可发生体位性低血压、心动过速等。

3. 锥体外系反应　长期大剂量应用时出现的最常见副作用，主要有四种表现：①帕金森综合征：表现为肌张力增高、面容呆板、动作迟缓、肌肉震颤、流涎等。②急性肌张力障碍：表现为舌、面、颈及背部肌肉痉挛，出现强迫性张口、伸舌、斜颈、呼吸运动障碍及吞咽困难等。③静坐不能：表现为坐立不安、反复徘徊。④迟发性运动障碍：表现为口、舌、面部不自主的刻板运动，如吸吮、舔舌、咀嚼等。

前三种反应多发生在用药期间，是由于氯丙嗪阻断黑质－纹状体通路中的D_2受体，使多巴胺能神经功能减弱、胆碱能神经功能增强所致，减量或停药、使用中枢抗胆碱药苯海索可减轻或消失；迟发性运动障碍多发生于用药后期或停药后，可能是氯丙嗪长期阻断 D_2 受体，使 D_2 受体数目上调所致，用中枢抗胆碱药苯海索无效，甚至使症状恶化。

4. 急性中毒　一次过量服用氯丙嗪可引起急性中毒，表现为昏睡、血压急剧下降、心动过速、心电图异常等。

5. 过敏反应　常见有皮疹、接触性皮炎，少数患者可出现肝功能损害、黄疸、粒细胞缺乏、再生障碍性贫血等。

6. 内分泌紊乱　可引起乳房肿大、泌乳、闭经、儿童生长发育迟缓等。

同类药物有奋乃静（perphenazine）、氟奋乃静（fluphenazine）和三氟拉嗪（trifluoperazine），它们的抗精神病作用较氯丙嗪强，镇静及降压作用较氯丙嗪弱，锥体外系反应显著。奋乃静对慢性精神分裂症的疗效较好。硫利达嗪（thioridazine）抗精神病作用不如氯丙嗪，有明显的镇静作用，锥体外系反应小为其优点，患者易耐受。

（二）硫杂蒽类

氯普噻吨

氯普噻吨（chlorprothixene）又称泰尔登，其抗精神病作用较氯丙嗪弱，抗焦虑、抗抑郁作用较氯丙嗪强。不良反应与氯丙嗪相似，但锥体外系反应较轻，适用于伴有焦虑或抑郁的精神分裂症、更年期抑郁症及焦虑性神经官能症等。

（三）丁酰苯类

氟哌啶醇

氟哌啶醇（haloperidol）的药理作用和作用机制与氯丙嗪相似，其抗精神病作用较强而持久，临床主要用于治疗以兴奋躁动、幻觉、妄想为主的精神分裂症和躁狂症。但锥体外系反应发生率高，且程度较重。

氟哌利多

氟哌利多（droperidol）的作用与氟哌啶醇相似，但维持时间短。临床上主要与镇痛药芬太尼合用，使患者处于痛觉消失、精神恍惚、反应淡漠的特殊麻醉状态，称为"神经安定镇痛术"，用于小手术和某些特殊检查。

（四）苯甲酰胺类

舒必利

舒必利（sulpiride）有较强的抗精神病作用和止吐作用，对急慢性精神分裂症患者的幻觉、妄想等症状有较好疗效，并有一定的抗抑郁作用。临床上主要用于急慢性精神分裂症和抑郁症的治疗，对其他药物无效的难治性病例也有效；也用于多种原因引起的恶心、呕吐。不良反应较少，锥体外系反应少见。

（五）其他类

典型性抗精神病药又称传统抗精神病药，主要药理作用为阻断中枢多巴胺 D_2 受体，可产生较明显的锥体外系反应和催乳素水平升高。非典型性抗精神病药又称非传统抗精神病药或第二代抗精神病药，其主要药理作用为同时阻断 5-HT 受体和 D_2 受体，一般无明显的锥体外系反应和催乳素水平升高。第二代抗精神病药主要有氯氮平、奥氮平、利培酮。

氯 氮 平

氯氮平（clozapine）抗精神分裂症疗效与氯丙嗪相似，起效快，对其他药物无效的难治病例也有效。几乎无锥体外系反应和内分泌系统的不良反应，但可引起粒细胞缺乏，在应用过程中应定期检查血象。同类药物有奥氮平（olanzapine）。

利 培 酮

利培酮（risperidone）对 Ⅰ 型和 Ⅱ 型精神分裂症均有效，适于治疗首发的急性和慢性患者。用药剂量小，起效快，不良反应轻，目前已成为治疗精神分裂症的一线药物。

第二节 抗躁狂抑郁症药

一、抗躁狂症药

躁狂症主要表现为情感高涨、思维奔逸、言语活动增多等。抗精神病药氯丙嗪、氟哌啶醇及抗癫痫药物卡马西平、丙戊酸钠等均有一定的抗躁狂作用。目前临床最常用的是碳酸锂。

碳 酸 锂

碳酸锂（lithium carbonate）在治疗剂量下对正常人的精神活动无明显影响，但对躁狂症和精神分裂症的躁狂症状有显著疗效。临床主要用于治疗躁狂症，有时对抑郁症也有效，还可用于躁狂与抑郁交替发生的躁狂抑郁症。

本药安全范围窄，不良反应较多。常见不良反应有恶心、呕吐、腹痛、腹泻、口渴、多尿等，神经系统出现双手细震颤、萎靡、无力、嗜睡、视物模糊、腱反射亢进等。剂量过大可引起中毒，表现为意识障碍、肌张力增高、反射亢进、共济失调、昏迷，甚至死亡，故用药期间应监测血中锂盐浓度。锂盐有抗甲状腺作用，长期用药可引起甲状腺功能低下、甲状腺肿大等，一般停药后可恢复。

二、抗抑郁症药

抑郁症主要表现为情感低落、思维迟钝、言语活动减少，常自责自罪，有自杀倾向。目前使用的治疗药物主要有三环类抗抑郁药、NA 再摄取抑制药、5 – HT再摄取抑制药和其他抗抑郁药。

1. 三环类抗抑郁药　本类药物属于非选择性单胺摄取抑制剂，主要通过抑制 NA 和 5 – HT 的再摄取而发挥作用。常用的有丙咪嗪、氯米帕明、阿米替林、多塞平等。

丙　咪　嗪

丙咪嗪（imipramine）又称米帕明。正常人服用后出现镇静、嗜睡、注意力不集中等症状；但抑郁症患者连续用药 2 ~ 3 周后，可使其情绪高涨、精神振奋，抑郁症状减轻。临床用于各种原因引起的抑郁症，也可用于治疗小儿遗尿症。

丙咪嗪具有抗胆碱作用，可出现口干、便秘、视力模糊、眼压升高、排尿困难、心悸等，故前列腺肥大、青光眼患者禁用；可降低血压，导致直立性低血压、心律失常等，故心血管疾病患者慎用；也可见多汗、乏力、头晕、失眠、肌肉震颤、共济失调、皮疹、粒细胞减少、阻塞性黄疸等。

氯　米　帕　明

氯米帕明（clomipramine）作用与丙咪嗪类似，对各种抑郁症、伴有抑郁症的精神分裂症、强迫症、恐惧症等都有较好疗效，不良反应同丙咪嗪。

同类药有阿米替林（amitriptyline）、多塞平（doxepin，多虑平）等。

2. NA 再摄取抑制药　本类药物属选择性 NA 再摄取抑制剂，特点是起效快，镇静作用、抗胆碱作用和降压作用较三环类抗抑郁药弱。常用的有地昔帕明、马普替林。

地　昔　帕　明

地昔帕明（desipramine）对轻、中度抑郁症效果较好，具有显效快、不良反应小的特点。有轻度镇静催眠作用，可缩短 REMS。

马　普　替　林

马普替林（maprotiline）抗抑郁作用与丙咪嗪类似，抗胆碱作用和对心血管作用弱，临床用于各种抑郁症的治疗。常见不良反应有口干、便秘、头晕、心悸、皮疹等。

3. 5 – HT 再摄取抑制药

氟　西　汀

氟西汀（fluoxetine）为强效 5 – HT 再摄取抑制剂，具有疗效好、安全性高、不易产生耐受性等特点。临床主要用于治疗抑郁症、强迫症。因本品有厌食作用，也可用于治疗神经性贪食症。常见不良反应有恶心、呕吐、头晕头痛、失眠、厌食、震颤、惊厥、性功能下降等。

第十四章 抗帕金森病和治疗老年性痴呆药

第一节 抗帕金森病药

帕金森病又称震颤麻痹，是一种慢性进行性疾病，临床主要症状为震颤，即累及肢体自主运动时肌肉震颤不止，运动终止时恢复，并表现肌肉强直或僵硬以及运动障碍。目前认为帕金森病是由于纹状体内缺乏多巴胺所致。主要病变在黑质－纹状体多巴胺神经通路，黑质中多巴胺能神经元发出上行纤维到达纹状体（尾核及壳核），其末梢与尾－壳核神经元形成突触，以多巴胺为递质，对脊髓前角运动神经元起抑制作用；同时尾核中也有胆碱能神经元，与尾－壳核神经元所形成的突触以 ACh 为递质，对脊髓前角运动神经元起兴奋作用。正常时两种递质处于平衡状态，共同调节运动机能。

震颤麻痹时，由于黑质－纹状体内多巴胺能神经元变性，介质 DA 减少，从而表现为抑制功能明显减弱，结果胆碱能神经占优势，引起临床症状的出现。

一、拟多巴胺药

左 旋 多 巴

左旋多巴（levodopa，L-dopa）是 DA 递质合成的前体物质，作为药用，可由豆科植物常绿油麻藤的种子——藜豆中提取制得，也可人工合成。

【体内过程】口服后主要在小肠经主动转运迅速吸收。吸收后，迅速在外周被多巴脱羧酶脱羧转化为 DA 后，加上肝脏的首过消除，仅约 1% 的左旋多巴进入中枢而发挥作用。由于 DA 难以通过血脑屏障，大量蓄积在外周的 DA 可引起不良反应。用药 0.5~2 小时达到血浆高峰浓度，半衰期为 1~3 小时。本药的吸收与胃排空及胃液的 pH 有关，如胃排空延缓和胃内酸度增加，均可降低其生物利用度。主要经肝脏代谢，并迅速由肾排泄。

若能同时服用外周脱羧酶抑制剂如卡比多巴和苄丝肼，可使左旋多巴在外周的转化减少，进入脑内的左旋多巴增加并减少不良反应的发生。

【作用与机制】左旋多巴容易通过血脑屏障进入脑组织，在脑内多巴胺脱羧酶的作用下生成 DA，补充纹状体 DA 不足，产生抗帕金森病作用。DA 不易通过血脑屏障进入脑组织，因此服用 DA 不具有抗帕金森病作用。

左旋多巴可广泛用于各种类型帕金森病患者，但对吩噻嗪类抗精神病药引起的锥体外系症状无效，因吩噻嗪类药物阻断了中枢 DA 受体，使 DA 无法发挥作用。

【临床应用】

1. 帕金森病 左旋多巴对约 75% 的帕金森病患者具有显著疗效，尤其是用药初期疗效显著。用药 2~3 周后，患者感觉良好，抑制和淡漠的症状改善，能关心周围环境，思维清晰敏捷，听觉和口语学习能力也明显该进，生活质量明显改善。用药 1~6 周后才出现体征的明显改善，获得最大疗效。一般对轻症及年轻患者疗效较好，而对重症及年老患者疗效较差，这可能与重症患者黑质 – 纹状体残存的 DA 能神经较少有关。另外该药对肌肉强直及运动困难者疗效较好，而对肌肉震颤者疗效较差，这可能与肌肉震颤者同时伴有 5 – HT 能神经功能紊乱有关。

2. 肝昏迷 左旋多巴还可用于急性肝功能衰竭所致的肝昏迷。正常情况下，机体蛋白质的代谢产物苯乙胺和酪胺在肝脏被氧化解毒。肝昏迷时，苯乙胺和酪胺氧化解毒功能减弱，血中浓度升高，并大量进入脑内，经 β – 羧化酶形成"伪递质"——羟苯乙醇胺和苯乙醇胺，取代了正常递质去甲肾上腺素，使神经功能紊乱。左旋多巴在脑内转化成 DA，并进一步转化成 NA，与伪递质相竞争，纠正神经传导功能的紊乱，使患者由昏迷转为苏醒。这一作用并未改善肝功能，仅为辅助治疗。

【不良反应】左旋多巴的不良反应大多是由左旋多巴在外周生成的 DA 大量蓄积所引起。

1. 胃肠道反应 治疗早期可出现厌食、恶心、呕吐或上腹部不适，这是由于 DA 刺激胃肠道和兴奋延髓催吐化学感受区（CTZ）的 D_2 受体所致。继续使用可产生耐受性，胃肠道不良反应可逐渐消失。偶见消化性溃疡出血和穿孔。

2. 心血管反应 部分患者早期会出现轻度体位性低血压，继续用药也可产生耐受性。

3. 运动障碍 长期用药的患者可出现异常不随意走动，表现为面舌抽搐，怪相，摇头及双臂、双腿或躯干各做摇摆运动，偶见喘息样呼吸或过度呼气。还可出现"开关现象"，表现为患者突然出现多动不安（开），而后又肌强直性运动不能（关），两种现象交替出现，严重影响患者正常活动。

4. 精神障碍 部分患者可出现焦虑、失眠、噩梦、幻觉、妄想、抑郁以及轻度躁狂等。严重者需减量或完全停药。

卡 比 多 巴

卡比多巴（carbidopa）是 α – 甲基多巴肼的左旋体，有较强的脱羧酶抑制作用，但不能通过血脑屏障进入脑内。单独应用卡比多巴无治疗作用，和左旋多巴合用时，可减少左旋多巴在外周组织的脱羧作用，使较多的左旋多巴进入中枢而发挥作用；不仅可减少左旋多巴的用量和提高左旋多巴的疗效，加快左旋多巴起效时间，还可明显减轻和防止左旋多巴外周的副作用。临床上卡比多巴是左旋多巴治疗帕金森病的重要辅助药，它常与左旋多巴合用，按剂量比 1：10 组成复方多巴制剂心宁美（sinemet）。同类药苄丝肼与左旋多巴组成的复方制剂称为多巴丝肼（美多巴），两者的混合比例为1:4。

单胺氧化酶β抑制剂司来吉兰（selegiline），儿茶酚胺－O－甲基转移酶抑制剂托卡朋（tolcapone）、恩他卡朋（entacapone）与卡比多巴均可增强左旋多巴的疗效。

金 刚 烷 胺

金刚烷胺（amantadine）亦属抗病毒药。用药后显效快，作用持续时间短，应用数日即可获得最大疗效，但连用6~8周后疗效逐渐减弱。作用机制涉及多个环节，包括促进纹状体中残存的多巴胺能神经元释放DA，抑制DA再摄取，直接激动DA受体和较弱的抗胆碱作用。长期用药下肢皮肤常出现网状青斑，可能与儿茶酚胺释放引起外周血管收缩有关。可引起精神不安、失眠和运动失调等，偶见惊厥，癫痫患者、孕妇禁用。

溴 隐 亭

溴隐亭（bromocriptine）属麦角生物碱，是D_2样受体家族（D_2、D_3和D_4受体）的激动剂，对D_1样受体家族（D_1和D_5受体）和α受体也有较弱的激动作用。小剂量激动结节－漏斗通路的D_2受体，抑制催乳素和生长激素释放，临床治疗催乳素分泌过多引起的乳溢、闭经、经前期综合征，也可治疗肢端肥大症和女性不孕症。大剂量激动黑质－纹状体通路的D_2受体，临床治疗帕金森病，主要用于左旋多巴疗效差或不能耐受者，与左旋多巴合用时能减少症状波动并减少"开－关"现象。不良反应较多，运动功能障碍方面的不良反应类似于左旋多巴，精神系统症状比左旋多巴更常见且严重，如幻觉、错觉和思维混乱等，停药后可消失。

二、中枢抗胆碱药

中枢抗胆碱药对轻症患者，或因副作用和禁忌证不能耐受左旋多巴治疗无效的患者有效。与左旋多巴合用可增强疗效。

苯 海 索

苯海索（benzhexol）又称安坦。口服易吸收，通过阻断胆碱受体而减弱黑质－纹状体中ACh的作用。抗震颤效果好，也能改善运动障碍和肌肉强直，对抗多巴胺药物产生的锥体外系症状有效。外周抗胆碱作用较弱，但闭角型青光眼、前列腺肥大者慎用。

第二节 治疗老年性痴呆药

老年性痴呆症大致可分为原发性痴呆症、血管性痴呆症（VD）和两者的混合型。原发性痴呆症又称早老性痴呆或阿尔茨海默病（AD）。AD患者表现为记忆、判断和抽象思维等能力丧失；病理学特征为弥漫性脑萎缩，特征性神经元纤维缠结，脑组织内老年斑沉积以及脑动脉淀粉样变性等。AD患者脑内胆碱能神经元、ACh合成以及M_2受体数量均减少，M_1受体与药物的亲和力降低。临床主要使用胆碱酯酶抑制药治疗AD，但是随着病情加重，释放 ACh 的神经元越来越少，药物的效果降低；此时，突触后膜 M_1 受体的数目仍变化不大，选择性 M_1 受体激动药呈现良好的开发前景。

一、中枢胆碱酯酶抑制药

多奈哌齐

多奈哌齐（donepezil）属第二代可逆性中枢乙酰胆碱酯酶抑制药，对中枢神经系统 AChE 的选择性高，对丁酰胆碱酯酶无作用。口服吸收完全，主要由肝药酶代谢。代谢产物主要经肾脏排泄，半衰期约为 70 小时，故可每日服用 1 次。临床用于轻、中、重度 AD 患者，可改善认知功能，延缓病情发展。与同类药物他克林常见的严重肝毒性和外周抗胆碱副作用相比，多奈哌齐更具优越性。不良反应可见腹泻、肌痛、肌肉痉挛、疲乏、恶心、呕吐、失眠和头晕，少数患者出现血肌酸激酶轻微增高。

石杉碱甲

石杉碱甲（huperzine A）是由石杉科植物千层塔中提取的生物碱，为可逆性、高选择性、强效 AChE 抑制剂。兼具抗氧化应激和抗细胞凋亡作用，保护神经细胞，口服吸收迅速，生物利用度为 96.9%，易通过血 - 脑屏障。临床用于老年性记忆功能减退及各型 AD 患者，显著改善记忆功能和认知功能。少数患者用药后出现恶心、出汗、腹痛、肌肉震颤、视力模糊和瞳孔缩小等不良反应。心绞痛、哮喘、肠梗阻、重症心动过缓和重症低血压患者慎用。

加兰他敏

加兰他敏（galantamine）属竞争性 AChE 抑制药，对中枢神经系统 AChE 的抑制作用比血中胆碱酯酶强 50 倍。治疗轻、中度 AD。无肝毒性，治疗初期有恶心、呕吐及腹泻等不良反应，连续用药可逐渐消失。

同类药有利凡斯的明（rivastigmine，卡巴拉汀）、他克林（tacrine）、美曲磷酯（metrifonate）。

二、M 胆碱受体激动药

呫诺美林

呫诺美林（xanomeline）属选择性 M_1 受体激动药，对 M_2、M_3 和 M_4 受体作用很弱。口服吸收良好，易透过血 - 脑屏障，大脑皮质和纹状体中药物分布较多。大剂量用药可明显改善 AD 患者的认知功能和行为能力。高剂量口服时易引起消化道和心血管方面的不良反应，如恶心、呕吐、消化不良、晕厥和出汗等，部分患者不能耐受而中断治疗，可选择皮肤给药。

三、NMDA（N–甲基–D–天门冬氨酸）受体拮抗药

美 金 刚

美金刚（memantine，美金刚胺）是非竞争性 NMDA 受体拮抗药，主要用于中、晚期重症 AD 的治疗，与 AChE 抑制药合用可提高疗效。不良反应主要为轻微眩晕不安、头重、口干等。

四、其他药物

神经细胞生长因子增强药、钙拮抗药、抗氧化剂、非甾体类抗炎药、促代谢药可用于 AD 的辅助治疗。

第十五章　中枢兴奋药

中枢兴奋药是能提高中枢神经系统机能活动的一类药物。根据药物对各中枢部位兴奋作用的选择性不同分为三类：主要兴奋大脑皮质的药物如咖啡因；主要兴奋延髓呼吸中枢的药物如尼可刹米、洛贝林等；主要兴奋脊髓的药物如士的宁等。

第一节　兴奋大脑皮层的药物

咖　啡　因

咖啡因（caffeine）是从茶叶或咖啡豆中提取的一种甲基黄嘌呤类生物碱。

【体内过程】咖啡因脂溶性高，各种给药途径均易吸收，吸收后易透过组织屏障。主要在肝脏代谢。代谢产物及少部原形药物经肾排出。

【药理作用】

1. 中枢作用　小剂量咖啡因选择性兴奋大脑皮质，振奋精神，使思维敏捷，减轻疲劳感，消除睡意，提高工作效率。成年人服用低于200mg剂量的咖啡因，能明显改善脑力或体力劳动，对于疲惫者作用更显著；进一步增加剂量则不利于脑力劳动；较大剂量时（300～500mg）直接兴奋延髓呼吸中枢，使呼吸加深加快，血压升高；中毒剂量则兴奋脊髓，引起惊厥。咖啡因不产生欣快感和刻板动作，戒断症状轻微，未列入麻醉药品管理范围。

2. 心血管作用　小剂量兴奋迷走神经，心率减慢。大剂量可直接兴奋心脏，增强心肌收缩力，加快心率，增加心排出量。咖啡因可松弛外周血管平滑肌，降低外周血管阻力，增加冠脉血流量；可收缩脑血管，临床用于缓解偏头痛。

3. 其他　舒张支气管平滑肌和胆道平滑肌，但作用较弱。咖啡因还具有利尿作用及刺激胃酸和胃蛋白酶分泌的作用。

【临床应用】主要用于解除中枢抑制状态，如严重传染病或镇静催眠药等中枢抑制药中毒引起的昏睡、呼吸和循环抑制。与麦角胺配伍制成麦角胺咖啡片，治疗偏头痛。与解热镇痛抗炎药配伍制成复方制剂，治疗一般性头痛、感冒。

【不良反应】少见且较轻。过量可致激动、躁动不安、失眠、呼吸加快、心动过速、肌肉抽搐和惊厥等。婴儿高热、消化性溃疡者慎用。

哌 甲 酯

哌甲酯（methylphenidate）又称利他林，具有温和的中枢兴奋作用，可改善精神活动，解除抑制及疲劳。可用于轻度抑郁、小儿遗尿症，促进脑干网状上行激活系统内 NA、DA、5－HT 等递质的释放而治疗儿童多动症。治疗量时不良反应少，偶有失眠、心悸、焦虑、厌食、口干；大剂量时可使血压升高而致眩晕、头痛等，也可致惊厥。久用可产生耐受性和精神依赖性。癫痫、高血压及 6 岁以下儿童禁用。

第二节　主要兴奋延髓呼吸中枢的药物

尼 可 刹 米

尼可刹米（nikethamide）又称可拉明，为烟酰胺衍生物。直接兴奋延髓呼吸中枢，提高呼吸中枢对 CO_2 的敏感性；也可刺激颈动脉体化学感受器，反射性兴奋呼吸中枢，使呼吸加快加深。一次静脉注射，作用仅维持 5～10 分钟，作用温和，安全范围大。对血管运动中枢也有一定的兴奋作用。临床用于各种原因所致呼吸衰竭。过量可引起血压上升、心动过速、咳嗽、呕吐、出汗、肌肉震颤和僵直等。

二 甲 弗 林

二甲弗林（dimefline）又称回苏灵，直接兴奋呼吸中枢，作用比尼可刹米强 100 倍，亦强于贝美格。二甲弗林显著改善呼吸功能，增加肺换气量，降低 CO_2 分压，提高动脉血氧饱和度。作用机制可能与阻断中枢 GABA 受体有关。安全范围小，过量易引起肌肉震颤和惊厥。适用于各种原因引起的中枢性呼吸抑制；但吗啡中毒者慎用，因中毒量吗啡亦可兴奋脊髓诱发惊厥。对肺性脑病有较好的促苏醒作用。孕妇禁用。

洛 贝 林

洛贝林（lobeline）又称山梗菜碱，是从山梗菜提取的生物碱，现已人工合成。其水溶液遇光、热易分解变色，应避光存放。洛贝林通过刺激颈动脉体化学感受器反射性兴奋呼吸中枢，作用持续时间短（数分钟），安全范围大，很少引起惊厥。临床用于新生儿窒息、小儿感染性疾病引起的呼吸衰竭、CO 中毒等。大剂量兴奋迷走中枢引起心动过缓、传导阻滞；过大剂量则可兴奋交感神经节导致心动过速。

贝 美 格

贝美格（bemegride）又称美解眠，可直接兴奋呼吸中枢及血管运动中枢，使呼吸增强，血压微升。呼吸中枢兴奋作用强而短，选择性差，用量过大或注射速度太快可致惊厥，故应严格控制药物剂量和给药速度。主要用于巴比妥类等中枢抑制药过量中毒的解救。

第三节　促脑功能恢复药

吡 拉 西 坦

吡拉西坦（piracetam）是 GABA 的衍生物，具有激活、保护和修复脑细胞的作用。本品能促进大脑皮层细胞代谢，保护脑缺氧所致的脑损伤，促进儿童大脑及智力的发育。用于脑外伤后遗症，慢性酒精中毒，老年人脑机能不全综合征，脑血管意外，儿童行为障碍。

甲 氯 芬 酯

甲氯芬酯（meclofenoxate）又称氯酯醒，可增加脑组织内 ACh 的含量，提高 M 受体与 ACh 的亲和力；减少脑细胞内的脂褐素沉积，消除氧自由基；促进脑细胞能量代谢和膜卵磷脂合成。具有提高学习记忆功能和抗脑缺血、缺氧的作用。临床用于外伤性昏迷、阿尔茨海默病、药物中毒或脑动脉硬化以及脑梗死引起的意识障碍、小儿遗尿症等。为避免失眠，应上午服用药物。

胞 磷 胆 碱

胞磷胆碱（citicoline）又称胞二磷胆碱，作为辅酶参与磷脂酰胆碱的合成，修复受损的神经膜，利于神经细胞再生；并能提供胆碱，促进胆碱能神经合成 ACh。具有兴奋网状结构上行激动系统、促进苏醒和大脑功能恢复、增强学习记忆、增加脑组织血流量的作用。主要用于急性颅脑外伤和脑手术后的意识障碍，也试用于脑梗死、药物急性中毒、严重感染所致的意识障碍。脑内出血的急性期不宜使用。

第十六章　镇　痛　药

疼痛是一种因实际的或潜在的组织损伤而产生的痛苦感觉，常伴有不愉快的情绪或心血管和呼吸方面的变化。根据痛觉冲动发生的部位，疼痛分为躯体痛、内脏痛、神经性疼痛；根据疼痛程度又可分为急性锐痛和慢性钝痛。疼痛是机体的一种保护性机制，提醒机体避开或处理伤害，也是临床许多疾病的常见症状。疼痛发生部位、性质、伴随体征和表现也是疾病诊断的重要依据。因此，在疾病确诊之前慎用镇痛药，以免掩盖病情，贻误诊治；但剧烈的疼痛可引起生理功能严重紊乱甚至休克而危及生命，则应酌情用药。

镇痛药是一类通过激动中枢神经系统特定部位的阿片受体而产生镇痛作用，并同时缓解疼痛引起的不愉快情绪的药物。但易产生药物依赖或成瘾，又称阿片类镇痛药或麻醉性镇痛药。属麻醉药品管理范围，使用和保管上要严格控制。临床主要用于剧痛。

第一节　阿片生物碱类镇痛药

阿片受体主要存在于下丘脑、中脑导水管周围灰质、蓝斑核和脊髓背角区，共同参与对痛觉感受的调节。在丘脑内侧、脊髓胶质区、脑室及导水管周围灰质的分布密度较高，与疼痛刺激传入、痛觉信号的整合及感受有关；边缘系统及蓝斑核的受体密度最高，与情绪及精神活动有关；延脑孤束核阿片受体与呼吸及咳嗽有关；脑干极后区及迷走神经背核等部位的阿片受体与胃肠活动有关。此外，阿片受体也存在于初级感觉传入神经伤害性感受器、肠道和输精管等外周组织。阿片受体有 μ、κ、δ 三种亚型，均属 G 蛋白耦联受体，每种亚型受体又有不同的分型，如 μ_1、μ_2、κ_1、κ_2、κ_3、δ_1、δ_2。每种亚型受体兴奋后所引起的临床效应以及阿片类药物对不同受体的兴奋强度都不尽相同。

痛觉刺激感觉神经末梢并释放快递质谷氨酸（Glu）和慢递质 P 物质（SP），作用于相应受体而完成痛觉冲动向中枢的传递引起疼痛。内源性阿片肽由特定的神经元释放后，激动感觉神经突触前、后膜上的阿片受体，通过 G 蛋白耦联机制抑制腺苷酸环化酶，促进 K^+ 外流，减少 Ca^{2+} 内流，使突触前膜递质释放减少、突触后膜超极化，最终减弱或阻滞痛觉信号的传递产生镇痛作用。即阿片受体和阿片肽组成的机体抗痛系统。

吗啡镇痛作用主要是激动脊髓胶质区、丘脑内侧、脑室和导水管周围灰质的阿片受体，主要是 μ 受体，模拟内源性阿片肽对痛觉的调控功能而产生镇痛作用；而对疼痛所引起的不愉快、焦虑等情绪的缓解作用和欣快感，则与其激动中脑边缘系统和蓝斑核部位的阿片受体进而影响多巴胺能神经功能有关。

一、阿片受体激动药

吗 啡

阿片（opium）为罂粟科植物罂粟未成熟蒴果浆汁的干燥物，含有 20 多种生物碱，按化学结构可分为菲类和异喹啉类。前者以吗啡（morphine）为代表，具有镇痛作用；后者以罂粟碱为代表，具有平滑肌松弛作用。

【体内过程】口服易吸收，但首过效应明显，故一般采用注射给药。皮下注射 30 分钟约有 60% 被吸收，肌内注射吸收良好，硬膜外或椎管内注射可快速渗入脊髓发挥作用。血浆蛋白结合率约为 30%，游离型迅速分布全身，较难通过血脑屏障，只有少量进入到脑脊液发挥中枢作用。大部分在肝脏代谢，$t_{1/2}$ 为 2~3 小时。主要经肾排泄，也有少量经乳汁排泄。吗啡还可通过胎盘屏障进入胎儿体内，并易透过胎儿和新生儿的血-脑屏障。

【药理作用】

1. 中枢神经系统

（1）镇痛、镇静 镇痛作用强大，皮下注射 5~10mg 即能显著减轻或消除疼痛，作用约持续 6 小时。椎管内注射可产生节段性镇痛。对多种疼痛有效，对持续性慢性钝痛的作用大于间断性锐痛，且意识不受影响。镇痛的同时，兼有镇静和欣快，由此消除患者对疼痛的焦虑、紧张和恐惧，并在外界环境安静的情况下诱导入睡。对情感成分的独特抑制作用是解热镇痛抗炎药所不及的。但其欣快感是引起成瘾性的基础，其产生与患者的状态有关，对处于痛苦、烦躁、紧张的患者作用更明显。

（2）抑制呼吸 治疗量对呼吸即有抑制作用，降低呼吸中枢对血液 CO_2 张力的敏感性和抑制脑桥呼吸中枢，使呼吸频率减慢，潮气量降低。其发生的快慢及程度与给药途径密切相关，静脉注射 5~10 分钟或肌内注射 30~90 分钟呼吸抑制最明显。合用其他中枢抑制药时，加重其呼吸抑制。吗啡中毒时呼吸频率可低至 3~4 次/分，是吗啡急性中毒致死的主要原因。

（3）镇咳 吗啡作用于延脑孤束核的阿片受体，抑制咳嗽中枢，使咳嗽反射减轻或消失，对各种剧咳均有良好疗效。由于易成瘾，临床上多用可待因治疗其他药物效果差的剧烈干咳。

（4）其他 吗啡能兴奋延脑催吐化学感受区（CTZ）的阿片受体而引起催吐；兴奋支配瞳孔的副交感神经，引起缩瞳，"针尖样瞳孔"为其过量中毒的特征；抑制下丘脑释放促性腺激素释放激素、促肾上腺皮质激素释放激素等。

2. 心血管系统

（1）扩张血管 吗啡能扩张血管，降低外周阻力，发生直立性低血压。治疗量吗啡轻度降低心肌耗氧量和左室舒张末压。因抑制呼吸使体内 CO_2 蓄积，间接扩张脑血管而使颅内压升高，禁用于颅脑损伤患者。

（2）保护缺血心肌　模拟缺血性预适应，对心肌缺血性损伤具有保护作用，减小梗死病灶，减少心肌细胞死亡。

3. 平滑肌

（1）胃肠道　吗啡兴奋胃肠道平滑肌上的阿片受体，提高胃肠张力，减慢胃肠蠕动，抑制消化腺的分泌，加之对中枢的抑制作用，使便意和排便反射减弱，可用于止泻，易引起便秘。

（2）胆道　治疗量吗啡引起胆道奥狄括约肌痉挛性收缩，使胆总管压和胆囊内压升高，可致胆绞痛。用于治疗胆绞痛时应加用解痉药。也可引起胆汁和胰液反流，造成血淀粉酶和脂肪酶水平升高。

（3）其他　吗啡降低子宫张力，延长产程；提高输尿管平滑肌及膀胱括约肌张力，引起尿潴留；大剂量可收缩支气管平滑肌，诱发或加重哮喘。

4. 免疫系统　吗啡抑制细胞免疫系统和体液免疫，包括抑制巨噬细胞的吞噬功能、抑制淋巴细胞增殖、减少细胞因子的分泌、抑制自然杀伤细胞的活性；也可抑制 HIV 蛋白诱导的免疫反应，可能是吗啡吸食者易感 HIV 病毒的主要原因。

【临床应用】

1. 剧烈疼痛　对多种原因引起的疼痛均有效。为防止成瘾，用于其他镇痛药无效的急性锐痛。①严重创伤、烧伤、手术等剧痛；②急性心肌梗死；③胆肾绞痛；④晚期癌症的剧痛。但对神经压迫性疼痛疗效较差。

2. 心源性哮喘　系急性左心衰竭引起的肺水肿，需综合治疗，除强心、利尿、给氧外，静脉注射吗啡可迅速缓解患者气促和窒息感。其机制是：①吗啡扩张血管，减少回心血量，减轻心脏负担；②镇静作用，消除患者焦虑恐惧情绪；③抑制呼吸，降低呼吸中枢对 CO_2 的敏感性，使呼吸由浅快变深慢。当患者出现呼吸抑制时禁用。

3. 腹泻　减轻急慢性腹泻的症状，有阿片酊或复方樟脑酊用于严重单纯性腹泻的治疗。如有细菌感染应同时加用抗菌药。

【不良反应】

1. 一般反应　治疗量吗啡兴奋延脑的 CTZ 而致恶心、呕吐，并能增强前庭器官的敏感性，易致眩晕。也可引起呼吸抑制、直立性低血压、尿潴留、胆绞痛及便秘等。

2. 耐受性及依赖性　多次连续应用麻醉类镇痛药后，可出现明显的耐受性和成瘾性。此时必须加大剂量才能达到原有效果，如突然停药则出现兴奋、失眠、出汗、震颤、呕吐、腹泻、肌肉疼痛、流涕、流泪，甚至虚脱、意识丧失等，称为"戒断症状"。吗啡和海洛因停药后 6~10 小时开始出现戒断症状，36~48 小时症状最严重，甚至意识丧失，患者出现病态人格，常不择手段获取药品，称为"强迫性觅药行为"，危害极大。阿片受体阻断药烯丙吗啡和纳洛酮可加快戒断症状的出现，而美沙酮的戒断症状出现较缓慢且轻，可用于戒毒。蓝斑核是阿片类成瘾的重要调控部位，发生戒断反应时放电频率增高，蓝斑核内注射阿片受体阻断剂可诱发戒断症状。此外，蓝斑核去甲肾上腺素能神经元的变化与吗啡成瘾及戒断症状也有直接联系。

3. 急性中毒　表现昏迷、瞳孔极度缩小、深度呼吸抑制、血压下降、严重缺氧以及尿潴留等，多因呼吸麻痹致死。抢救措施有人工呼吸、适量给氧、加用呼吸兴奋药以及静脉注射纳洛酮。

禁用于分娩止痛和哺乳妇女止痛；禁用于慢性疼痛；禁用于支气管哮喘、肺心病患者；颅脑损伤所致颅内压升高者、肝功能严重减退者及新生儿和婴儿禁用。

可 待 因

可待因（codeine）为吗啡第 3 位酚羟基的氢原子被甲基取代，又称甲基吗啡。口服易吸收，生物利用度约为 60%，血浆 $t_{1/2}$ 为 2～4 小时，大部分经肝代谢，代谢产物及少量原形经肾排泄。作用与吗啡相似，但强度较弱。其镇痛效果为吗啡的 1/12～1/10，而其镇咳作用是吗啡的 1/4。呼吸抑制也较轻，欣快及成瘾性也低于吗啡。无明显镇静作用，无明显便秘、尿潴留及直立性低血压等副作用。临床上主要用于剧烈的干咳和中等程度的疼痛。

二、阿片受体部分激动药

丁 丙 诺 啡

丁丙诺啡（buprenorphine）属蒂巴因的半合成衍生物，是高脂溶性的阿片受体部分激动药。以激动 μ、κ 受体为主，对 δ 受体有拮抗作用。其镇痛作用为吗啡的 25 倍，作用时间长达 4～8 小时。较少引起烦躁等精神症状，但更易引起呼吸抑制。成瘾性比吗啡小，海洛因成瘾者服用后能较好地控制毒瘾。临床主要用于：①缓解中、重度疼痛，如术后、外伤、心肌梗死、晚期癌症及胆肾绞痛等；②麻醉前用药；③海洛因成瘾的脱毒治疗，疗效与美沙酮相近。

布 托 啡 诺

布托啡诺（butorphanol）激动 κ 受体；弱阻断 μ 受体。镇痛效力和呼吸抑制作用为吗啡的 3.5～7 倍。增加血管阻力，增加心脏做功。临床用于术后、外伤及癌症的中、重度疼痛治疗，也用于胆肾绞痛等。布托啡诺鼻喷剂对其他药物无效的剧烈头痛亦非常有效。不良反应常见恶心、出汗、漂浮感、头痛、眩晕、嗜睡、精神错乱等。除本身可产生躯体依赖性外，对阿片类药物依赖患者可诱发戒断症状。

烯 丙 吗 啡

烯丙吗啡（nalorphine）又称纳络芬，为阿片受体部分激动药，激动 κ 受体、拮抗 μ 和 δ 受体。本品小剂量具有阻断吗啡的作用，可使吗啡成瘾者出现戒断症状；大剂量时显示有一定的镇痛作用，但也出现烦躁和焦虑等精神反应。因本药有严重的眩晕、幻觉和焦虑等不良反应，一般不作为镇痛药使用。仅用作吗啡、哌替啶等麻醉性镇痛药严重中毒时的解毒药；防止因哌替啶引起的新生儿呼吸抑制。不良反应可见眩晕、烦躁、焦虑、血压降低和出汗。大剂量可引起呼吸抑制和幻视，偶有恶心。对本品过敏者禁用。

第二节 人工合成镇痛药

吗啡虽有强大的镇痛作用，但其成瘾性使临床应用受到了很大的限制。为了寻找更好的代用品，人工合成了哌替啶、芬太尼、美沙酮和喷他佐辛等。

一、阿片受体激动药

哌 替 啶

哌替啶（pethidine）又称度冷丁，为苯基哌啶衍生物，是临床常用的人工合成镇痛药。

【体内过程】口服易吸收，生物利用度为52%，皮下或肌内注射吸收更迅速。临床常用注射给药，起效迅速，10分钟开始发挥镇痛作用。约60%与血浆蛋白结合，可通过胎盘屏障。主要在肝脏代谢为哌替啶酸和去甲哌替啶，肾脏排泄，$t_{1/2}$约为3小时。其中去甲哌替啶 $t_{1/2}$ 为15～20小时，有较强的中枢兴奋作用，反复大量使用哌替啶可引起肌肉震颤、抽搐，甚至惊厥。

【药理作用】与吗啡相似，激动阿片 μ 受体而发挥镇痛、镇静、抑制呼吸、扩张血管作用。特点有：①镇痛作用仅相当于吗啡的1/10。作用持续时间较短，为2～4小时。②也有明显的镇静作用、呼吸抑制。少数患者可出现欣快感，成瘾性较轻。③可提高胃肠道平滑肌张力和减少推进性蠕动，但其作用弱、持续时间短，止泻和引起便秘的作用较弱。对妊娠末期子宫平滑肌无明显影响，不对抗催产素对子宫的兴奋作用，不影响产程，亦无明显中枢性止咳作用。

【临床应用】

1. 剧烈疼痛 常替代吗啡用于各种剧痛，如创伤性、手术后、胆绞痛和晚期癌症等多种原因引起的剧痛；和解痉药合用缓解胆肾绞痛。对妊娠末期子宫的特点，可用于分娩止痛。鉴于新生儿对哌替啶的呼吸抑制作用极为敏感，故临产前2～4小时不宜使用。

2. 心源性哮喘 常替代吗啡用于心源性哮喘的辅助治疗。

3. 麻醉前给药和人工冬眠 术前给药可解除患者的紧张和恐惧，减少麻醉药用量；哌替啶还与氯丙嗪、异丙嗪组成冬眠合剂用于严重创伤和感染的冬眠疗法。

【不良反应】治疗量时与吗啡相似，有眩晕、口干、恶心、体位性低血压等副作用；大剂量可呼吸抑制，偶可致震颤、肌肉痉挛甚至惊厥，中毒解救时可配合抗惊厥药。久用可成瘾。支气管哮喘和颅脑外伤患者禁用。

芬 太 尼

芬太尼（fentanyl）为短效镇痛药，主要激动 μ 受体，镇痛强度为吗啡的100倍，治疗量为吗啡的 1/100，一次皮下或肌内注射 0.1mg，15 分钟起效，维持 1～2 小时。经肝脏代谢而灭活，血浆 $t_{1/2}$ 为 3～4 小时。也引起呼吸抑制、明显欣快和成瘾性。临床主要用于：①各种剧痛；②麻醉辅助用药和静脉复合麻醉；③与氟哌利多合用产生神经阻滞镇痛，用于小手术或医疗检查，如烧伤换药、内镜检查等。给药方法多样，可通过硬膜外或蛛网膜下腔给药，治疗术后急性疼痛和慢性疼痛。芬太尼透皮贴可使血药浓度维持 72 小时，镇痛效果稳定，使用方便，适用于中、重度癌症疼痛。不良反应同哌替啶，禁用于支气管哮喘、重症肌无力、颅脑肿瘤或颅脑外伤引起昏迷患者以及 2 岁以下儿童。

同类药物有舒芬太尼（sufentanil）和阿芬太尼（alfentanil）。

美 沙 酮

美沙酮（methadone）口服和注射同样有效。口服吸收良好，30 分钟起效，血浆 $t_{1/2}$ 为 15～40 小时，血浆蛋白结合率为 90%，反复给予可在组织中蓄积，停药后组织中药物再缓慢释放入血。镇痛作用强度与吗啡相当，持续时间较长，镇静、抑制呼吸较弱，耐受性与成瘾性发生较慢，戒断症状略轻。口服美沙酮后再注射吗啡不能引起原有的欣快感，亦不出现戒断症状，因而使吗啡等的成瘾性减弱。临床主要用于：①创伤、手术及晚期癌症等所致剧痛；②吗啡、海洛因等成瘾的脱毒治疗。副作用可有呼吸抑制、便秘、瞳孔缩小和胆内压升高等。

曲 马 多

曲马多（tramadol）为合成的可待因类似物，口服吸收快而完全，生物利用度约为 90%，$t_{1/2}$ 约为 5 小时。有较弱的 μ 阿片受体激动作用，抑制 NA、5－HT 的再摄取。其镇痛强度与喷他佐辛相似，镇咳作用为可待因的 1/2。呼吸抑制、致平滑肌痉挛较弱，无明显心血管作用，耐受性和成瘾性也较轻。治疗量时未见呼吸抑制，也不易引起便秘和影响血压。临床上主要用于外科和产科术后及中、重度的急慢性疼痛。不良反应有眩晕、恶心、呕吐和出汗等。曲马多对吗啡的戒断症状无效，不能作为阿片类药物的代用品用于戒毒治疗。

二、阿片受体部分激动药

阿片受体部分激动药的共同特点：小剂量或单独使用时可激动某型阿片受体，呈现镇痛等作用；当剂量增大或与激动药合用时，又可拮抗该受体。本类药物以镇痛作用为主，依赖性较小，呼吸抑制作用较弱，但致焦虑、幻觉等精神症状。

喷 他 佐 辛

喷他佐辛（pentazocine）又称镇痛新、潘他唑新。

【体内过程】口服及注射均易吸收，首过效应较明显，需 1～3 小时血药浓度才能达到高峰，其作用可维持 5 小时以上。肌内注射 15～60 分钟血药浓度达高峰，主要在肝脏代谢，经肾排泄。其代谢速率个体差异较大。血浆 $t_{1/2}$ 为 4 ~ 5 小时。可通过胎盘屏障。

【药理作用与临床应用】喷他佐辛主要激动 κ 受体和阻断 μ 受体，特点是：①与吗啡相似：镇痛强度为吗啡的 1/3，呼吸抑制作用为吗啡的 1/2，如剂量增至 30mg 以上，则呼吸抑制作用并不按比例增强。剂量过大（60 ~ 90mg），可产生烦躁不安、梦魇、幻觉等精神症状，可用纳洛酮对抗之。对肠道和子宫的作用与哌替啶相似；对括约肌的兴奋作用弱，胆道内压力升高不明显。②与吗啡不同：对心血管系统的作用与吗啡不同，大剂量可加快心率和升高血压，与其升高血中儿茶酚胺浓度有关。

临床上主要用于各种慢性剧痛，如创伤性疼痛、手术后疼痛以及晚期癌性疼痛。对剧痛的止痛效果不及吗啡，不适用于心肌梗死时的疼痛。由于本药的成瘾性很小，在药品管理上已列入非麻醉药品，但仍为"精神药物"范围。

【不良反应】可有眩晕、恶心、出汗等。剂量稍大能引起呼吸抑制、血压升高、心率加快等。剂量增大能引起烦躁、幻觉、恶梦、血压升高、心率增快、思维障碍和发音困难等。

第三节　其他镇痛药

罗 通 定

延胡索（corydalis tuber）又称元胡、玄胡，属罂粟科植物，药用其块茎，其有效成分延胡索乙素，化学结构为消旋四氢巴马汀（dl - tetrahydropalmatine），其中左旋体称罗通定（rotundine）。本类药物有镇静、安定、镇痛和中枢性肌肉松弛作用。①镇痛作用与脑内阿片受体及前列腺素系统无关，能阻断脑内 DA 受体，亦促进脑啡肽和内啡肽的释放。作用介于哌替啶和解热镇痛药之间，无明显成瘾性。②较强的镇静、催眠作用，可能与阻断脑干网状结构上行激活系统，致大脑皮层兴奋性减低有关，尤其适用于疼痛性失眠，醒后无后遗效应。对慢性持续性钝痛效果较好，对创伤或手术后疼痛或晚期癌症的止痛效果较差。可用于治疗胃肠及肝胆系统等引起的钝痛、一般性头痛、脑震荡后头痛；也可用于痛经及分娩止痛。过量可致帕金森病。

布 桂 嗪

布桂嗪（bucinnazine）又称强痛定，镇痛作用约为吗啡的 1/3，强于解热镇痛药，口服 10 ~ 30 分钟或皮下注射 10 分钟出现镇痛效果，作用持续 3 ~ 6 小时。肝内代谢，肾及肠道排泄，$t_{1/2}$ 约为 6 小时。临床主要用于炎症性疼痛和某些外伤性疼痛，如偏头痛、三叉神经痛、关节痛、痛经及癌痛等。个别病例曾出现成瘾性，应慎用。偶可出现头晕、困倦及恶心等，停药后即可消失。

奈 福 泮

奈福泮（nefopam）又称平痛新，镇痛强度为吗啡的 1/3，持续时间较长，无成瘾性。作用机制是抑制中枢神经系统中参与痛觉信号传递的神经再摄取 NA 或 DA，增加突触前膜间隙 5-HT 的浓度，形成突触前抑制，最终阻断神经递质 P 物质和谷氨酸的释放。其不属于阿片受体激动或部分激动剂，也不抑制前列腺素合成。奈福泮可增强静脉麻醉患者阿片受体的敏感性，从而减少术后阿片类药物的用量。除镇痛作用外，尚具有轻度的解热作用和中枢性肌松作用。口服 15~30 分钟后迅速吸收，首关消除明显。$t_{1/2}$ 为 4~8 小时。由肝代谢而失去药理活性。无耐受和依赖性。临床用于创伤、术后、癌症晚期的镇痛；也可用于肌痛、牙痛及急性内脏平滑肌绞痛；局部麻醉、针麻等麻醉辅助用药。未列入麻醉药品管理范围。不良反应有嗜睡、恶心、出汗、口干、头晕、头痛等。过量可引起兴奋。严重心血管疾病、心肌梗死或惊厥者禁用；青光眼，尿潴留和肝、肾功能不全患者慎用。

高乌甲素

高乌甲素（lappaconitine）又称拉巴乌头碱，是由高乌头根中分离得到的生物碱，属非麻醉性镇痛药。可口服或注射给药。药理作用有：①镇痛作用：强度与哌替啶相当，维持时间更长。具有高安全性，无成瘾性。②解热、抗炎、局麻作用：对各种发热有解热作用，改善炎症反应。临床主要用于癌症疼痛阶梯疗法中，作为轻度和中度疼痛的备选药物。偶见荨麻疹、心悸和头晕等。

第四节　镇痛药应用的基本原则

一、非麻醉性镇痛药

非麻醉性镇痛药是一类成瘾性小，未列入麻醉药品品种目录的镇痛药物，其镇痛作用弱于麻醉性镇痛药却强于解热镇痛抗炎药。本章中涉及的非麻醉性镇痛药包括喷他佐辛、曲马多、罗通定、奈福泮和高乌甲素等。

二、癌症患者止痛的阶梯疗法

目前国内外推荐晚期肿瘤疼痛的三阶梯治疗方法，以减轻晚期恶性肿瘤患者因剧痛而带来的痛苦。即对于轻度疼痛患者使用阿司匹林、对乙酰氨基酚、布洛芬等解热镇痛抗炎药；对于中度疼痛患者使用可待因、曲马多或氨酚待因等弱阿片类药物；对于重度剧烈疼痛的患者使用吗啡、哌替啶、芬太尼、美沙酮等强阿片类药物。而且癌症镇痛应按时用药而不是按需给药。

三、毒品与戒毒

毒品是指鸦片、海洛因、甲基苯丙胺（冰毒）、吗啡、大麻、可卡因以及国家规定管制的其他能够使人形成瘾癖的麻醉药品和精神药品（巴比妥类、苯二氮䓬类、苯丙胺类等）；还包括具有依赖性的天然植物、烟酒、溶剂等，与医疗用药物是不同的概念。

毒品从来源上分为天然、半合成、合成类;从流行时间顺序分为传统的鸦片、海洛因、大麻等和新型的冰毒、摇头丸、氯胺酮(K粉)等人工化学合成的致幻剂、兴奋剂类毒品。长期吸食产生精神依赖性,心理渴望(强化效应);身体依赖性,突然断药,出现戒断症状、强迫性觅药行为等,严重危害身体、家庭及社会。

精神依赖性,也称心理依赖,是促使成瘾者复吸的关键原因。其心理学基础是强化效应和奖赏机制,中脑边缘DA系统是药物奖赏效应的神经解剖基础,其中中脑腹侧被盖区(VTA)及伏核区(Nac)是成瘾性药物引起奖赏效应的最后通路。身体依赖性,也称生理依赖。主要与戒断症状有关,长期给予吗啡后突然停药,对成瘾者蓝斑核系统的抑制消除;还可造成导水管尾部灰质(CPAG)区域脑啡肽生成和释放不足,出现戒断症状。

阿片类药物依赖性不仅是一个学术研究问题,而且已成为全球性社会问题,对其进行的治疗过程为"戒毒"。治疗方法如表16-1所示。

表16-1　戒毒原理及方法

步骤	名称	治疗方法	机理或作用
第一步	脱毒治疗	①阿片受体激动剂(美沙酮、丁丙诺啡)	替代药物递减疗法
		②非阿片受体激动剂(可乐定、洛非西定)	为α_2受体激动剂,抑制蓝斑核(密集阿片受体和α_2受体)放电
第二步	康复治疗	①国外普遍采用美沙酮等长期维持给药	有效消除成瘾患者对毒品的渴求
		②脱毒后口服足够量的纳曲酮	消除患者的欣快感,减弱其精神依赖,也可以消除患者的身体依赖
第三步	回归社会	心理医生对患者进行长期耐心的心理行为矫正	恢复健全的人格和行为模式

四、阿片受体阻断药及应用

阿片受体拮抗药包括纳洛酮(naloxone)、纳曲酮(naltrexone)和纳美芬(nalmefene)。化学结构均与吗啡相似,对各型阿片受体都有竞争性拮抗作用:$\mu > \kappa > \delta$,为阿片受体阻断剂。纳洛酮生物利用度低于2%,一般注射给药,$t_{1/2}$为1.1小时;纳曲酮生物利用度为30%,$t_{1/2}$为2.7小时;纳美芬生物利用度较高,$t_{1/2}$为11小时。本药对正常人并不产生明显的药理效应,但对阿片类药物成瘾者,小剂量(0.4~0.8mg)即能诱发吗啡的戒断症状(催瘾作用);能快速对抗阿片类药物过量中毒所致的呼吸抑制和血压下降等。对各种应激状态下内源性阿片肽系统激活所产生的休克、呼吸抑制、循环衰竭等系列症状也有明显的对抗作用。

临床主要用于:①阿片类药物过量中毒,解救呼吸抑制和中枢抑制;②阿片类药物麻醉的术后呼吸抑制及其他中枢抑制症状;③诊断吸毒成瘾,可诱发戒断症状;④试用于酒精中毒、感染中毒性休克、新生儿窒息、脑卒中的治疗;⑤实验研究工具药;⑥纳曲酮已试用于解除阿片类的精神依赖性,可明显降低海洛因等滥用的复发率。

第十七章 解热镇痛抗炎药与抗痛风药

第一节 解热镇痛抗炎药

解热镇痛抗炎药是一类具有解热、镇痛、抗炎、抗风湿作用的药物。多为有机酸类化合物，具有相似的药理作用、作用机制和不良反应。与甾体类抗炎药糖皮质激素的化学结构不同，故称非甾体类抗炎药（NSAIDs）。

环氧酶（COX）有多种同工酶。COX-1为结构型，主要存在于血管、胃、肾和血小板等组织中，参与血管舒缩、血小板聚集、胃黏膜血流、胃黏液分泌及肾功能等的调节；COX-2为诱导型，炎症损伤主要刺激单核细胞、巨噬细胞、成纤维细胞、血管平滑肌或内皮细胞等，诱导COX-2生成，NSAIDs的解热镇痛抗炎作用可能与抑制COX-2有关。

作用机制主要是通过抑制体内COX，减少前列腺素（PG）的合成，从而发挥其解热镇痛抗炎作用，作用特点为：

1. 解热作用 机体体温调节中枢下丘脑，根据外界环境温度的变化，使产热和散热达到一定平衡，从而维持体温的正常。当病原体感染时，其内毒素刺激机体粒细胞产生内源性致热原，并进入中枢神经系统，促进PG的合成与释放，尤其是PGE_2对体温调节中枢的作用最强，使体温的调定点升高，机体产热增加，散热减少，体温升高。解热镇痛抗炎药能抑制COX的活性，减少PG的生物合成，从而使调定点下移，使体温降至正常。仅影响散热过程，不影响产热过程。该类药物能使发热患者的体温降至正常，对正常体温无影响，与氯丙嗪对体温的影响不同。

发热是机体的一种防御反应，其热型亦是诊断某些疾病的依据，故除高热外，一般发热不必急于使用解热药。但高热或持续发热既消耗体力，又引起头痛、失眠甚至高热惊厥，严重可危及生命，应及时使用药物退热，同时应着重病因治疗。

2. 镇痛作用 中等程度的镇痛，作用弱于麻醉性镇痛药，主要对慢性炎症性钝痛，如头痛、牙痛、神经痛、肌肉痛、关节痛以及痛经效果较好；对急性锐痛，如创伤性疼痛及内脏平滑肌绞痛无效。该类药物的镇痛作用部位在外周，主要是抑制外周组织及炎症部位的COX，使PG的合成与释放减少，且降低痛觉感觉器对缓激肽致痛作用的敏感性而减轻疼痛。为非麻醉性（非成瘾性）镇痛药，无欣快感、耐受性、呼吸抑制。

3. 抗炎、抗风湿作用 这类药物中除苯胺类药物外，均有抗炎作用。急性炎症产生时，局部产生大量的 PGE_2，强效血管扩张，与其他炎性介质发生协同作用，加重血管渗漏、水肿等炎症反应。NSAIDs 抑制炎症部位的 COX-2，减少 PGs 的合成，发挥抗炎作用，临床上主要用于风湿、类风湿性关节炎的治疗，并有肯定疗效，但是无根治作用，不影响其病程的发展，仅缓解症状。

4. 其他 NSAIDs 可抑制 COX，减少血栓素 A_2（TXA_2）形成，从而抑制血小板聚集和血栓形成。对肿瘤的发生、发展及转移可能均有抑制作用。抗肿瘤作用除与抑制 PGs 的产生有关外，还与其激活 caspase-3 和 caspase-9，诱导肿瘤细胞凋亡，抑制肿瘤细胞增殖，以及抗新生血管形成等有关。此外尚有预防和延缓阿尔茨海默病发病、延缓角膜老化等作用。

一、水杨酸类

水杨酸类（salicylates）包括阿司匹林和水杨酸钠。水杨酸本身因刺激作用大，仅外用于抗真菌和溶解角质。水杨酸钠来源于柳树皮，是最早用于风湿治疗的药物，由于严重消化道不良反应，临床应用受到限制。

阿 司 匹 林

阿司匹林（aspirin）又称乙酰水杨酸，为水杨酸的酯化物。

【体内过程】口服易吸收，大部分在小肠，但胃内亦可有小部分吸收。0.5~2 小时血药浓度达高峰，吸收过程中被酯酶水解变为水杨酸，而后进入组织发挥作用。水杨酸与血浆蛋白结合率为 80%~90%，主要在肝脏代谢。为保证用药安全，长期大量用药应进行血药浓度监测。水杨酸及其代谢产物主要经肾脏排泄，碱化尿液能加速其排泄，用于阿司匹林服用过量中毒时的解救。

【药理作用与临床应用】

1. 解热镇痛抗炎抗风湿

（1）较强的解热镇痛作用。使发热者体温降低至正常；其镇痛作用对轻、中度体表疼痛，尤其是炎症性疼痛有明显疗效。临床常与其他解热镇痛药配成复方，用于头痛、牙痛、肌肉痛、神经痛及痛经等慢性钝痛及感冒发热等。

（2）在较大剂量（3~4g/d）下有明显的抗炎、抗风湿作用，疗效迅速确实，急性风湿热患者在用药后 24~48 小时内临床症状缓解，血沉下降。因此，常用作急性风湿热的治疗和鉴别诊断；也能明显减轻风湿性关节炎和类风湿性关节炎的炎症和疼痛。治疗时可用至最大耐受量，但要防止过量中毒。

2. 预防血栓形成 血小板聚集是血栓形成的重要环节。血栓素 A_2（TXA_2）和前列环素（PGI_2）分别诱导和抑制血小板聚集。血小板内存在 COX-1 和 TXA_2 合成酶，催化花生四烯酸形成 TXA_2。阿司匹林抑制 COX 的活性，使 TXA_2 生成减少。又因血小板寿命仅 8~11 天，且无蛋白质生物合成能力，不可再生成新的 COX-1。因此，每天小剂量（50~100mg）即可显著降低 TXA_2 水平。大剂量阿司匹林抑制血管内皮细胞合成 PGI_2，促进血小板聚集和血栓形成。故常采用小剂量预防血栓形成。临床可用于治疗缺血性心脏病和心肌梗死，降低其病死率和再梗死率；也可用于心绞痛、血管或心脏瓣膜形成术、心房纤颤、有脑血栓倾向的一过性脑缺血等预防栓塞。

【不良反应】本药在短期应用一般剂量解热镇痛时不良反应较少。但在大剂量抗风湿和长期应用时，则有一定不良反应。

1. 胃肠道反应 口服对胃黏膜有直接刺激作用，同时抑制 COX – 1，减少 PGs 的合成，降低胃黏膜的保护能力。大剂量可直接刺激 CTZ 出现恶心、呕吐、上腹不适，诱发和加重溃疡及无痛性出血，故溃疡病患者应禁用。防治措施是饭后服用或选用肠溶片等。

2. 凝血障碍 一般剂量即可抑制血小板聚集，出血时间延长，如果大剂量（每天5g 以上）或长期服用，还能抑制凝血酶原的形成，延长凝血酶原时间，同服维生素 K 可以预防。对严重肝损害、凝血酶原过低、维生素 K 缺乏及血友病患者可引起出血，故这些患者应避免使用。手术前 1 周亦应停用。

3. 过敏反应 少数患者出现皮疹、血管神经性水肿及过敏性休克。以荨麻疹和哮喘为主。有些支气管哮喘患者服用阿司匹林或其他解热镇痛药后易出现哮喘发作，称为"阿司匹林哮喘"。哮喘的发生与抑制 COX，使 PGE（松弛支气管平滑肌）合成减少；进而脂氧酶活性相对升高，白三烯（支气管平滑肌痉挛）合成增加有关，故有哮喘史者禁用。肾上腺素对"阿司匹林哮喘"无效。

4. 水杨酸反应 大剂量（每天 5g 以上）服用可出现眩晕、恶心、呕吐、耳鸣、听力下降等症状，是水杨酸类中毒的表现。严重中毒可出现过度呼吸、电解质紊乱以及精神错乱等，处理措施是停药，并静滴碳酸氢钠，以促进药物排泄。

5. 瑞夷综合征 病毒感染伴发热的儿童和青少年服用阿司匹林后，偶致瑞夷综合征，表现为肝损害和脑病，甚至致死。因此，病毒感染时应慎用。

6. 肾损害 在老年人，伴有心、肝、肾功能损害的患者可引起水肿、多尿等肾小管功能受损的症状，偶见间质性肾炎、肾病综合征，甚至肾衰竭。

同类药物有二氟尼柳（diflunisal，二氟苯水杨酸）、双水杨酯（salsalate）、水杨酸镁（magnesium salicylate）等。

二、苯胺类

对乙酰氨基酚

对乙酰氨基酚（acetaminophen）又称扑热息痛，是非那西丁（phenacetin）在体内的代谢产物。

【体内过程】口服均易吸收，0.5～1 小时达到最大血药浓度。在临床常用剂量下，约80% 的药物与葡萄糖醛酸等结合为无活性的代谢物，$t_{1/2}$ 为 2～4 小时。较高剂量时药物还将代谢为有毒的代谢中间体（对乙酰苯醌亚胺），可与谷胱甘肽结合而毒性降低。长期用药或过量中毒，体内谷胱甘肽被耗竭时，毒性中间体将损害肝肾。

【药理作用与临床应用】

1. 解热镇痛强度相当于阿司匹林，但缓慢而持久。无明显胃肠道反应，临床上主要用于解热、镇痛。

2. 抗炎作用很弱，无实际疗效。

本类药物对中枢 PG 的合成与释放抑制作用较强，而对外周 PG 的抑制作用很弱，故其解热作用最强，镇痛作用较弱，几无抗炎作用。不引起血凝障碍，无胃肠道刺激。

【不良反应】

1. 治疗量不良反应很少，偶见皮肤黏膜过敏反应。

2. 大剂量可致肝、肾毒性。

三、吡唑酮类

安 乃 近

安乃近（analginum）是氨基比林和亚硫酸钠相结合的化合物，解热、镇痛作用快而强。口服吸收完全。临床主要用于头痛、偏头痛、肌肉痛、关节痛、痛经等；也可用于发热时的解热。一般不作首选药，仅在急性高热又无其他有效解热药的情况下紧急退热。不宜长期使用。安乃近的胃肠道不良反应较小，但可引起粒细胞缺乏症，发生率约 1.1%，严重时可致死。也可诱发再生障碍性贫血，偶见过敏性休克。

同类药物有羟基保泰松（oxyphenbutazone，羟布宗）、保泰松（phenylbutazone）。

四、吲哚乙酸类

吲 哚 美 辛

吲哚美辛（indomethacin）又称消炎痛。

【体内过程】口服后吸收迅速完全，90% 与血浆蛋白结合，主要在肝脏代谢，10% ~ 20% 以原形由肾脏排泄。血浆 $t_{1/2}$ 为 2 ~ 3 小时。

【药理作用与临床应用】吲哚美辛是强效的 COX 抑制剂之一，其解热镇痛及抗炎作用均很强，因不良反应多且严重，临床主要用于：①抗炎和镇痛，如风湿性和类风湿性关节炎以及强直性脊柱炎等；对痛经也有较好疗效；也可试用于滑囊炎、肌腱炎、急性肩关节痛等非风湿性炎症。②对一般药物不易控制的癌性发热也有一定效果。③对新生儿动脉导管未闭者或早产儿，0.1 ~ 0.2mg/kg 静脉注射，12 小时用药 1 次，连续 3 次，能促进动脉导管闭合。但对于一般性的发热、钝痛则不宜应用。

【不良反应】发生率为 30% ~ 50%，20% 患者须停药。多数反应与剂量过大有关。

1. 中枢神经系统 20% ~ 50% 的患者有头痛、眩晕、精神障碍等。帕金森综合征、癫痫、精神病患者禁用。

2. 胃肠道反应 厌食、恶心、腹痛，诱发或加重消化性溃疡，也可引起急性胰腺炎。禁用于胃、十二指肠溃疡患者。

3. 造血系统 可引起粒细胞减少、血小板减少及再生障碍性贫血等。

4. 过敏反应 常见有皮疹、哮喘，有哮喘病史患者禁用。

禁用于孕妇、儿童、机械精细操作人员等。

同类药物有舒林酸（sulindac）。

五、邻氨基苯甲酸类

甲芬那酸（mefenamic acid，甲灭酸）、氯芬那酸（clofenamic acid，氯灭酸）和双氯芬酸（diclofenac，双氯灭痛）为人工合成的一类邻氨基苯甲酸衍生物，有很好的解热镇痛抗风湿作用，临床主要用于治疗风湿性和类风湿性关节炎。

六、芳基烷酸类

布 洛 芬

布洛芬（ibuprofen）又称异丁苯丙酸，为人工合成的苯丙酸衍生物，具有抑制 COX 的作用。口服吸收迅速而完全，99% 与血浆蛋白结合，血浆 $t_{1/2}$ 约为 2 小时，主要经肝脏代谢，90% 以代谢物的形式由肾脏排泄。本药解热、镇痛、抗炎作用较阿司匹林和吲哚美辛弱，但不良反应少，仅偶见轻度的消化不良、皮疹及转氨酶升高等。主要用于治疗风湿性及类风湿性关节炎、骨关节炎、急性肌腱炎、痛经等，也可用于一般性解热、镇痛。

同类药物有萘普生（naproxen）、芬布芬（lederfen）、酮洛芬（ketoprofen）、非诺洛芬钙（fenoprofen calcium）、奥沙普嗪（oxaprozin）。

七、昔康类

吡 罗 昔 康

吡罗昔康（piroxicam）又称炎痛喜康，属苯噻嗪类非选择性 COX 抑制剂，为长效抗风湿药，解热镇痛和抗炎作用强。口服吸收迅速，血浆 $t_{1/2}$ 为 35~45 小时，每日用药 1 次即可达到满意疗效。临床主要用于风湿性和类风湿性关节炎治疗，对创伤性疼痛和手术痛也有一定的镇痛作用。不良反应发生率较低，主要为胃肠道反应，偶有皮疹、水肿；长期服用应注意肝、肾功能。

同类药物有美洛昔康（meloxicam）、替诺昔康（tenoxicam）。

第二节 抗痛风药

痛风是体内嘌呤代谢紊乱，尿酸产生过多引起的疾病。表现为高尿酸血症，尿酸盐在关节、肾及结缔组织中析出结晶，产生炎症反应。

一、抑制尿酸合成的药物

别 嘌 醇

别嘌醇（allopurinol）又称别嘌呤醇，是体内次黄嘌呤的异构体，通过抑制黄嘌呤氧化酶，使尿酸生成减少，尿中排出减少并防止尿酸盐在尿路形成结石。次黄嘌呤和黄嘌呤均可被黄嘌呤氧化酶催化生成尿酸。别嘌醇能使痛风患者组织内的尿酸结晶重新溶解，使痛风症状得到缓解，临床多用于慢性痛风，是痛风间歇期的首选标准治疗药物。口服易吸收，0.5～1 小时达血浆峰浓度，$t_{1/2}$ 为 2～3 小时。不良反应较少，偶见皮疹、胃肠反应、转氨酶升高和白细胞减少。

同类药物有奥昔嘌醇（oxipurinol）、巯异嘌呤（tisopurine）。

二、增加尿酸排泄的药物

丙 磺 舒

丙磺舒（probenecid）又称羧苯磺胺。口服吸收完全，90% 与血浆蛋白结合，血浆 $t_{1/2}$ 约为 12 小时，大部分以主动转运方式从肾小管排泄，尿酸亦经肾小球滤过，并在肾近曲小管中段分泌入原尿，于肾近曲小管重吸收。丙磺舒竞争性抑制尿酸的重吸收，加速尿酸从肾脏的排泄；还可竞争性抑制青霉素和头孢菌素在肾小管的分泌，提高抗生素的血药浓度，产生协同抗菌作用。因无镇痛及抗炎作用，故临床主要用于慢性痛风。治疗初期由于尿酸盐自关节部位转移入血，可使痛风症状暂时加重，增加饮水并碱化尿液可促进尿酸排泄，防止尿结石形成。对磺胺药过敏及肾功能不全患者禁用。

同类药物有磺吡酮（sulfinpyrazone）、苯溴马隆（benzbromarone）。

三、抑制白细胞游走进入关节的药物

秋 水 仙 碱

秋水仙碱（colchicine）作用机制可能与中性粒细胞的微管蛋白结合，从而阻止微管蛋白聚合形成微管，导致中性粒细胞的迁移、趋化和吞噬功能降低，也可抑制白三烯 B_4 的形成。对急性痛风性关节炎有选择性抗炎、镇痛作用，一般服药后数小时即可使关节症状消失。对其他疼痛症状无效，对血中尿酸浓度及尿酸排泄也无影响。不良反应较多，常见有胃肠道反应及骨髓损害、肾脏损害。

同类药物有地美可辛（demecolcine，秋水仙胺）。

第十八章 抗心律失常药

心律失常是由各种原因引起的心脏冲动形成异常或传导异常，表现为心动频率或节律改变。可分为：①缓慢型心律失常，包括心动过缓、各种传导阻滞等；②快速型心律失常，包括各种期前收缩，窦性或异位心动过速，心房、心室扑动或颤动等。对于缓慢型心律失常，一般采用阿托品或异丙肾上腺素等药物治疗。本章主要介绍治疗快速型心律失常的药物。

第一节 心律失常的电生理学基础

心律失常的发生与心肌电生理紊乱密切相关，而抗心律失常药主要是通过影响 Na^+、K^+、Ca^{2+} 转运，以纠正心律失常时的电生理紊乱而发挥其治疗作用，因此了解心肌电生理的基本知识，对理解该类药物的药理作用及指导临床用药具有重要意义。

一、正常心肌电生理

（一）心肌细胞的动作电位

心肌细胞膜具有选择通透性，此特点易造成膜两侧离子分布不均，使膜两侧形成内负外正的电位差，称为静息电位（resting potential，RP）。心肌和浦肯野纤维的静息电位为 -90mV，窦房结的静息电位为 -60mV。当心肌细胞兴奋时，细胞膜对不同离子通透性发生改变，引起膜两侧不同离子分别向细胞内外转运，发生除极、复极过程，形成动作电位（action potential，AP）。AP 分为 5 个时相：

0 相：为除极期。根据心肌细胞内流离子种类及速度快慢的不同，可将细胞分为快反应细胞（包括心房肌、心室肌和浦肯野纤维）和慢反应细胞（包括窦房结和房室结）。快反应细胞的动作电位 0 相除极是由于 Na^+ 内流所致；慢反应细胞则由 Ca^{2+} 内流所致。因 Na^+ 通道的启动速度与电流幅度远较 Ca^{2+} 通道快而大，所以心房肌、心室肌和浦肯野纤维的动作电位 0 相上升快、振幅大、传导快，表现为快反应电活动；而窦房结、房室结除极速度慢、动作电位振幅小、传导速度慢，表现为慢反应电活动。

1 相：为快速复极初期，由 K^+ 短暂外流所致。

2 相：为缓慢复极期（平台期），主要由 Ca^{2+} 及少量 Na^+ 缓慢内流及少量 K^+ 外流所致。

3 相：为快速复极末期，由大量 K^+ 外流所致。

0 相至 3 相的时程合称为动作电位时程（action potential duration，APD）。

4 相：为静息期，通过钠 – 钾泵（$Na^+ – K^+ – ATP$ 酶），使细胞内外 Na^+、K^+ 浓度恢复到静息状态。自律细胞 4 相复极达最大舒张电位后，自动缓慢除极达阈电位时便激发下一次动作电位，见图 18 – 1。快反应自律细胞 4 相自动除极主要是 Na^+ 内流和衰减的 K^+ 外流所致；而慢反应自律细胞的自动除极主要由 Ca^{2+} 缓慢内流所致。

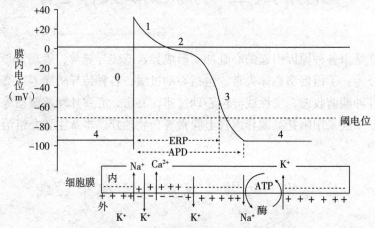

图 18 – 1　心肌细胞膜电位与离子转运示意图

（二）自律性

当自律细胞复极达到最大舒张电位后，在没有外界刺激的作用下，自动缓慢除极，达到阈电位时，激发节律性动作电位，心肌的这种电生理特性称为自律性。影响自律性的主要因素是 4 相斜率，即舒张期自动除极化速率，自动除极化速率越快，达到阈电位的时间越短，单位时间内产生冲动的频率越高，自律性越高；反之自律性越低。

（三）膜反应性与传导速度

静息电位（或最大舒张电位）水平与其所激发的 0 相最大去极化速度之间的关系称膜反应性，即心肌细胞膜对刺激的反应性。一定范围内，膜静息电位（负值）大，兴奋后动作电位幅度大，0 相上升速度快，传导速度也快；反之则传导减慢。故膜反应性是影响传导速度的重要因素。

（四）有效不应期

有效不应期（effective refractory period，ERP）是指从 0 相去极开始到复极膜电位达 $-60mV$ 的过程，在有效不应期中无论给予细胞多大刺激也不能产生可扩布的动作电位。这段时间 Na^+ 通道处于失活状态，ERP 长意味着心肌不起反应的时间延长，不易发生快速型心律失常。

二、心律失常发生的电生理学机制

冲动形成异常和冲动传导异常或二者兼有均能引起心律失常。

（一）冲动形成异常

1. 自律性增高 自律性高低主要受自律细胞 4 相自动除极化速度、舒张期最大电位水平及阈电位水平影响。若 4 相自动除极化速度加快或最大舒张电位减小（负值减小）或阈电位下移（负值增大），则达到阈值的时间缩短，自律性增高。对于快反应自律细胞 4 相除极化速度取决于 Na^+ 内流超过 K^+ 外流的速度，对于慢反应自律细胞则取决于 Ca^{2+} 内流的速度。

2. 后除极和触发活动 后除极是指在一个动作电位中继 0 相除极后所发生的除极，其频率快，振幅小，呈振荡性波动。后除极分早后除极及迟后除极，前者发生在复极 2 或 3 相中，主要是 Ca^{2+} 内流过多引起；后者发生在复极 4 相中，由细胞内 Ca^{2+} 过多而诱发、Na^+ 短暂内流所致。由后除极引起的异常冲动的发放，称为触发活动。

（二）冲动传导异常

1. 单纯性传导障碍 有传导减慢、传导阻滞、邻近细胞传导速度不一致及单向传导阻滞等。

2. 折返激动 是指一次冲动下传后，又可顺着另一环形通路折回，再次兴奋原已兴奋过的心肌。折返激动是引起期前收缩、心动过速、扑动和颤动的主要机制。折返激动的发生机制，见图 18 - 2。

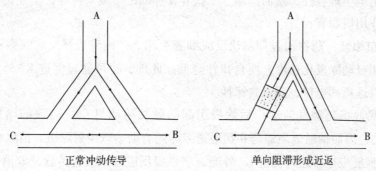

正常冲动传导　　　　　　　　单向阻滞形成近返

图18－2 浦肯野纤维末梢正常冲动传导及单向传导阻滞形成折返示意图

正常状态时，冲动从 AB、AC 同时下传达心室肌，激发除极与收缩后，冲动在 BC 段内各自消失在对方的不应期中。在病理条件下，若 AC 段发生传导减慢，出现单向传导阻滞时，冲动不能经病变区下传，只能沿 AB 支下传，经心室肌 BC 段传至 CA 支（逆行通过单向阻滞区）再折回至 AB 支，形成折返。如此单个冲动就会反复激动心肌，引发快速型心律失常，单次折返引起一次早搏，连续折返引起阵发性心动过速、心室纤颤等。

第二节 抗心律失常药的分类及作用机制

一、抗心律失常药的分类

根据药物对心肌受体及心肌细胞膜离子通道的选择性不同，可将抗心律失常药分为四大类，见表18-1，其中Ⅰ类又分为a、b、c三个亚类。

表18-1 抗心律失常药的分类

	类别	药理作用	代表药物
Ⅰ类	钠通道阻滞药		
Ⅰa类		适度阻滞钠通道药	奎尼丁
Ⅰb类		轻度阻滞钠通道药	利多卡因
Ⅰc类		重度阻滞钠通道药	普罗帕酮
Ⅱ类	β受体阻断药	阻断β受体	普萘洛尔
Ⅲ类	钾通道阻滞药	延长APD、ERP	胺碘酮
Ⅳ类	钙通道阻滞药	阻滞钙通道，抑制Ca^{2+}内流	维拉帕米

二、抗心律失常药的作用机制

抗心律失常药主要作用于心肌细胞膜的不同离子通道，影响Na^+、K^+、Ca^{2+}转运，改变心肌细胞电生理特性，从而抑制、干扰异常冲动的形成与传导，实现抗心律失常作用。其基本作用机制有：

1. 降低自律性 药物通过抑制快反应细胞4相Na^+内流或慢反应细胞4相Ca^{2+}内流，降低4相自动除极化速度，使自律性降低。此外，也可通过促进K^+外流，增大最大舒张电位以远离阈电位，降低自律性。

2. 减少后除极与触发活动 后除极引起的触发活动与Ca^{2+}内流的增加和短暂的Na^+内流有关，因而钠通道阻滞药和钙通道阻滞药有助于减少后除极，消除触发活动。

3. 影响膜反应性 通过促进K^+外流，增强膜反应性，改善传导，取消单向传导阻滞，消除折返激动，如苯妥英钠；通过抑制Na^+内流，降低膜反应性，减慢传导，可促使单向传导阻滞向双向传导阻滞转变，也可终止折返激动，如奎尼丁。

4. 绝对或相对延长有效不应期（ERP） 有的药物能抑制Na^+内流，使APD、ERP延长，但延长ERP更明显（ERP/APD比值增大），出现绝对延长ERP的作用，如奎尼丁；有的药物促进K^+外流，抑制Na^+内流，使APD和ERP均缩短，但APD缩短更明显（ERP/APD比值仍较正常为大），起到相对延长ERP的作用，如利多卡因。绝对或相对延长ERP意味着异位冲动落入ERP的机会增多，减少折返，因此绝对或相对延长ERP的药物，都有抗心律失常作用。

第三节 常用抗心律失常药

一、钠通道阻滞药

（一）Ia 类药物

奎 尼 丁

奎尼丁（quinidine）是由茜草科植物金鸡纳树皮中提取的一种生物碱，是抗疟药奎宁的右旋体，抗疟作用较弱，但对心脏的作用却比奎宁强 5 ~ 10 倍。

【体内过程】本品口服吸收快而完全，30 分钟起效，血药浓度 2 ~ 3 小时达高峰，血中药物 80% 与血浆蛋白结合，心肌中分布较多。主要经肝代谢，10% ~ 20% 药物以原形经肾排泄。

【药理作用】奎尼丁可与细胞膜上的脂蛋白结合，降低细胞膜对 Na^+、K^+、Ca^{2+} 的通透性，但抑制 Na^+ 内流大于抑制 K^+ 外流，影响心肌细胞膜除极和复极过程。

1. 降低自律性 抑制自律细胞 4 相 Na^+ 内流，降低异位节律点自律性，抑制异位冲动的发生，对病窦综合征患者抑制作用明显，但对正常窦房结影响甚微。

2. 减慢传导 阻滞 Na^+ 通道，抑制 Na^+ 内流，减慢 0 相上升速度，减小动作电位振幅，使膜反应性降低，传导速度减慢，使单向传导阻滞变为双向传导阻滞，消除折返激动。

3. 延长有效不应期 这是抑制 0 相 Na^+ 内流、复极 3 相 K^+ 外流，使心房肌、心室肌和浦肯野纤维的 ERP 和 APD 均延长的结果，也有利于消除折返激动。

4. 影响自主神经 奎尼丁还具有抗胆碱作用（即阿托品样作用）及肾上腺素 α 受体阻断作用等。

【临床应用】奎尼丁为广谱抗心律失常药，适用于多种快速型心律失常的治疗，如心房扑动、心房纤颤、室上性和室性心动过速的转复和预防。对房扑和房颤，目前多采用电转律术，电转律前后可用奎尼丁以减慢心室频率及维持窦性节律。

【不良反应】安全性较小，不良反应较多见，老年人及肝、肾功能不良者更易出现。

1. 胃肠道反应 多发生在用药初期，可有恶心、呕吐、腹泻等。

2. 金鸡纳反应 表现为恶心、呕吐、头痛头昏、耳鸣耳聋、视力模糊等，严重时出现惊厥、呼吸抑制、休克，甚至死亡。

3. 心脏毒性 较为严重，治疗量可使心室内传导减慢，高浓度可引起各种心律失常及传导障碍等。

4. 奎尼丁晕厥或猝死 为最严重的毒性反应，突然出现意识丧失、四肢抽搐、呼吸停止、室性心动过速、心室纤颤，甚至死亡。晕厥发作时需立即采取人工呼吸、胸外心脏按压、电除颤；也可用异丙肾上腺素及乳酸钠等治疗。

5. 过敏反应 可有药热、皮疹、呼吸困难、哮喘、发绀、溶血性贫血、白细胞减少、血小板减少等。

6. 其他 与硝酸甘油合用，可诱发严重体位性低血压；与肝药酶诱导剂如苯巴比妥、苯妥英钠合用，可加速奎尼丁代谢；可升高地高辛血药浓度，诱发中毒；与双香豆素、华法林合用，使后者抗凝血作用增强。

普鲁卡因胺

普鲁卡因胺（procainamide）是局麻药普鲁卡因的衍生物，不易被血液中酯酶破坏，作用持久。

【体内过程】口服吸收较快而完全，1~1.5 小时达峰值浓度，生物利用度为 80%，广泛分布于全身。肝脏代谢速度有快慢两型，因不同人种及遗传因素而不同。

【药理作用及临床应用】与奎尼丁相似而较弱，但无明显抗胆碱作用及肾上腺素 α 受体阻断作用。主要用于室性期前收缩及室性心动过速，可以口服或静脉注射，作用比奎尼丁快。但长期用药不良反应多，所以抢救危急病例需静脉注射或滴注。一般认为奎尼丁对房性心律失常较好，普鲁卡因胺对室性心律失常较好。

【不良反应】

1. 胃肠道反应 口服可有恶心、呕吐、腹泻等。

2. 过敏反应 表现为皮疹、药热、粒细胞减少等。

3. 中枢反应 可引起精神抑郁、幻觉、精神失常等。

4. 其他 静脉注射可引起低血压、心肌抑制。用药半年以上，红斑狼疮样综合征发生率达 20%~40%，停药后可消失，必要时可用糖皮质激素治疗。严重心力衰竭、传导阻滞及肝肾功能严重损害者、系统性红斑狼疮患者禁用。

（二） Ib 类药物

利多卡因

利多卡因（lidocaine）安全、高效、速效，是抗室性心律失常的首选药物。

【体内过程】口服无效，常静脉给药。静脉注射 1~2 分钟生效，为维持疗效多采用静脉滴注给药。血浆蛋白结合率约为 70%，广泛分布于全身。主要在肝代谢，10% 以原形经肾脏排泄。肝功能不全及心力衰竭患者，利多卡因消除较慢，应考虑减量慎用。

【药理作用】利多卡因能抑制浦肯野纤维和心室肌细胞的 Na^+ 内流，促进 K^+ 外流。

1. 降低自律性 本药安全、速效，治疗量降低浦肯野纤维自律性，对窦房结、心房肌无效。

2. 相对延长 ERP 促进复极 3 相 K^+ 外流，缩短浦肯野纤维及心室肌的 APD 和 ERP，但缩短 APD 更显著，因而相对延长 ERP，减少折返激动。

3. 改变传导速度 影响较复杂：①治疗量时对正常传导速度无影响；细胞外高 K^+

及酸性环境时，利多卡因抑制 Na^+ 内流，明显减慢传导，使单向传导阻滞变为双向传导阻滞而消除折返；当细胞外低 K^+ 或损伤心肌部分除极化时，利多卡因则促进 K^+ 外流，加速传导，从而消除单向阻滞而终止折返。②大剂量时，能明显抑制 0 相上升速率而减慢传导。

【临床应用】主要用于各种原因引起的室性心律失常。对室性早搏、室性心动过速、心室纤颤有效，特别对急性心肌梗死并发室性心律失常疗效显著，是首选药。也可防治全身麻醉、心脏手术、强心苷中毒所致的室性期前收缩、室性心动过速及心室纤颤。对室上性心律失常效果较差。

【不良反应】发生率低而轻，多在静脉注射和剂量过大时出现。常有中枢神经系统症状，如头晕、嗜睡、惊厥、定向障碍、语言障碍、视力模糊、感觉异常等。严重时呼吸抑制及心跳骤停。眼震颤是利多卡因中毒的早期信号。偶见窦性心动过缓、房室传导阻滞等。用药期间应严格控制浓度和用药总量，注意监测血压、心电图、血清电解质及血药浓度。

Ⅱ、Ⅲ度房室传导阻滞，严重窦房结功能障碍，有癫痫大发作病史及严重肝肾功能障碍者禁用。

美 西 律

美西律（mexiletine）又称慢心律，作用与利多卡因相似，但本药口服有效，作用持续时间长，可达 6～8 小时或以上。主要用于各种室性心律失常，尤其是对强心苷中毒、急性心肌梗死诱发的心律失常效果较好。可用于对利多卡因治疗无效的患者。也常用于维持利多卡因疗效。

常见不良反应有恶心、呕吐、头晕、震颤、共济失调、视觉障碍，甚至昏迷及惊厥等。静脉给药可致低血压、心动过缓、传导阻滞等，须监测心电图和血压。

苯 妥 英 钠

苯妥英钠（phenytoin sodium）抗心律失常作用与利多卡因相似，可降低浦肯野纤维自律性，与强心苷竞争 Na^+-K^+-ATP 酶，相对延长 ERP；该药还能抑制 Ca^{2+} 内流，防止强心苷中毒所致的迟后除极和触发活动，故主要作为强心苷中毒时快速型心律失常的首选药。苯妥英钠还能提高房室结 0 相除极速率，加快传导速度，有对抗强心苷中毒所致房室传导阻滞作用。严重心功能不全、低血压患者慎用，孕妇、窦性心动过缓、严重房室传导阻滞者禁用。

（三）Ic 类药物

普罗帕酮（propafenone，心律平）

【药理作用】主要抑制 Na^+ 通道，抑制 4 相 Na^+ 内流，减慢 4 相自动除极速率，使自律性降低；重度阻滞 0 相 Na^+ 内流，减慢传导，明显使单向传导阻滞变为双向传导阻滞，消除折返；适度延长 APD 和 ERP。由于其减慢传导程度超过延长 ERP 程度，易引起折返而诱发心律失常。此外，还兼有 β 受体阻断、钙通道阻滞及轻度普鲁卡因样局麻作用。

【临床应用】口服用于防治室性或室上性期前收缩；静脉注射可用于中止阵发性室性或室上性心动过速和预激综合征伴室上性心动过速等。

【不良反应】不良反应有胃肠反应，如恶心、呕吐、口干、口腔金属味、便秘等；中枢反应，如头痛、头晕、视物模糊、精神障碍、手指震颤等；心血管反应，如血压下降、心动过缓、心肌收缩力下降，诱发急性左心衰竭或心源性休克，还可致体位性低血压、房室传导阻滞等。

本药一般不宜与奎尼丁、普萘洛尔、胺碘酮等抗心律失常药合用，以防相互作用而使心脏抑制。肝肾功能不全、低血压、妊娠前 3 个月及哺乳期妇女慎用。休克、心力衰竭、Ⅱ 或 Ⅲ 度房室传导阻滞及窦房结病变患者禁用。

二、β 受体阻断药

β 受体阻断药主要通过阻断 β 受体，抑制自律细胞 4 相除极而使自律性降低；也能阻滞钠通道，开放钾通道，缩短复极时间，相对延长 ERP；还能减慢 0 相上升速率而减慢传导。

普 萘 洛 尔

普萘洛尔（propranolol）又称心得安。

【药理作用】普萘洛尔阻断 β 受体，抑制交感神经过度兴奋引起的心肌自律性增高、传导加快、不应期缩短，实现抗心律失常作用。

1. 降低自律性　能降低窦房结、房室结、浦肯野纤维自律性，尤其是运动、情绪激动等交感神经兴奋时更明显。

2. 影响传导速度　治疗浓度时对传导速度并无影响；高浓度时才具有膜稳定作用，能明显减慢传导速度。

3. 相对延长 ERP　治疗浓度时的普萘洛尔促进 K^+ 外流，使 APD 和 ERP 缩短，但缩短 APD 更显著，故相对延长 ERP；高浓度时能产生膜稳定作用，故延长 APD 和 ERP。

【临床应用】主要用于室上性和室性心律失常的治疗。对窦性心动过速可作为首选药，尤其是交感神经兴奋性过高、甲状腺功能亢进及嗜铬细胞瘤等引起的窦性心动过速；与强心苷或地尔硫䓬合用治疗房颤、房扑及阵发性室上性心动过速以控制心室率，效果较好；心肌梗死患者长期服用本药，可减少心律失常的发生，缩小心肌梗死范围，降低死亡率。

同类药物有美托洛尔（metoprolol）、阿替洛尔（atenolol）等。

三、钾通道阻滞药

钾通道阻滞药又称延长动作电位时程药，属 Ⅲ 类抗心律失常药。本类药物可减少

K^+外流，延长动作电位时程、有效不应期，消除折返。

胺 碘 酮

胺碘酮（amiodarone）又称乙胺碘呋酮。

【体内过程】口服吸收慢而不完全，生物利用度为30%～40%，个体差异明显。血浆蛋白结合率95%，广泛分布于全身，心肌药物浓度约为血浆药物浓度的30倍。$t_{1/2}$为25～50天，平均约40天，故停药后疗效可维持数十天。其主要在肝内代谢为有活性的代谢产物，然后经胆道排泄。

【药理作用】

1. 降低自律性 阻滞4相Na^+内流和Ca^{2+}内流，减慢4相自动除极速率，使窦房结和浦肯野纤维的自律性降低。

2. 减慢传导 阻滞0相Na^+内流和Ca^{2+}内流，减慢浦肯野纤维和房室结的传导速度。

3. 延长不应期 阻滞钠通道和钾通道，抑制Na^+内流和K^+外流，使心房肌、心室肌和浦肯野纤维APD和ERP显著延长而消除折返，此作用明显强于其他抗心律失常药。

4. 其他 能非竞争性阻断α、β受体，舒张血管平滑肌，降低外周阻力，扩张冠状血管，增加冠脉流量，减少心肌耗氧量。

【临床应用】胺碘酮为长效广谱抗心律失常药。口服适用于各种室上性和室性心律失常。能使心房扑动、心房纤颤、阵发性室上性心动过速转复并维持其窦性节律；对室性期前收缩、阵发性室性心动过速也有效；对预激综合征合并心房颤动或室性心动过速者疗效佳；静脉给药可用于阵发性室上性心动过速及利多卡因治疗无效的室性心动过速。

【不良反应】

1. 消化道症状 恶心、呕吐、便秘、食欲减退等。

2. 甲状腺功能紊乱 因分子中含碘而使甲状腺功能改变，导致甲状腺机能亢进或低下，后者多见于老年人。服用期间应定期检查甲状腺功能，对碘过敏、甲状腺功能失调者禁用。

3. 肺毒性 是最严重的病变。长期大剂量应用可致间质性肺炎、肺纤维化等，应密切观察咳嗽、胸痛、发热及进行性呼吸困难等肺毒性症状。

4. 心血管反应 快速静脉注射可引起低血压、窦性心动过缓、房室传导阻滞、室内传导阻滞等。因此，静脉注射或静脉滴注宜先稀释后缓慢给药，同时监测血压、心率与心电图变化，如心率小于60次/分应立即停用。

5. 神经系统症状 手部纤颤、头痛、头晕及睡眠紊乱。

6. 其他 服药3～4周以上可引起角膜褐色微粒沉着，皮肤呈现灰暗色或蓝色，患者皮肤、眼睛对强烈日光敏感性增加，引起光过敏反应，应注意防护。

四、钙通道阻滞药

钙通道阻滞药广泛应用于心血管疾病治疗中，因能阻滞Ca^{2+}内流、减轻胞浆Ca^{2+}

超负荷而发挥作用，故对室上性心动过速治疗效果较好。三种常用的钙通道阻滞药减慢心率的程度有所不同：硝苯地平作用较差，甚至反射性兴奋交感神经，使心率加快，因此不用于治疗心律失常；维拉帕米和地尔硫草减慢心率作用较明显，临床上常用于治疗快速型心律失常。

维 拉 帕 米

维拉帕米（verapamil）又称异搏定、戊脉安。

【体内过程】维拉帕米口服吸收迅速而完全，首关消除明显，生物利用度仅 10% ~ 30%，口服 2 小时起效，作用维持约 8 小时；静脉注射 5 ~ 10 分钟作用达高峰，可维持 15 分钟以上。主要在肝脏代谢，约 70% 经肾脏排泄，肝、肾功能不全者应减量。

【药理作用】阻滞心肌细胞钙通道，阻滞 Ca^{2+} 内流，对窦房结、房室结作用显著。

1. 降低自律性　阻滞 Ca^{2+} 内流，抑制窦房结、房室结 4 相舒张期除极化速率，降低自律性。

2. 减慢传导　抑制窦房结、房室结 0 相上升最大速率，减慢传导，延长 ERP，减少或取消后除极引起的触发活动；还能终止房室结的折返激动，防止心房扑动、心房纤颤引起的心室率加快。

3. 延长不应期　阻滞 Ca^{2+} 通道，使窦房结、房室结的复极时程延长，延长 ERP。大剂量维拉帕米能延长浦肯野纤维的 APD 和 ERP。

【临床应用】维拉帕米的负性频率、负性传导、负性肌力作用在所有钙通道阻滞药中最为显著，因此常作为预防和治疗阵发性室上性心动过速的首选药，用药后能使 80% 以上患者转为窦性节律。此外，对心房扑动、心房纤颤，本药仅能控制心室率；对心肌缺血、强心苷中毒、急性心肌梗死引起的室性期前收缩有效。

【不良反应】一般不严重，口服可有面红、恶心、呕吐、头晕、头痛，长期服用可有便秘及踝部水肿等。静脉注射易引起低血压、心动过缓，加重心功能不全，与其他抗高血压药合用需调整剂量，以免血压过低。支气管哮喘、房室传导阻滞、重度心衰、心源性休克患者慎用或禁用。

同类药物有地尔硫草（diltiazem）。

第四节　抗心律失常药用药原则

抗心律失常药物种类较多，安全范围较窄，选用药物时应全面考虑各种因素，如诱发因素、病情轻重、心律失常的类别、患者心功能状态、药物作用与不良反应等。药物治疗以恢复并维持窦性心律，减少或消除异位心律，控制心室频率，维持一定的循环功能为目标。必须注意抗心律失常药本身也能引起心律失常，应当先单独小剂量用药，不轻易联合用药；单独用药疗效不佳或为增强疗效减少各药不良反应时，可联合用药。用药时一定要严格掌握适应证，注意用药剂量个体化，并避免不恰当的联合用药；用药期间需密切监测血压、心率、心电图和肝肾功能等。

常见心律失常的治疗药物选择：

1. 窦性心动过速 应针对病因如感染、低血压、心衰、甲状腺功能亢进等进行治疗，需要时选用β受体阻断药或维拉帕米。

2. 房性期前收缩 偶发时一般不需要治疗；频发时可选用β受体阻断药、胺碘酮、维拉帕米。奎尼丁或普鲁卡因胺作为次选。

3. 心房扑动或纤颤 转律可用奎尼丁（宜先给强心苷），或与普萘洛尔合用；预防复发可单用或加用胺碘酮；控制心室率用强心苷类或加用普萘洛尔或维拉帕米。

4. 阵发性室上性心动过速 可用兴奋迷走神经的方法（如刺激咽喉、压迫眼球、颈动脉窦按摩等），无效时宜首选维拉帕米，也可选用普萘洛尔、胺碘酮、强心苷类等。

5. 室性早搏 偶发或无症状者不需治疗；伴急性心肌梗死时宜选用利多卡因；强心苷类中毒者宜选用苯妥英钠，并补充钾盐；其他类型酌情选用普鲁卡因胺、美西律、胺碘酮。

6. 室性心动过速 宜选用利多卡因、普鲁卡因胺、美西律等。

7. 心室颤动 除做胸外心脏按压及电除颤外，药物应用宜选利多卡因、普鲁卡因胺和胺碘酮。

第十九章 抗慢性心功能不全药

慢性心功能不全（chronic heart failure）又称充血性心力衰竭（congestive heart failure，CHF），是指在适当静脉回流的前提下，心排血量绝对或相对减少，不能满足机体代谢需要所导致的以循环功能障碍为主要表现的一种病理综合征。许多心血管疾病，如冠心病、高血压、病毒性心肌炎、心脏瓣膜病等，以及代谢障碍性疾病如糖尿病、甲状腺功能亢进等，均能引起心肌收缩力减弱、心率加快、心脏前后负荷及心肌耗氧量增加、心输出量降低，同时还可伴有神经内分泌及心脏结构方面的改变，诸多因素进一步加剧影响心脏功能，形成恶性循环。针对这些情况，临床治疗慢性心功能不全时应注重改善患者心脏功能，缓解症状，预防或延缓心室重构，降低死亡率。

根据慢性心功能不全时心脏结构、功能及神经内分泌等方面的病理变化，抗慢性心功能不全药可分为：①正性肌力药，如强心苷类、非强心苷类正性肌力药等；②减轻心脏负荷药，如利尿药、血管扩张药等；③肾素 – 血管紧张素 – 醛固酮系统抑制药，如 ACEI 类、$AT_1 - R$ 阻断药等；④β 受体阻断药，改善慢性心功能不全患者的症状，可作为治疗轻、中度慢性心功能不全的药物，但因其对心脏有抑制作用，禁用于重度心衰患者，见图 19 – 1。

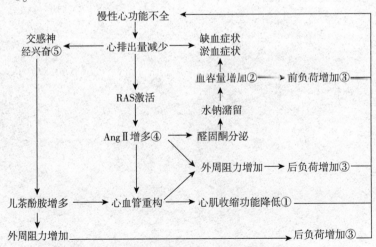

图 19 – 1 慢性心功能不全发病机制及药物作用环节
注：①正性肌力药；②利尿药；③扩血管药；④ACEI；⑤β 受体阻断药

第一节 正性肌力药

一、强心苷类

强心苷类（cardiac glycosides）是一类选择性增强心肌收缩力的药物，主要来源于洋地黄类植物，又名洋地黄类药。常用药物主要有洋地黄毒苷（digitoxin）、地高辛（digoxin）、毛花苷 C（cedilanid，西地兰）、毒毛花苷 K（strophanthin K）等。

【体内过程】根据药物作用时间长短，强心苷类药物可分为长效、中效和短效三类。各药的体内过程有明显差异，见表 19-1，这种差异主要取决于它们的脂溶性，口服吸收率、血浆蛋白结合率及消除方式均与脂溶性成正比。洋地黄毒苷脂溶性最高，毒毛花苷 K 脂溶性最小，地高辛介于两者之间。

1. 吸收 洋地黄毒苷脂溶性最高，口服吸收完全，生物利用度高可达 100%；地高辛脂溶性稍低，生物利用度个体差异较大，为 60%～80%，可能与药物制剂的生产工艺有关；毒毛花苷 K 口服生物利用度较低，应用时需静脉注射给药。洋地黄毒苷可经胆汁排泄进入肠道再吸收，形成肝肠循环，从而使其作用时间延长。

2. 分布 不同强心苷存在较大差异。强心苷与血浆蛋白结合率比例不同，其中洋地黄毒苷最高，毒毛花苷 K 最小，地高辛介于两者之间。血浆半衰期不同，其中洋地黄毒苷和地高辛分布较广，可分布于全身各组织；毒毛花苷 K 和去乙酰毛花苷在心、肝、肾中浓度较高。

3. 代谢 洋地黄毒苷脂溶性最高，易进入肝细胞代谢；地高辛在体内代谢较少；毒毛花苷 K 和去乙酰毛花苷则很少在体内代谢。

4. 排泄 洋地黄毒苷脂溶性最高，在体内维持时间长，其肝内代谢产物多数经肾脏排出，少量以原形经肾脏排泄；60%～90% 的地高辛以原形经肾脏排泄；毒毛花苷 K 和去乙酰毛花苷几乎全部以原形经肾脏排泄。

表 19-1 强心苷类药物的药动学参数

分类	药物	给药方法	显效时间	高峰时间	半衰期	主要消除方式
长效	洋地黄毒苷	口服	2 小时	8～12 小时	5～7 天	肝代谢
中效	地高辛	口服	1～2 小时	4～8 小时	33～36 小时	肾排泄
	毛花苷 C	静脉注射	10～30 分钟	1～2 小时	23 小时	肾排泄
短效	毒毛花苷 K	静脉注射	5～10 分钟	0.5～2 小时	12～19 小时	肾排泄

【作用机制】强心苷抑制心肌细胞膜上 Na^+-K^+-ATP 酶，使 Na^+-K^+ 交换减少，心肌细胞内 Na^+ 含量增多，Na^+-Ca^{2+} 交换增加，导致心肌细胞内 Ca^{2+} 增多，心肌收缩力增强。

【药理作用】

1. 增强心肌收缩力（正性肌力作用） 强心苷对心脏具有高度选择性，治疗量能够直接加强心肌收缩力，加快心肌收缩速度，增加心输出量，从而缓解 CHF 症状。这是强心苷治疗 CHF 的主要药理学基础。正性肌力作用的特点：

（1）增强心肌收缩效能　强心苷加快心肌纤维收缩速度，每搏收缩期缩短、舒张期相对延长，有利于静脉回流与冠状动脉血液灌注，使心肌得到充分休息。

（2）降低衰竭心肌耗氧量　心肌耗氧量取决于心肌收缩力、心率及心室壁张力，后者尤其重要。心力衰竭时心肌耗氧量较高，应用强心苷后，心肌收缩力增强使耗氧量增多，但因用药后心排血充分，心室舒张末期容量减少，心室壁张力下降，加之反射性心率减慢也使心肌耗氧量减少。

（3）增加衰竭心脏输出量　强心苷一方面增强心肌收缩力、改善心脏泵功能，另一方面通过反射，降低外周交感神经兴奋性，使血管扩张、外周阻力下降、心排出量增加。

2. 减慢心率（负性频率作用）　强心苷增强心肌收缩力，使心排出量增加，反射性兴奋迷走神经，减慢心率，延长心室舒张期，使心脏得以休息。

3. 负性传导作用　强心苷治疗剂量能反射性兴奋迷走神经，降低窦房结自律性，减慢房室传导速度。中毒剂量时抑制 $Na^+ - K^+ - ATP$ 酶，使细胞内 K^+ 浓度降低，自律性升高，容易诱发快速型心律失常。

4. 心电图表现　治疗剂量强心苷可使 $P - R$ 间期延长、$Q - T$ 间期缩短、$P - P$ 间期延长，甚至 T 波倒置。中毒剂量时可出现各种心律失常的心电图表现，如室性早搏、室性心动过速及房室传导阻滞等。

5. 利尿作用　强心苷通过增加心排出量，使肾血流量增多，尿量增加，同时抑制肾小管 $Na^+ - K^+ - ATP$ 酶，减少 Na^+ 重吸收，发挥利尿作用。

【临床应用】

1. 充血性心力衰竭　强心苷是治疗 CHF 的重要药物，但对不同原因引起的 CHF，在疗效上有很大差别。对心衰伴心房颤动、心房扑动的效果最好；对心排出量减少、心肌收缩力减弱为主要表现的心衰效果较好，如高血压、动脉硬化、心脏瓣膜病、先天性心脏病引起的 CHF；对严重贫血、维生素 B_1 缺乏、甲状腺功能亢进等引起的 CHF，强心苷效果较差；对缩窄性心包炎、严重二尖瓣狭窄等引起的心衰无效；活动性心肌炎、肺源性心脏病等存在心肌缺血缺氧的心衰患者易出现中毒。

2. 某些心律失常

（1）心房颤动和心房扑动　心房颤动是指心房各部位发生快速紊乱而细弱的纤维性颤动，350～600 次/分，其最大危害是导致心室颤动。强心苷通过负性传导作用，抑制冲动从心房传入心室，发挥保护心室作用，是治疗心房颤动的首选药物。

心房扑动是指心房快速而规律的异位节律，250～300 次/分，传入心室使心室率增快。强心苷通过缩短心房有效不应期，使心房扑动转变为较弱的心房颤动，再抑制心房颤动的传导，发挥治疗作用。

（2）阵发性室上性心动过速　强心苷能反射性兴奋迷走神经，减慢传导，治疗阵发性室上性心动过速。

【不良反应】强心苷安全范围较小，个体差异较大，且存在肝肠循环，易出现中毒。用药前应注意诱发强心苷中毒的因素，如低血钾、低血镁、高血钙、严重心肌缺血缺氧、肝肾功能不全等。中毒反应的主要表现：

1. 胃肠反应　是强心苷中毒的常见早期症状，与其兴奋延髓催吐化学感受区有关，主要表现有恶心、呕吐、食欲不振等。应注意与强心苷用量不足、CHF 未被控制或因胃肠疾病而产生的恶心、呕吐症状相区别。

2. 神经系统反应　可有表情淡漠、疲倦、头晕、失眠、谵妄、惊厥、视觉障碍（黄视症、绿视症、视力模糊）等。此反应为强心苷中毒的典型反应，一旦出现黄绿视症，应立即停药。

3. 心脏毒性反应　是强心苷中毒最严重的毒性反应，主要表现为心律失常。最常见的心律失常是室性早搏，严重时可出现室性心动过速。一旦发现，应立即停药，否则可发展为心室纤颤。其机制可能与心肌细胞内钙超负荷激发心肌后除极有关。此外，还可出现各种程度的心动过缓、房室传导阻滞，一般认为心率低于每分钟 60 次即应停药。

禁用于房室传导阻滞、窦性心动过缓、严重心肌缺血缺氧性疾病（活动性心肌炎、肺源性心脏病等）。

【中毒防治】

1. 预防　首先应注意诱发强心苷中毒的各种因素，如年龄较大、用量过大、肝肾功能不全、低血钾、低血镁、高血钙以及合用提高强心苷血药浓度的药物（如利血平、胺碘酮、奎尼丁、排钾利尿药、儿茶酚胺类药等）。其次要严格掌握适应证，了解近期使用强心苷的类型、特点、使用方法及使用时间，纠正易患因素，及时发现中毒的临床表现，尤其是中毒的先兆，如室性早搏、心动过缓等，必要时补充钾盐、减量甚至停药。

2. 治疗　一旦发现，应立即停药，轻症补钾，对重度快速型心律失常如室性早搏、室性心动过速可使用苯妥英钠、利多卡因治疗；对窦性心动过缓、房室传导阻滞，可用阿托品纠正；若强心苷中毒危及生命时，用地高辛抗体 Fab 片段静脉注射对抗，它能特异性地与强心苷结合，使强心苷从与 $Na^+ - K^+ - ATP$ 酶的结合中解离出来，使中毒症状缓解或消失。

【给药方法】因药物剂量存在个体差异，用药不慎易发生毒性反应，所以应做到剂量个体化。

1. 传统给药方法　分为两步：第一步，即先在短时间内给予足量强心苷以充分发挥疗效，此量称为全效量或洋地黄化量（用药期间患者在安静状态下心率稳定在 60 ~ 70 次/分，呼吸平稳，肺部啰音消失，肿大的肝脏回缩，尿量增加，水肿和腹水消退，食欲改善时，提示达到洋地黄化）；第二步，逐日给予小剂量补充每日消除量，以维持疗效，此量称为维持量。

（1）全效量　全效量又分为缓给法和速给法。缓给法适用于轻中度心功能不全患者，3 ~ 4 天内给足全效量。如口服地高辛，首剂给予 0.25 ~ 0.5mg，以后每 6 ~ 8 小时服 0.25mg，直至全效量 1.25 ~ 1.5mg。速给法适用于病情危急且两周内未用过强心苷的患者，24 小时内给足全效量。

（2）维持量　达到全效量后，给予小剂量以补充每日消除量，维持有效血药浓度。一般多选用地高辛 $0.125 \sim 0.25$ mg/d。维持量应用时间应依病情而定，当心功能不全的诱因（如分娩、手术或过量输液等）去除后，心功能好转时即可停药，或于病因消除后 $2 \sim 3$ 天停药；对病因不能去除者应依病情长期给予维持量。

2. 每日维持量法　近年来临床研究证明，对 CHF 的轻中症者，采用每日维持给药法，即每日给予一定剂量，经过 $4 \sim 5$ 个 $t_{1/2}$，使血药浓度逐渐达到稳态血药浓度。这种方法可明显减少强心苷中毒的发生，简便易行，安全有效，但起效缓慢。

二、非强心苷类正性肌力药

（一）磷酸二酯酶Ⅲ抑制剂

氨力农和米力农

氨力农（amrinone，氨吡酮）和米力农（milrinone，甲氰吡酮）对心肌和血管平滑肌细胞内的磷酸二酯酶Ⅲ有特异性抑制作用，通过减少细胞内 cAMP 降解而增加 cAMP 的水平，使 Ca^{2+} 内流增加，升高细胞内 Ca^{2+} 浓度，增强心肌收缩力。此外，还可以松弛血管平滑肌，舒张血管，减轻心脏负荷。短期静脉滴注治疗对强心苷、利尿药及血管扩张药联合治疗无效的严重心力衰竭。用药期间应密切监测血压、心率、心动节律和肝功能，如发现异常应立即停药。

（二）β 受体激动药

多巴酚丁胺

多巴酚丁胺（dobutamine）为多巴胺的衍生物，可选择性激动心脏 β_1 受体，对 β_2 受体与 α 受体作用很弱。本药兴奋 β_1 受体，激动腺苷酸环化酶，使 cAMP 生成增多，Ca^{2+} 内流增加，增强心肌收缩力和心排出量，改善心衰症状；对 β_2 受体的微弱兴奋作用可使外周血管平滑肌松弛，减轻心脏负荷，减少心肌耗氧量，改善心功能。临床主要用于重度心力衰竭不能耐受强心苷的患者、心肌梗死后心力衰竭及急性左心衰竭患者。持续用药时间超过 72 小时，易产生耐受性。能加快房室传导，心房纤颤患者禁用。

同类药物有异波帕胺（ibopamine）。

（三）钙增敏剂

钙增敏剂是一类通过增强肌钙蛋白对 Ca^{2+} 敏感性，在细胞内 Ca^{2+} 浓度水平不升高的情况下增加心肌收缩力的药物。此类药物既能增强心肌收缩力，又能抑制钙超载，故能减轻患者心衰症状，增加运动耐力，提高生活质量，属新型抗心衰药物。临床常用药物有匹莫苯（pimobendan）、维司力农（vesnarinone）、硫马唑（sulmazole）等。

第二节　减轻心脏负荷药

慢性心功能不全发生时，心脏前、后负荷增加，心输出量减少。减轻心脏负荷药通过减轻心脏前、后负荷，使心排出量增多，改善心功能，用于心力衰竭治疗。临床常用药物有利尿药、血管扩张药等。

一、利尿药

利尿药是治疗 CHF 的基本药物。常用药物有高效能利尿药，如呋塞米；中效能利尿药，如氢氯噻嗪；低效能利尿药，如螺内酯等。

利尿药短期应用，通过排钠利尿减少血容量和回心血量，减轻心脏前负荷；长期用药，可使血管壁平滑肌细胞中 Na^+ 减少，Na^+-Ca^{2+} 交换减少，细胞内 Ca^{2+} 减少，外周血管张力下降，降低心脏后负荷。由于前、后负荷均降低，心脏泵血功能得以改善，从而减轻心功能不全的症状和体征。

利尿药作为抗慢性心功能不全的常规辅助用药，常与其他抗心衰药合用，缓解心力衰竭症状。轻、中度 CHF 可选用噻嗪类利尿药，如氢氯噻嗪；重度 CHF，尤其急性左心功能不全合并肺水肿者可选用强效利尿药，如呋塞米、布美他尼等；严重的 CHF 伴有醛固酮增多者，应选用螺内酯以对抗醛固酮。

应用注意：①长期使用利尿药容易引起电解质紊乱，以低血钾较为常见，因此用药期间宜补充钾盐或合用留钾利尿药（如螺内酯、氨苯蝶啶），以避免低钾血症和强心苷中毒的发生；②呋塞米有耳毒性，用药期间应避免与其他有耳毒性的药物合用；③氢氯噻嗪可导致血糖升高，糖尿病性心力衰竭患者应予以注意；④利尿药剂量必须准确，既要有效缓解水肿，又要避免过度利尿导致机体血容量不足及电解质紊乱；⑤因能激活肾素－血管紧张素－醛固酮系统，所以利尿药宜与 ACEI 类和血管扩张药等合用，不宜长期单独使用。

二、血管扩张药

血管扩张药主要通过扩张血管，减轻心脏前、后负荷，发挥改善心衰症状，治疗 CHF 作用。常用药物有硝酸甘油、肼屈嗪、硝普钠、哌唑嗪及硝苯地平等。主要用于不能耐受强心苷或使用利尿药无效的慢性心功能不全患者。常用血管扩张药的作用特点见表 19-2。血管扩张药容易引起血压下降，故应用时应避免剂量过大、速度过快，以免导致血压骤降，加重心衰症状。

表 19-2　常用血管扩张药的作用特点

药物	扩张血管	作用特点	临床应用
硝酸甘油	小静脉	减轻心脏前负荷	肺淤血症状明显的 CHF
肼屈嗪	小动脉	减轻心脏后负荷	心排出量减少、外周阻力高的 CHF

续表

药物	扩张血管	作用特点	临床应用
硝普钠	小静脉、小动脉	减轻心脏前后负荷	急性心肌梗死及高血压时的 CHF
硝苯地平	小动脉	减轻心脏后负荷	高血压、心绞痛及心肌肥厚时的 CHF
哌唑嗪	小静脉、小动脉	减轻心脏前后负荷	心率过快、高肾素时的 CHF

第三节　肾素-血管紧张素-醛固酮系统抑制药

CHF 时神经内分泌调节机制发生紊乱。表现为在疾病后期（即失代偿期），肾素-血管紧张素-醛固酮系统（RAAS）被激活，血管紧张素释放增多，引起血管收缩，外周阻力增加，心脏后负荷增加；醛固酮激素增多引起水钠潴留，血容量增加，心脏前负荷增加，加重心衰的症状；此外，肾素-血管紧张素-醛固酮系统还能促进平滑肌细胞、成纤维细胞增生，以及心肌细胞肥大，参与心室重构、血管重构过程。

肾素-血管紧张素-醛固酮系统抑制药通过阻断 RAAS，减轻心脏负荷、改善患者心衰症状、抑制心血管重构、降低病死率，在心力衰竭治疗中已取得较为满意的疗效，现已广泛应用。肾素-血管紧张素-醛固酮系统抑制药包括血管紧张素转化酶抑制剂（ACEI）、血管紧张素 II 受体阻断药、醛固酮拮抗药三类。

一、血管紧张素转化酶抑制剂

卡 托 普 利

卡托普利（captopril）为第一代 ACEI。

【药理作用】

1. 减轻心脏负荷　卡托普利抑制血管紧张素转化酶使血管紧张素生成减少，减轻其所诱导的血管收缩作用，降低心脏负荷；减少醛固酮分泌，减轻水钠潴留，降低心脏负荷；减少缓激肽的降解，扩张外周血管，外周阻力下降，心排出量增加，进一步减轻心脏负荷，缓解心衰。

2. 抑制心室及血管重构　小剂量 ACEI 抑制心血管重构，改善心肌纤维化症状，心功能得以改善，降低患者病死率。

3. 影响交感神经系统活性　ACEI 减少血管紧张素生成，进而导致去甲肾上腺素释放减少，降低交感神经系统活性。

【临床应用】ACEI 能逆转心血管重构，改善心功能，明显降低难治性心功能不全患者的病死率，临床常与利尿药、强心苷类药物合用。尤其适用于高血压伴心功能不全患者。

【不良反应】不良反应较少，常见的有刺激性干咳，主要与其促使缓激肽增加有关，停药后可自行消失。少数患者有血管神经性水肿、蛋白尿、皮疹等。剂量过大可致血压下降明显，应从小剂量开始使用。此外卡托普利还可导致味觉、嗅觉障碍，可预防性补充锌元素。

同类药物有依那普利（enalapril）、赖诺普利（lisinopril）、雷米普利（ramipril）、贝那普利（benazepril）等。

二、血管紧张素Ⅱ受体阻断药

血管紧张素Ⅱ受体阻断药选择性阻断血管紧张素Ⅱ受体（AT_1-R），可明显对抗血管紧张素Ⅱ的血管收缩作用；也能抑制肾素-血管紧张素-醛固酮系统活性，逆转左室重构和心肌纤维化。疗效与 ACEI 相似，但对缓激肽代谢无影响，因此不产生刺激性干咳、血管神经性水肿。此外，还可促进尿钠、尿酸排泄，对肾脏有保护作用。临床上主要用于不能耐受 ACEI 的重度心功能不全患者。常用药物有氯沙坦（losartan）、厄贝沙坦（irbesartan）等。

三、醛固酮拮抗药

心衰发生时，肾素-血管紧张素-醛固酮系统反射性兴奋，醛固酮释放增多，致使水钠潴留、镁钾丢失、心肌负荷过重、心肌纤维化等，加重心衰症状。临床研究证实对心衰患者加用醛固酮拮抗药可阻断醛固酮受体，对抗由醛固酮增多引起的多种症状，明显降低病死率。此类药物与常规抗心衰药合用，可以增强抗心衰治疗疗效，改善患者生活质量。但应注意本类药物易引起高血钾。常用药物有螺内酯（spironolactone）、伊普利酮（eplerenone）等。

第四节　β受体阻断药

美托洛尔治疗特发性扩张型及缺血性心肌病引起的 CHF，疗效显著，改变了以往因β受体阻断药具有心脏抑制作用，将其列为对 CHF 禁忌的认识，提出早期应用β受体阻断药，可降低 CHF 患者的死亡率，提高其生活质量的观点。常用药物有卡维地洛（carvedilol）、拉贝洛尔（labetalol）及比索洛尔（bisoprolol）等。

【药理作用】

1. β受体上调作用　在 CHF 进展过程中，交感神经兴奋，高浓度儿茶酚胺释放增多，直接损伤心肌；同时心肌细胞β受体下调，β受体对正性肌力作用药物的反应性逐渐减弱。β受体阻断药通过阻断β受体，可降低交感神经张力，抑制儿茶酚胺对心肌的毒性作用，从而保护心肌；长期使用还可使 CHF 的β受体数量及密度上调，增强β受体对正性肌力药的敏感性。

2. 抑制 RAAS 作用　β受体阻断药通过阻断β受体，减少肾素分泌，抑制 RAAS 作用，使血管舒张，钠水潴留减少，心脏负荷减轻，降低心肌耗氧量，增加心肌供血，从而改善心衰症状。此外，β受体阻断药还可延缓甚至逆转 CHF 患者的心室重构。

3. 其他　β受体阻断药通过阻断β受体，可减慢心率，延长左室充盈时间，增加心肌灌注,减少心肌耗氧量;并有抗心律失常作用,可减少 CHF 时心律失常的发生,对心衰心脏有保护作用。

【临床应用】β 受体阻断药治疗 CHF 还在探索阶段,不作为 CHF 治疗的一线药物。临床上主要用于治疗扩张型心肌病导致的轻、中度慢性心功能不全,尤其适合于伴高血压、冠心病、心律失常、心肌梗死患者,需与其他抗心衰药如强心苷、ACEI、利尿药联合应用。

【不良反应】β 受体阻断药减慢心率、降低房室传导速度、收缩支气管平滑肌,故禁用于重度心衰、重度房室传导阻滞、严重心动过缓、严重左室功能减退、低血压及支气管哮喘患者。用药时应从小剂量开始,逐渐增加至耐受量,同时需严密观察患者的血压、心率变化,避免因心脏抑制作用过强,加重心衰症状。停药时应逐渐减少药量,防止突然停药出现停药反应,导致心绞痛甚至急性心肌梗死发生。

第二十章　抗心绞痛药及抗动脉粥样硬化药

第一节　抗心绞痛药

心绞痛是冠状动脉粥样硬化性心脏病（冠心病）的主要常见症状，是冠状动脉供血不足，心肌急剧、短暂的缺血缺氧引起的临床综合征。发作时胸骨后或心前区可出现阵发性压榨性疼痛，有窒息感，疼痛向颈部、左肩及左上肢放射，应用抗心绞痛药或适当休息时疼痛可于几分钟内缓解，若持续疼痛、得不到缓解则有可能导致急性心肌梗死。临床上将心绞痛分为三种类型：①劳累性心绞痛。多发生于情绪激动、劳累或其他心肌需氧量增加时，包括最常见的稳定型、初发型、恶化型，休息或舌下含服硝酸甘油可缓解。②自发性心绞痛。心绞痛的发生与心肌需氧量增加无明显关系，常发生于夜间或安静状态，疼痛时症状较重、时间较长，包括卧位型、变异型（由冠脉痉挛引发）、中间综合征和梗死后心绞痛，不易被硝酸甘油缓解。③混合性心绞痛。为劳累性心绞痛和自发性心绞痛混合出现，在心肌需氧量增加或不增加时都可发生。临床上常将初发型、恶化型、自发性心绞痛称为不稳定型心绞痛。

正常情况下心肌供血供氧与耗氧处于动态平衡状态。当心肌的血、氧供需平衡破坏，冠状动脉供血供氧不足，心肌耗氧量增加时，导致心绞痛发生。由于心肌一过性供血供氧不足，心肌内积聚较多的代谢产物，如乳酸、丙酮酸、磷酸、组胺等，刺激心脏内神经末梢，引发疼痛。

抗心绞痛药物主要通过降低心肌耗氧、增加冠状动脉供血供氧、恢复心肌血氧供需平衡来发挥治疗作用。部分药物还具有保护心肌细胞、减轻心肌损伤、抑制血栓形成等作用。常用的抗心绞痛药物有硝酸酯类、β受体阻断剂和钙通道阻滞剂。抗血小板药、抗血栓药也有助于心绞痛治疗。

一、硝酸酯类

硝酸甘油

硝酸甘油（nitroglycerin）是硝酸酯类的代表药，起效快、疗效肯定、使用方便，是抗心绞痛最常用的药物。

【体内过程】硝酸甘油口服首关消除明显，生物利用度低，仅为8%。舌下含服吸收速度快，且生物利用度高，可达80%，给药后1~2分钟起效，3~5分钟作用达高峰，作用维持20~30分钟。亦可经静脉和皮肤给药。血浆蛋白结合率约为60%，主要经肝脏代谢，经肾排泄。

【药理作用】硝酸甘油的基本药理作用是显著松弛血管平滑肌。其扩张血管的主要机制：硝酸甘油进入体内后，经谷胱甘肽转移酶催化，释放出一氧化氮（NO），NO激活鸟苷酸环化酶，使细胞内环磷酸鸟苷（cGMP）含量增加，激活cGMP依赖型蛋白激酶，抑制Ca^{2+}内流和胞内肌质网Ca^{2+}释放，导致肌球蛋白去磷酸化，松弛血管平滑肌，扩张血管，对处于痉挛状态的冠状动脉扩张作用强。

1. 降低心肌耗氧量 硝酸甘油扩张容量血管，减少回心血量，减轻心脏前负荷，使心腔容积变小，心室壁张力下降，心肌耗氧量减少；同时也舒张阻力血管，降低外周阻力，从而减轻心脏后负荷，降低心肌耗氧量。

2. 改善缺血区心肌供血 硝酸甘油舒张较大的冠状动脉及其侧支血管。心绞痛发作时，因缺血缺氧导致代谢产物增加，致使缺血区的阻力血管代偿性扩张，非缺血区血管则不扩张，其阻力较缺血区血管大。硝酸甘油舒张较大冠状动脉而增加的血流量易于流向阻力较小、已明显扩张的缺血区阻力血管，增加缺血区心肌的血氧供应，缓解心肌缺血缺氧情况，见图20-1。

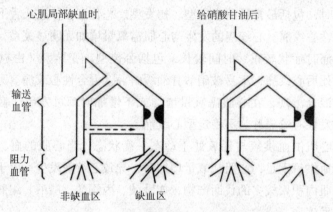

图20-1 硝酸甘油增加缺血区血流量示意图

3. 增加心内膜供血 心内膜下血管血流量易受心室壁张力和室内压的影响。心绞痛发作时，室壁张力明显增高，心内膜下极易缺血。硝酸甘油通过扩张容量血管，减少回心血量，降低心室壁张力和室内压，促使冠状动脉向心内膜下灌注血液，减轻心内膜下区域缺血缺氧症状，增加缺血区血流灌注。

4. 保护缺血的心肌细胞，减少心肌损伤 硝酸甘油促进内源性前列腺素PGI_2、降钙素等物质的生成与释放，保护缺血的心肌细胞，减轻心肌缺血性损伤。

此外，硝酸甘油抑制血小板聚集与黏附，有防止血栓形成作用，有利于冠心病的治疗。

【临床应用】

1. 心绞痛 舌下含服能迅速缓解各型心绞痛的急性发作，效果确实可靠，常作为首选药物。在有发作先兆，如胸前区压迫、紧张、烧灼感时，及时含服可预防心绞痛发生。

2. 急性心肌梗死　硝酸甘油可作为急性心肌梗死发作的常用急救药物。及早小剂量、短时间静脉注射使用，能改善缺血区的血液供应，减少心肌耗氧量，减轻心肌缺血损伤，缩小梗死范围。

3. 心功能不全　硝酸甘油扩张血管，降低心脏前、后负荷，缓解心衰症状，可用于重度和难治性心功能不全患者。

4. 高血压危象　静脉给药可扩张血管，降低血压，缓解高血压危象症状。

【不良反应】

1. 扩血管反应　可出现颜面潮红、颅内压增高、搏动性头痛，故活动性颅内出血、颅脑外伤患者禁用；升高眼内压，故青光眼患者禁用。严重者出现体位性低血压，应采取坐位或卧位给药，不宜快速更换体位。大剂量硝酸甘油扩张血管，降低血压，可反射性兴奋交感神经，引起心率加快、心肌耗氧量增加，诱发或加重心绞痛，故应严格控制用药量，禁用于心动过速患者。与 β 受体阻断药合用可对抗。

2. 高铁血红蛋白血症　大剂量硝酸甘油代谢后产生亚硝酸根离子，使血红蛋白氧化成高铁血红蛋白，表现为恶心、呕吐、缺氧、发绀等。一旦发生高铁血红蛋白血症，应立即停药，症状严重者静脉注射亚甲蓝缓解。

3. 快速耐受性　短期内多次用药可出现疗效降低现象，称为快速耐受性。停药 1 ~ 2 周后耐受性消失，疗效恢复。宜采用小剂量、间歇给药方法，以减少耐受性出现。服用叶酸、富含巯基的食物以延缓耐受性出现。

4. 过敏反应　少数患者对硝酸甘油过敏。用药前应仔细询问药物过敏史。

同类药物有硝酸异山梨酯（isosorbide dinitrate，消心痛）、戊四硝酯（pentaerythritol tetranitrate，硝酸戊四醇酯）、单硝酸异山梨酯（isosorbide mononitrate）。可口服给药，作用持续时间较长。用于冠心病的长期治疗及预防心绞痛发作。

二、β 受体阻断药

普萘洛尔

普萘洛尔（propranolol）又称心得安，脂溶性高，口服易吸收，但有明显的首关消除，易通过血脑屏障，主要经肝脏代谢，从肾脏排泄。

【药理作用】普萘洛尔阻断 β_1 和 β_2 受体。

1. 降低心肌耗氧量　心绞痛发作时，交感神经兴奋，心肌局部和血中儿茶酚胺含量增加，引起心率加快，心肌收缩力增强，导致心肌耗氧量增加，诱发加重心绞痛。普萘洛尔通过阻断心脏 β_1 受体，减慢心率，减弱心肌收缩力，减少心脏作功，降低心肌耗氧量，从而缓解心绞痛，这是 β 受体阻断药抗心绞痛的主要机制。

2. 增加缺血区的血液供应　普萘洛尔通过阻断心脏 β_1 受体，减慢心率，使心室舒张期延长，冠状动脉灌注时间随之延长，有利于血液从心外膜向心内膜缺血区灌注；同时心肌耗氧量减少，非缺血区血管阻力相对增高，迫使血液向缺血区已舒张的阻力血管流动，从而增加缺血区的血液供应。

3. **改善心肌能量代谢** 普萘洛尔阻断 β 受体，抑制脂肪分解酶活性，减少脂肪酸氧化代谢对氧的消耗；改善缺血区心肌对葡萄糖的摄取和利用；保护缺血区心肌线粒体的结构和功能；同时促进氧合血红蛋白解离，从而改善心肌能量代谢和心肌供氧。

【临床应用】普萘洛尔主要用于稳定型心绞痛和不稳定型心绞痛，尤其是伴高血压、心动过速或心律失常患者。对变异型心绞痛无效，甚至可使其症状加重、病情恶化，可能与阻断 β 受体后 α 受体活性相对增高，致外周血管和冠状动脉收缩，减少心肌供血有关。

普萘洛尔与硝酸酯类联合应用，可互相取长补短，协同降低耗氧量，增强治疗心绞痛效果：①β 受体阻断药能对抗硝酸酯类所引起的反射性心率加快；②硝酸酯类能纠正 β 受体阻断药所致的心室容积增大和冠脉血管收缩。但因合用时两药均可使血压降低导致冠脉血管灌注不足，不利于缓解心绞痛，故合用时剂量不宜过大。

【不良反应】

1. **一般不良反应** 恶心、呕吐、腹泻等，停药后可自行消失。

2. **心血管反应** 有心率减慢、房室传导阻滞、心肌收缩力降低、血压下降等。故重度心衰、房室传导阻滞、窦性心动过缓、严重低血压患者禁用。

3. **诱发哮喘发作** 其阻断 $β_2$ 受体，抑制支气管平滑肌扩张，诱发或加重支气管哮喘，故有支气管哮喘病史者禁用。

4. **停药反应** 久用停药应逐渐减量，长期用药后突然停药，易导致心肌耗氧量增加、血压升高，诱发心绞痛，甚至引起心肌梗死，故停药时应逐渐减少剂量，避免"反跳现象"的发生。

同类药物有吲哚洛尔（pindolol）和选择性 $β_1$ 受体阻断药阿替洛尔（atenlolo）、美托洛尔（metoprolol）等。

三、钙通道阻滞药

钙通道阻滞药通过阻滞细胞膜外 Ca^{2+} 内流，减少心肌耗氧量发挥作用，是临床预防和治疗心绞痛的常用药，对变异型心绞痛疗效最好。因其兼有抗心律失常及降压作用，所以常用于心肌缺血伴有高血压或心律失常的治疗。

维 拉 帕 米

维拉帕米（verapamil）又称异搏定、戊脉安，为苯烷胺类钙通道阻滞药。口服吸收率较高，但首关消除明显，生物利用度低，约有 90% 与血浆蛋白结合。主要在肝脏代谢，经肾脏排泄。

【药理作用】

1. **减少心肌耗氧量** 维拉帕米抑制心肌细胞 Ca^{2+} 内流，减慢心率，降低心肌耗氧量。可抑制血管平滑肌细胞 Ca^{2+} 内流，松弛血管平滑肌，舒张血管，减轻心脏前后负荷，降低心肌耗氧量。

2. **增加缺血心肌供血** 维拉帕米抑制 Ca^{2+} 内流，松弛血管平滑肌，舒张冠状动脉和侧支循环，缓解冠脉痉挛，促进血液从心外膜向心内膜下灌注，增加缺血区血液量。

3. 保护缺血心肌　心肌缺血时可使 Ca^{2+} 集聚在细胞内，导致细胞内钙超载，线粒体肿胀而失去氧化磷酸化功能。维拉帕米阻滞 Ca^{2+} 内流，保护线粒体结构与功能，减轻缺血对心肌细胞的损害。

4. 抑制血小板聚集与黏附　可防止血栓形成，减轻心肌缺血症状。

【临床应用】维拉帕米可用于各种类型心绞痛的治疗，尤其对冠状动脉痉挛引起的变异型心绞痛效果好。对伴心律失常患者也可应用。

【不良反应】主要有搏动性头痛、颜面潮红、心悸、眩晕等扩张血管反应，故用药后不应立即变换体位，以防体位性低血压。心动过缓、重度低血压、房室传导阻滞、充血性心力衰竭患者禁用。

同类药物有二氢吡啶类钙通道阻滞药硝苯地平（nifedipine）、尼群地平（nitrendipine）、尼莫地平（nimodipine）及地尔硫䓬（diltiazem）等。

第二节　抗动脉粥样硬化药

动脉粥样硬化（atherosclerosis，AS）是缺血性心脑血管疾病的主要病理学基础，防治 AS 是防治心脑血管疾病的重要方法之一。诱发和加剧动脉粥样硬化的因素很多，如高脂饮食、脂质代谢紊乱、肥胖、高血压、糖尿病、血小板功能亢进及氧自由基增加等。因此，防治动脉粥样硬化的药物种类繁多，临床常用的抗动脉粥样硬化药可分为调血脂药、抗氧化剂、多烯脂肪酸类及保护动脉内皮药等。

血脂是血浆中脂类物质的总称，包括甘油三酯（TG）、磷脂（PL）、胆固醇（Ch）、游离脂肪酸（FFA）等。其中胆固醇又分为胆固醇酯（CE）和游离胆固醇（FC），合称为总胆固醇（TC）。脂类物质与血浆载脂蛋白（Apo）结合形成血浆脂蛋白（LP），溶于血浆中进行运输和代谢。根据血浆脂蛋白密度的不同，分为乳糜微粒（CM）、极低密度脂蛋白（VLDL）、低密度脂蛋白（LDL）、高密度脂蛋白（HDL）四类。其中极低密度脂蛋白、低密度脂蛋白促进动脉粥样硬化形成，而高密度脂蛋白则有防止动脉粥样硬化作用。

若血浆中低密度脂蛋白、极低密度脂蛋白、总胆固醇、甘油三酯增高称高脂蛋白血症，是导致动脉粥样硬化的重要诱因，尤其是高胆固醇血症和高甘油三酯血症。高密度脂蛋白低于正常也是动脉粥样硬化的危险因素。临床上将高脂蛋白血症分为五种类型，见表 20-1。

表 20-1　高脂蛋白血症的临床分型

类型	脂蛋白变化	血脂变化	
Ⅰ型	CM↑	TG↑↑↑	TC↑
Ⅱa型	LDL↑		TC↑↑
Ⅱb型	VLDL↑，LDL↑	TG↑↑	TC↑↑
Ⅲ型	LDL↑	TG↑↑	TC↑↑
Ⅳ型	VLDL↑	TG↑↑	TC↑
Ⅴ型	CM↑，VLDL↑	TG↑↑↑	TC↑

注：↑表示轻度升高；↑↑表示中度升高；↑↑↑表示重度升高。

一、调血脂药

治疗高脂血症，首先要调节饮食及生活习惯，食用低脂肪、低热量、低胆固醇类食物，同时戒烟限酒，并加强体育锻炼。3~6个月后，若血脂仍然异常，可用药物治疗。凡能使低密度脂蛋白、极低密度脂蛋白、总胆固醇、甘油三酯降低，或使高密度脂蛋白升高的药物，都有抗动脉粥样硬化作用，这类药物统称调血脂药。

调血脂药通过调节血浆脂质代谢，发挥抗动脉粥样硬化作用。常用的调血脂药有两大类：①主要降低 TC 和 LDL 的药物；②主要降低 TG 和 VLDL 的药物。

（一）主要降低 TC 和 LDL 的药物

羟甲基戊二酰辅酶 A 还原酶抑制剂：羟甲基戊二酰辅酶 A（3 - hydroxy - 3 - methyl - glutaryl coenzyme A，HMG - CoA）还原酶是肝细胞合成胆固醇过程中的限速酶，羟甲基戊二酰辅酶 A 还原酶抑制剂抑制羟甲基戊二酰辅酶 A 还原酶，减少内源性胆固醇的合成，为新型治疗高胆固醇血症的药物。此类药物又称他汀类（statins）。

洛 伐 他 汀

洛伐他汀（lovastatin）口服吸收较差，易受食物因素影响。在体外无活性，在肝脏内转化为有活性的产物 β - 羟基酸才可发挥作用。主要在肝脏代谢，随胆汁排出，少量代谢产物经肾脏排泄。

【药理作用】

1. 抑制羟甲基戊二酰辅酶 A 还原酶 洛伐他汀在肝脏内转为有活性的 β - 羟基酸，抑制羟甲基戊二酰辅酶 A 还原酶的活性，使胆固醇的合成减少。同时，体内胆固醇合成减少可代偿性诱导肝脏 LDL 受体上调，血浆 LDL 清除增多，使血浆中胆固醇、LDL、VLDL 含量下降，HDL 含量则略有增加。

2. 抑制血小板聚集，减轻动脉粥样硬化 洛伐他汀抑制血小板聚集、黏附，增强纤溶功能，保护血管内皮，减轻动脉粥样硬化症状。有研究表明，洛伐他汀在一定浓度范围内可保护血管内皮细胞，促进内皮细胞增殖，同时抑制血管平滑肌细胞，防止血管内膜增生。

【临床应用】

1. 洛伐他汀对以胆固醇增高为主的高脂血症效果较好，尤其对伴有胆固醇增高的Ⅱ型高脂蛋白血症和Ⅲ型高脂蛋白血症，是首选药。

2. 预防心脑血管疾病发生、血管形成术后再狭窄。因本品有调节血脂代谢、抑制血小板聚集与黏附等作用。

【不良反应】

1. 一般反应较轻，少数患者大剂量应用时可出现皮疹、头痛、胃肠反应等。

2. 肝功能改变：少数患者用药期间可出现转氨酶、碱性磷酸激酶、肌酸磷酸激酶可逆性升高，停药后可恢复，所以应密切注意检查肝功能。活动性肝病、肝功能不全患者禁用。妊娠期、哺乳期妇女禁用。

3. 横纹肌溶解症发生率较低，表现为肌无力、肌疼痛、肌强直等，病变部位肌退化，伴发热、乏力、肌酸磷酸激酶升高，尿呈现黑色或可乐色，严重者可导致肾功能衰竭。与苯氧酸类药合用时，会增加横纹肌溶解症的发生，应注意检查。

同类药物有辛伐他汀（simvastatin）、普伐他汀（pravastatin）等。

胆汁酸结合树脂：胆汁酸结合树脂属于碱性阴离子交换树脂，不溶水，不易被消化酶破坏，其通过与肠道内胆汁酸络合，抑制胆汁酸的肝肠循环，减少胆固醇在肠道内吸收而发挥作用。

考 来 烯 胺

考来烯胺（colestyramine）又称消胆胺，口服不易吸收，在肠腔内与胆汁酸络合，随粪便排出。

【药理作用】胆固醇在肝脏内代谢为胆汁酸后随胆汁排入肠腔，参与消化吸收脂肪，大部分胆汁酸可经肝肠循环重新被吸收和利用。考来烯胺在肠腔内不吸收，与胆汁酸牢固结合形成络合物随粪便排出，导致胆汁酸肝肠循环过程减弱，胆汁酸再利用减少，进而抑制肠道胆固醇的吸收。因肝内胆汁酸含量减少，诱导肝内胆固醇向胆汁酸转化，降低肝内胆固醇含量。同时，还能引起机体 LDL 受体上调，血浆 LDL 向肝内转运增多，致使血中 LDL 水平降低。

【临床应用】考来烯胺主要用于治疗以 TC 和 LDL 增多为主要表现的高脂蛋白血症，如Ⅱa 型高脂蛋白血症。起效较慢，服用后 4 ~ 7 天起效，2 周达最大疗效。因本品使肝内胆固醇水平降低，可代偿性增强羟甲基戊二酰辅酶 A 还原酶活性，促进肝脏合成胆固醇，故不宜单用，需与他汀类药物合用。

【不良反应】

1. 胃肠道反应　有刺激性难闻气味，较大剂量可引起恶心、呕吐、食欲减退、便秘等，可适当选择加用调味剂改善。长期应用可影响叶酸及铁剂的吸收；抑制脂溶性维生素的吸收，导致脂肪泻，所以用药期间应及时补充维生素 A、D，叶酸和钙剂等药物。

2. 其他　少数患者可出现碱性磷酸酶增高，用药期间应检查肝功能。本制剂为氯化物，长期应用可引起高氯酸血症。过敏者、完全性肠梗阻患者禁用。

考 来 替 泊

考来替泊（colestipol）又称降胆宁，作用机制与考来烯胺相同，与肠道胆汁酸络合抑制其肝肠循环，减少肝脏合成胆固醇，但不良反应发生率较低。

（二）主要降低 TG 和 VLDL 的药物

降低 TG 和 VLDL 的药物主要有苯氧酸类和烟酸类。苯氧酸类又称贝特类（fibrates），常用药物有氯贝丁酯（clofibrate）、吉非罗齐（gemfibrozil）、苯扎贝特（benzafibrate）、非诺贝特（fenofibrate）等。烟酸类常用药物有烟酸、阿昔莫司等。

氯贝丁酯

氯贝丁酯（clofibrate）又称氯贝特，口服吸收迅速而完全，给药 2 ~ 4 小时达峰浓度，是最早应用于高脂蛋白血症治疗的苯氧酸类药物，但不良反应较多，临床应用受到限制。

【药理作用】脂蛋白脂肪酶是分解脂蛋白中三酰甘油（TG）的重要酶。氯贝丁酯激活脂蛋白脂肪酶，促进三酰甘油分解代谢；同时，还可抑制肝脏合成、分泌 VLDL，降低血浆中 TG、VLDL 水平。促进 VLDL 分解，导致 VLDL 中的 TG 与 HDL 中的 CE 的交换减少，HDL 水平升高。此外，可轻度抑制肝脏合成胆固醇，使血浆胆固醇略有下降。还可抑制血小板聚集，增加纤溶酶活性，发挥抗冠状动脉粥样硬化作用。

【临床应用】临床上用于治疗以 TG、VLDL 增多为主要表现的高脂蛋白血症，如 Ⅱb 型、Ⅲ 型、Ⅳ 型高脂蛋白血症。

【不良反应】不良反应较多。胃肠道反应如恶心、腹胀、腹泻等，宜选择饭后服用或使用肠溶制剂；可导致肌肉溶解症，应密切观察患者有无肌肉疼痛等反应；可导致肝功能异常和胆结石形成，故肝功能不全与胆结石患者禁用。长期应用有诱发恶性肿瘤倾向。儿童、妊娠期妇女、哺乳期妇女禁用。

烟 酸

烟酸（nicotinic acid）属 B 族维生素，口服易吸收。

【药理作用】对多种高脂蛋白血症均有效。烟酸通过抑制脂肪细胞脂肪酶活性，使脂肪组织 TG 不易分解为游离脂肪酸，减少游离脂肪酸向肝脏转运，减少肝脏 VLDL 的合成；游离脂肪酸含量降低，肝脏合成 TG 也减少；促进胆固醇经胆汁排泄，抑制胆固醇酯化，降低肝脏胆固醇水平。其可适度提高 HDL 水平，发挥抗动脉粥样硬化作用。烟酸抑制血小板聚集，扩张血管，对血管内皮有保护作用。

【临床应用】烟酸属广谱调血脂药，可用于 Ⅱ 型、Ⅲ 型、Ⅳ 型高脂蛋白血症患者，其中对 Ⅱb 型和 Ⅳ 型高脂蛋白血症患者效果最好。

【不良反应】

1. 胃肠道反应：引起恶心、呕吐、腹泻等。因胃肠道刺激性较大，一般选择餐后服用。可加重消化道溃疡症状，故消化道溃疡患者禁用。

2. 偶见皮肤瘙痒、潮红，与皮肤血管扩张有关。

3. 大剂量使用可致肝功能异常、血糖升高、尿酸增高等，长期应用应定期检查血糖、肝功能、尿酸含量。糖尿病、痛风、严重肝功能不全患者禁用。

阿昔莫司

阿昔莫司（acipimox）为烟酸衍生物，作用机制与烟酸相似，但调血脂作用较强。口服吸收迅速，2 小时血药浓度达高峰，$t_{1/2}$ 为 2 小时，可明显降低 TG、升高 HDL。不升高尿酸水平，可用于高脂蛋白血症伴痛风患者。改善糖尿病患者空腹血糖及糖耐量，可用于高脂蛋白血症伴 Ⅱ 型糖尿病患者。不良反应少而轻。

二、抗氧化剂

普罗布考

普罗布考（probucol）又称丙丁酚。

【体内过程】口服吸收不完全，仅为 2% ~ 8%，饭后服可增加其吸收。吸收药物中 95% 沉积于脂蛋白，脂肪组织中的药物浓度为血药浓度的 100 倍。$t_{1/2}$ 约为 47 天，停药后血中的有效药物浓度仍可持续 3 ~ 5 个月。主要经胆道和消化道排泄。

【药理作用】

1. 降低胆固醇 可降低血浆 TC、LDL - C、HDL - C 含量，对 VLDL、TG 影响较小。

2. 抗氧化 该药具有高脂溶性，可结合到脂蛋白中，抑制氧自由基对 LDL 的氧化修饰。现知氧化修饰的 LDL 有细胞毒性，能损伤血管内皮，进而促进血小板、白细胞黏附，并分泌生长因子等物质，造成平滑肌移行和过度生长，并沉积于血管壁，造成动脉粥样硬化。

【临床应用】适用于以 LDL 升高为主要表现的高胆固醇血症，对继发于糖尿病、肾病所致高胆固醇血症有良效。长期应用可降低冠心病的发病率，对已形成的动脉粥样硬化病变有抑制和消退作用。与考来烯胺、烟酸、HMG - CoA 还原酶抑制剂合用作用加强。

【不良反应】不良反应以胃肠道反应为主，少数患者可出现恶心、呕吐、腹泻、腹胀、腹痛等。偶有嗜酸性粒细胞增多、感觉异常、血管神经性水肿。个别患者可有心电图 Q - T 延长，不宜与延长 Q - T 的药物合用。用药期间应注意心电图变化。近期心肌损伤者应避免使用。

维生素 C、维生素 E 也具有较强的抗氧化作用，能清除氧自由基，可作为动脉粥样硬化的辅助治疗药物。

三、多烯脂肪酸类

多烯脂肪酸（polyenoic fatty acids）是指含有两个或两个以上不饱和键的脂肪酸，也称多不饱和脂肪酸（polyunsaturated fatty acids，PUFAs）。根据第一个不饱和键在脂肪酸链中的位置，可分为 n - 6（或 ω - 6）型、n - 3（或 ω - 3）型两类。n - 6 型 PUFAs 包括亚油酸（linoleic acid）、γ - 亚麻油酸（γ - linolenic acid），主要存在于玉米油、葵花子油、红花油、亚麻子油及大豆油等植物油中，降脂作用较弱，临床应用疗效可疑。常见的制剂有月见草油、亚油酸丸及复方心脑康胶丸等。n - 3 型 PUFAs 除 α - 亚麻油酸外，主要有二十碳五烯酸（eicosapentaenoic acid，EPA）和二十二碳六烯酸（docosa-hexaenoic acid，DHA）等长链 PUFAs，含于海洋生物藻、鱼及贝壳类中。人摄取长链 PUFAs 后，易结合到血浆磷脂、血细胞、血管壁及其他组织中，改变体内脂肪酸代谢。

EPA 或 DHA 可明显降低血浆 TG、VLDL，降低血浆 TC 和 LDL－C，升高 HDL－C。并能抑制血小板聚集，降低全血黏度，增强红细胞可变性，有利于动脉粥样硬化的预防和治疗，用于高甘油三酯为主要表现的高脂血症。本类药物一般无不良反应，但大剂量或长期应用，可使出血时间延长，免疫功能降低。

四、保护动脉内皮药

硫酸多糖（polysaccharide sulfate）是一类含有硫酸基的多糖，多从动物脏器或藻类中提取，如肝素（heparin）、硫酸葡聚糖（dextran sulfate，右旋糖酐）、硫酸软骨素 A（chondroitin sulfate A）等。具有降低 TC、LDL、TG、VLDL，升高 HDL 以及抗凝血、防止血栓形成的作用；此外，本药带有大量阴电荷，能结合在血管内皮表面，可防止白细胞、血小板以及有害因子的黏附，因而具有保护血管内皮作用，对平滑肌细胞增生也有抑制作用。但肝素具有抗凝血作用较强、容易导致出血、口服无效、应用不便等缺点。目前临床已出现很多低分子量肝素，如依诺肝素（enoxaparin）、替地肝素（tedelparin）等，以及类肝素类制剂，如藻酸双脂钠、冠心舒（猪十二指肠或胰脏提取的物质，含黏多糖类）等。其具有调血脂、抗血小板聚集、保护血管内皮及防止动脉粥样硬化形成作用，临床用于缺血性心脑血管疾病。

第二十一章 抗高血压药

高血压（hypertension）是一种以体循环动脉血压增高为主要表现的临床综合征，是最为常见的心血管疾病。世界卫生组织（WHO）和国际高血压协会（ISH）1999 年制定的高血压分类标准，将高血压定义为：成人在未服抗高血压药的静息状态时收缩压≥140mmHg（18.7kPa）或/和舒张压≥90mmHg（12.0kPa）即可诊断为高血压。根据高血压病的发病机制，可将高血压分为原发性高血压和继发性高血压。原发性高血压的发病机制尚未完全阐明，主要与中枢神经系统、肾上腺素能神经系统、肾素 – 血管紧张素 – 醛固酮系统（renin – angiotensin – aldosterone system，RAAS）等血压调节功能失调有关；继发性高血压是继发于某些疾病如肾动脉狭窄、嗜铬细胞瘤或妊娠、药物等引起的高血压，其病因明确。根据血压升高幅度及主要器官受累程度也可将高血压分为轻度（Ⅰ期）、中度（Ⅱ期）、重度（Ⅲ期）。高血压的分类及诊断标准见表 21 – 1。

表 21 – 1　高血压的分类或分期

血压分类	收缩压（mmHg）	舒张压（mmHg）	靶器官损伤
正常血压	< 130	< 85	
正常高值	130 ~ 139	85 ~ 89	
Ⅰ期高血压（轻度）	140 ~ 159	90 ~ 99	
Ⅱ期高血压（中度）	160 ~ 179	100 ~ 109	已有器官损伤但功能尚可代偿
Ⅲ期高血压（重度）	≥180	≥110	损伤的器官功能已失代偿

高血压早期可无明显症状，但在持续发展过程中，可引起心、脑及肾等重要器官并发症，是脑卒中、冠心病的主要危险因素，对健康造成极大危害。因此高血压应早发现早治疗。合理应用降压药，不仅能降低血压，而且能减少心、脑、肾等重要脏器损害，降低并发症的发生率，提高生命质量，降低病死率，延长寿命。

第一节　抗高血压药的分类

抗高血压药又称降压药，是一类能降低动脉血压，用于治疗高血压病的药物。动脉血压的高低主要取决于心输出量和外周血管阻力，前者受心脏功能、回心血量和血容量的影响，后者主要受小动脉紧张度的影响。高血压的病理生理过程涉及多个环节，主要受交感神经系统、肾素 – 血管紧张素 – 醛固酮系统及血容量的调节，抗高血压药通过作用于这些系统中的一个或多个环节而发挥降压作用。根据药物的作用部位和作用机制不同，可将抗高血压药分为以下几类：

1. 利尿药 如氢氯噻嗪等。

2. 肾素 – 血管紧张素 – 醛固酮系统抑制药

（1）*血管紧张素 I 转化酶抑制药* 如卡托普利、依那普利等。

（2）*血管紧张素 II 受体阻断药* 如氯沙坦、缬沙坦等。

3. 钙通道阻滞药 如硝苯地平、尼群地平、氨氯地平等。

4. 交感神经抑制药

（1）*中枢性降压药* 如可乐定、莫索尼定等。

（2）*神经节阻断药* 如美卡拉明等。

（3）*去甲肾上腺素能神经末梢阻滞药* 如利血平、胍乙啶等。

（4）*肾上腺素受体阻断药* ①α₁受体阻断药：如哌唑嗪等。②β 受体阻断药：如普萘洛尔、美托洛尔、阿替洛尔等。

5. 血管扩张药

（1）*直接扩张血管药* 如硝普钠、肼屈嗪等。

（2）*钾通道开放药* 如米诺地尔等。

其中利尿药、钙通道阻滞药、β 受体阻断药、血管紧张素 I 转化酶抑制药及血管紧张素 II 受体阻断药，因其降压疗效确切，不良反应少，临床应用广泛，目前为临床常用的一线抗高血压药物。中枢性降压药、α₁受体阻断药、血管扩张药和去甲肾上腺素能神经末梢阻滞药不良反应相对较多，较少单独使用，多用于降压药的复方制剂中。神经节阻断药缺点多，基本不用于高血压的常规治疗。

第二节 常用的抗高血压药

一、利尿药

利尿药分高效能、中效能和低效能三大类。高效能利尿药如呋塞米利尿作用强大，但易引起严重的电解质紊乱，仅适用于高血压危象或合并氮质血症、尿毒症的高血压患者；低效能利尿药如螺内酯单用易引起高血钾，一般需与排钾利尿药合用；中效能利尿药如氢氯噻嗪降压作用温和，且能增强其他降压药的降压效果，常作为基础降压药广泛用于临床。

氢氯噻嗪

氢氯噻嗪（hydrochlorothiazide）又称双氢克尿噻。

【药理作用】通过排钠利尿，产生缓慢、温和、持久的降压作用，对立位和卧位血压均有降低作用。长期用药无水、钠潴留，无耐受性，不影响心率和心排出量，也不引起直立性低血压。用药 3~4 天后起效，2~4 周可达最大疗效。

其降压机制为：①用药初期，因排钠利尿作用，使细胞外液和血容量减少，导致心排出量降低而使血压下降；②长期用药，血容量和心输出量可逐渐恢复，但降压作用仍能维持。其机制为排钠利尿作用使血管平滑肌细胞内的 Na^+ 浓度降低，$Na^+ - Ca^{2+}$ 交换减少，细胞内 Ca^{2+} 减少，从而使血管平滑肌对缩血管物质如去甲肾上腺素的敏感性降低，导致外周血管扩张，血压下降；同时也与诱导动脉壁产生扩血管物质，如激肽、前列腺素等有关。

【临床应用】氢氯噻嗪是治疗高血压的常用基础药物，单独应用治疗轻度高血压，与其他抗高血压药合用治疗中、重度高血压。可提高其他抗高血压药物的疗效，延缓耐药性的产生，尤其对老年性收缩期高血压、合并心力衰竭及肥胖者效果较好。

【不良反应】一般不良反应有乏力、眩晕、头痛等。长期大剂量应用可致低血钾、低血钠、低血镁，可引起血糖、血脂、尿酸升高等，并可使血浆肾素活性增高、血尿素氮升高等。因此，糖尿病、高脂血症、痛风、肾功能不全患者应慎用。

吲达帕胺

吲达帕胺（indapamide）的化学结构与噻嗪类利尿药相似，为一新型强效、长效降压药，口服吸收迅速而完全，生物利用度高达 93%，$t_{1/2}$ 为 17 小时以上，每天服药 1 次，降压作用维持 24 小时。主要用于轻、中度高血压，对伴有水肿者尤为适用。不升高血脂，适用于合并高脂血症的高血压患者。

吲达帕胺兼有利尿作用和钙通道阻滞作用，但利尿作用弱。其降压机制主要是阻滞血管平滑肌 Ca^{2+} 内流，降低细胞内 Ca^{2+} 浓度，并可促使血管内皮细胞合成前列腺素（PGE_2、PGI_2）等扩血管物质，导致血管扩张，血压降低。本品与传统利尿药不同，对脂质代谢无不良影响，可增加高密度脂蛋白胆固醇浓度，不增加低密度脂蛋白胆固醇浓度，长期用药可减轻或逆转心室肥厚。与一般钙通道阻滞药不同，不加快心率，不降低心肌收缩力。

不良反应少而轻，偶有头痛、嗜睡、皮疹、恶心、上腹不适、食欲减退等。长期大剂量应用可致低血钾及尿酸增加。严重肝、肾功能不全和脑血管疾病患者禁用，孕妇慎用。

二、钙通道阻滞药

钙通道阻滞药（CCBs）又称钙拮抗药，可选择性阻滞心肌和血管平滑肌细胞钙通道，抑制 Ca^{2+} 内流，降低心肌收缩力，松弛血管平滑肌，扩张血管，而致血压下降。本类药物对正常血压影响不明显，降压作用温和，对收缩压和舒张压均有降低作用，不减少重要脏器如心、脑、肾的供血；也不引起糖类、脂类、尿酸及电解质代谢紊乱。长期用药还可减轻或逆转高血压所致的心室肥厚，使血管重构，无耐受性，不良反应轻微，是目前临床上治疗高血压的一线药物。常用药物有硝苯地平、尼群地平、氨氯地平等。

硝苯地平

硝苯地平（nifedipine）又称心痛定，属二氢吡啶类，是临床应用最早的钙通道阻滞药。

【体内过程】口服易吸收，10～20分钟产生降压作用，1～2小时作用达高峰，维持6～8小时；舌下含化2～3分钟显效，20分钟达高峰。$t_{1/2}$为4～5小时。主要经肝代谢，少量原形药经肾排泄。

【药理作用】降压作用快而强，其特点是：①可增加冠状动脉、脑、肾的血流量；②不引起水、钠潴留；③降压时伴有反射性心率加快，心输出量增加，血浆肾素活性增高，与β受体阻断药合用可增强降压作用，并减弱或消除硝苯地平降压引起的反射性心率加快。

【临床应用】对轻、中、重度高血压均有较好疗效。尤其适用于合并心绞痛、糖尿病、支气管哮喘、肾功能不全、高脂血症的高血压患者。可单独应用，也可与β受体阻断药、血管紧张素转化酶抑制药或利尿药联合应用。

【不良反应】不良反应轻微。主要有血管扩张导致的头痛、颜面潮红、心悸等，停药后可自行消失。长期用药致踝部水肿，与利尿药联合应用可减轻。偶可引起低血压，导致晕厥，甚至心绞痛、心肌缺血加重。硝苯地平短效制剂降压作用强，维持时间短，不良反应多，目前多主张使用缓释片或控释片，以求延长作用时间，并减轻迅速降压引起的反射性交感神经活性增加，获得平稳降压效果。主动脉瓣狭窄、肥厚型心肌病、不稳定型心绞痛及急性心肌梗死患者禁用。

同类药物有尼群地平（nitrendipine）、尼莫地平（nimodipine）、氨氯地平（amlodipine）等。

三、β受体阻断药

β受体阻断药在脂溶性、内在拟交感活性、对β受休的选择性及膜稳定性等方面有所不同，但降压作用大体相似，均可用于治疗高血压。长期应用无耐受性，不引起水、钠潴留。

普 萘 洛 尔

普萘洛尔（propranolol）又称心得安，通过阻断β_1、β_2受体，产生缓慢、温和、持久的降压作用。口服给药1～2周内开始显效，对收缩压和舒张压均有降低作用，不引起直立性低血压和水、钠潴留，长期用药无耐受性。其降压机制为：①阻断心脏β_1受体，抑制心肌收缩力并减慢心率，降低心输出量；②阻断肾小球旁器细胞β_1受体，减少肾素分泌和释放，抑制肾素－血管紧张素－醛固酮系统（RAAS）活性；③阻断交感神经末梢突触前膜的β_2受体，抑制正反馈调节作用，减少去甲肾上腺素释放；④阻断中枢β受体，抑制兴奋性神经元，导致外周交感神经活性降低。

普萘洛尔用于治疗各型高血压。单用治疗轻、中度高血压，也可与其他抗高血压药如利尿药、钙拮抗药、ACEI等合用治疗中、重度高血压。对高肾素活性、高心输出量高血压患者尤为适宜。对合并心绞痛、心动过速、脑血管病变患者疗效好。

常见不良反应有头晕、嗜睡、乏力、失眠及抑郁，还可抑制心脏，诱发支气管痉挛，导致低血压等。故心动过缓、房室传导阻滞、严重心功能不全、支气管哮喘、低血压患者禁用。长期用药不宜突然停药，以免引起反跳现象。因个体差异大，用药时需注意剂量个体化，应从小剂量开始，逐渐增量。

同类药物有阿替洛尔（atenolol，氨酰心安）、美托洛尔（metoprolol，倍他乐克）等。

四、血管紧张素Ⅰ转化酶抑制药

肾素－血管紧张素－醛固酮系统（RAAS）具有重要和广泛的生理作用，在心血管活动的调节以及高血压的发病机制中占有重要地位。肾素是由肾小球旁器细胞合成和分泌的体内活性物质，可将肝脏产生的血管紧张素原水解为血管紧张素Ⅰ（angiotensin Ⅰ，Ang Ⅰ），再经肺循环中的血管紧张素Ⅰ转化酶（angiotensin converting enzyme，ACE）作用转化为血管紧张素Ⅱ（angiotensin Ⅱ，Ang Ⅱ），Ang Ⅱ与血管紧张素受体结合，引起血管平滑肌收缩，并促进肾上腺皮质分泌醛固酮和髓质释放儿茶酚胺，导致血压升高。此外Ang Ⅱ能直接收缩肾血管平滑肌以及通过增加肾交感神经张力，降低肾血流量，减少Na^+排泄；Ang Ⅱ还可作用于心脏，表现出正性肌力和正性频率作用，并促进血管平滑肌的增生及心肌细胞的增生肥大。研究证实，不仅存在整体调节功能的RAAS（循环RAAS），而且在心脏、肾脏、血管壁、肾上腺、脑等组织中存在局部的RAAS（组织RAAS），后者局部合成、释放肾素及血管紧张素，对心血管及神经系统功能活动进行调节，同时还作为细胞因子促进心室重构（心室肥厚）和血管重构（管壁增厚）。

血管紧张素Ⅰ转化酶抑制药（angiotensin converting enzyme inhibitor，ACEI）通过抑制血管紧张素Ⅰ转化酶，减少Ang Ⅱ生成，扩张血管，减轻或逆转心血管重构，发挥降压作用。其常用药为卡托普利、依那普利等。

卡 托 普 利

卡托普利（captopril）又称巯甲丙脯酸。

【体内过程】口服易吸收，生物利用度为75%，宜在餐前1小时服用，以避免食物影响其吸收。口服15分钟起效，血药浓度1小时达峰值，维持时间4~6小时，血浆蛋白结合率为30%。体内消除快，$t_{1/2}$为2小时，部分在肝代谢，40%~50%以原形经肾脏排出，肾功能不全者应适当减量。

【药理作用】卡托普利通过抑制血管紧张素Ⅰ转化酶，减少血管紧张素Ⅱ的生成及醛固酮的分泌，并能减少缓激肽的降解，使血管扩张，外周阻力降低，血压下降。与其他降压药比较，具有以下特点：①降压时不伴有反射性心率加快，无直立性低血压；②长期应用无耐受性；③降低肾血管阻力，增加肾血流量，减少蛋白尿，改善肾功能；

④减少醛固酮释放，减轻水、钠潴留；⑤长期用药不引起电解质和脂质代谢紊乱，可增强胰岛素敏感性，改善胰岛素抵抗；⑥预防和逆转心室肥厚和血管壁增厚等心血管重构。

【临床应用】主要用于：①治疗各型高血压，尤其适用于合并糖尿病、左心室肥厚、左心功能障碍及急性心肌梗死的高血压患者。对高肾素活性的患者降压作用强；对合并糖尿病肾病的高血压患者，能延缓糖尿病性肾病进展，改善肾功能；与钙通道阻滞药、β受体阻断药及利尿药合用治疗顽固性高血压及重度高血压疗效较好。②治疗充血性心力衰竭，是安全有效的药物之一。通过扩张静脉、动脉，减轻心脏前、后负荷，增加心排出量，逆转心肌重构等，改善心功能。

【不良反应】不良反应发生率低，严格掌握剂量及用药指征，大多数患者可以耐受。

1. 低血压　发生率为2%，主要与开始用药剂量过大有关，宜从小剂量开始。

2. 刺激性干咳　发生率为5%~20%，为较常见的不良反应，可能与缓激肽和前列腺素在肺内蓄积、刺激呼吸道黏膜有关，是患者不能耐受的主要原因。停药后可消失，应预先告知患者。

3. 高钾血症　与减少醛固酮分泌有关，多见于合并肾功能不全或服用保钾利尿药患者，应注意监测。

4. 久用致锌缺乏　可引起味觉、嗅觉障碍及脱发等，长期用药应适当补锌。因影响胎儿发育，孕妇禁用。

5. 过敏反应　可有药热、皮疹、关节痛、血管神经性水肿等。

6. 其他　偶见蛋白尿、粒细胞缺乏症、中性粒细胞减少等。

同类药物有依那普利（enalapril）、赖诺普利（lisinopril）、雷米普利（ramipril）、贝那普利（benazepril）、福辛普利（fosinopril）、培哚普利（perindopril）和西拉普利（cilazapril）等。

五、血管紧张素Ⅱ受体阻断药

血管紧张素Ⅱ受体可分为AT_1和AT_2两种亚型，与心血管功能活动调节有关的受体为AT_1受体，主要分布在血管、心肌、肾脏、脑及肾上腺皮质等处。AT_1受体激动时可引起醛固酮分泌、血管收缩及心血管重构等，导致血压升高。AT_1受体阻断药通过阻断AT_1受体，拮抗AngⅡ的心血管作用而发挥降压作用，因对激肽系统无影响，故无ACEI的血管神经性水肿、刺激性咳嗽等不良反应。其常用药为氯沙坦。

氯 沙 坦

氯沙坦（losartan）又称洛沙坦。

【药理作用及临床应用】氯沙坦为强效高选择性AT_1受体阻断药。竞争性阻断AngⅡ与AT_1受体结合，扩张血管，降低血压，减轻心脏负荷，并可预防或逆转高血压所致的血管壁增厚及心室肥厚，改善心功能。此外，可增加肾血流量和肾小球滤过率，促进尿酸排泄，具有保护肾脏的作用。

　　本药口服易吸收，能有效控制和降低血压，每天服用 1 次，降压作用维持 24 小时，适用于各型原发性高血压及高血压合并肾病、糖尿病性肾病的患者。也可用于治疗慢性心功能不全，改善心功能。

　　【不良反应】不良反应与 ACEI 相似但轻微，少数患者有头晕、头痛、胃肠不适等。剂量过大也可引起低血压、高血钾，故用药期间应慎用保钾利尿药及补钾药。不影响激肽系统，故无 ACEI 的血管神经性水肿、刺激性咳嗽等不良反应。禁用于妊娠及哺乳期妇女。

　　同类药物有缬沙坦（valsartan）、厄贝沙坦（irbesartan）等。

第三节　其他抗高血压药

一、中枢性降压药

可　乐　定

　　可乐定（clonidine）又称可乐宁。

　　【药理作用及临床应用】可乐定具有中等偏强的降压作用，降压时伴有心率减慢、心排出量减少、外周血管阻力降低。其降压机制主要是激动延髓腹外侧区的 I_1 咪唑啉受体及延脑孤束核突触后膜 α_2 受体，降低外周交感神经张力，从而引起血压下降。降压作用也与激动外周交感神经突触前膜的 α_2 受体有关。此外，激动中枢 α_2 受体，具有镇静作用；并可抑制胃肠分泌及蠕动，对中枢神经系统有明显的抑制作用。还可促进内源性阿片肽释放，具有镇痛作用，可被纳洛酮拮抗。

　　治疗中度高血压，特别是伴有消化性溃疡的高血压患者尤为适宜。因不良反应较多，故主要在其他抗高血压药疗效不佳时使用。也可用作阿片类成瘾者的戒毒药及偏头痛的治疗。

　　【不良反应】

　　1. 常见副作用为口干、便秘、心动过缓、嗜睡、精神抑郁等，停药可自行消失。久用可致水、钠潴留，必要时与利尿药合用。驾驶机动车辆者、高空作业者及抑郁症患者慎用，也不宜与其他中枢抑制药合用。

　　2. 长期用药突然停药，可致血压突然升高、心悸、出汗、激动、头痛、失眠等反跳现象，故应逐渐减量后再停药。

甲　基　多　巴

　　甲基多巴（methyldopa）降压机制与可乐定相似。降压时伴心率减慢、心输出量减少，能明显降低外周血管阻力，尤其是肾血管阻力。其优点是对肾血流量和肾小球滤过率无明显影响，即不影响肾功能。适用于治疗中度高血压，尤其是合并肾功能不全的患者，必要时与利尿药合用。可引起口干、嗜睡、腹胀、腹泻、便秘、性功能障碍。长期大量使用，少数患者可出现溶血性贫血及血小板、粒细胞减少等，发现后应立即停药。偶可出现肝功能损害和黄疸，肝功能不全患者禁用。

莫索尼定

莫索尼定（moxonidine）主要激动延髓腹外侧区的 I_1 咪唑啉受体，对 α_2 受体作用弱。降压效能略低于可乐定，因与 I_1 咪唑啉受体结合牢固，故降压维持时间较长。降压时不减慢心率，无明显镇静作用，无直立性低血压和反跳现象。口服吸收不受食物影响，主要用于轻、中度高血压的治疗，每日给药 1 次即可。不良反应少，偶有嗜睡、口干等。

二、α_1 受体阻断药

哌 唑 嗪

哌唑嗪（prazosin）又称脉宁平。

【体内过程】口服吸收良好，30 分钟起效，血药浓度 1~2 小时达峰值，$t_{1/2}$ 为 2~4 小时，作用可持续 6~10 小时。大部分经肝代谢，首关消除显著。

【药理作用】哌唑嗪可选择性阻断血管平滑肌 α_1 受体，扩张小动脉和小静脉，使外周血管阻力降低，血压下降。其降压特点是：①因不影响突触前膜 α_2 受体，故降压时不会引起心率加快；②长期应用有调节血脂作用，可降低血浆总胆固醇、三酰甘油、低密度脂蛋白和极低密度脂蛋白，升高高密度脂蛋白；③降压时对肾血流量和肾小球滤过率无明显影响，不提高肾素水平；④阻断前列腺突触后膜上的 α_1 受体，松弛前列腺，对前列腺肥大患者，可缓解排尿困难症状。

【临床应用】主要用于治疗轻、中度高血压。对合并肾功能不全、高脂血症或前列腺肥大的高血压患者尤为适合。对重度高血压患者，与利尿药、β 受体阻断药合用可提高疗效。也可用于充血性心力衰竭的治疗。

【不良反应】

1. 首剂现象　部分患者首次用药后 30~90 分钟，出现严重的直立性低血压、心悸、晕厥甚至意识丧失等，称为"首剂现象"，在直立体位、饥饿和低钠时较易发生。若首次剂量减为 0.5mg，并卧位或临睡前服用可避免此反应发生。

2. 一般不良反应　常见鼻塞、口干、头晕、头痛、嗜睡、乏力、心悸等，减少剂量可缓解。

乌拉地尔

乌拉地尔（urapidil）为尿嘧啶类 α_1 受体阻断药。具有外周和中枢双重降压作用，其外周作用主要为选择性阻断 α_1 受体，降低外周血管阻力而降压；其中枢作用则为激动中枢 $5-HT_{1A}$ 受体，抑制交感神经的反馈调节，使外周阻力降低，降低血压。降压时

能增加肾血流量，对心率影响小，不降低心输出量，不影响血糖、血脂代谢。口服吸收良好，生物利用度高达 80%，$t_{1/2}$ 为 3 小时。可单用或与 β 受体阻断药、利尿药合用，治疗各型高血压、子痫及高血压危象。直立性低血压较哌唑嗪少，无首剂现象。不良反应轻微，可有头痛、眩晕、、恶心、失眠及疲乏等。

同类药物有特拉唑嗪（terazosin）、多沙唑嗪（doxazosin）等。

三、血管扩张药

（一）直接扩张血管药

直接扩张血管药可直接扩张血管，降低外周阻力而降低血压。但又可通过压力感受器反射性兴奋交感神经，导致心率加快，心输出量增多，肾素分泌增加，水、钠潴留。故需与β受体阻断药及利尿药合用。

硝 普 钠

硝普钠（sodium nitroprusside）又称亚硝基铁氰化钠，遇光易分解，静脉滴注时应避光，溶液也应新鲜配制。

【药理作用及临床应用】硝普钠具有速效、强效、短效的降压作用。其降压机制是：硝普钠与血管内皮细胞及红细胞接触时，释放出一氧化氮（NO），激活平滑肌细胞内的鸟苷酸环化酶，使 cGMP 生成增加，导致血管扩张，血压降低。口服不吸收，静脉滴注 1~2 分钟起效，停药后 5 分钟血压回升，主要用于高血压危象，可作为首选。还能直接松弛血管平滑肌，扩张小静脉、小动脉，降低心脏前、后负荷，改善心功能，用于急、慢性心功能不全及急性心肌梗死。

【不良反应】

1. 用药过程中如滴注速度过快，导致血压降低过快，可出现恶心、呕吐、头痛、心悸、烦躁等，停药或减慢滴速症状可消失。

2. 长期或大剂量应用，可引起氰化物或硫氰化物蓄积性中毒，出现恶心、呕吐、乏力、定向障碍、肌肉痉挛等，并可抑制甲状腺对碘的摄取，致甲状腺功能减退，可用硫代硫酸钠防治。

肝、肾功能不全及甲状腺功能低下者慎用。孕妇禁用。

肼 屈 嗪

肼屈嗪（hydralazine）又称肼苯哒嗪，口服易吸收，1 小时降压作用达高峰，作用可维持 6 小时。

【药理作用及临床应用】降压作用快而强，可直接扩张小动脉，降低外周阻力，使血压下降。一般不引起体位性低血压。降压时可反射性兴奋交感神经，加快心率，提高血浆肾素活性，引起钠水潴留。与 β 受体阻断药及利尿药合用可增强疗效，减少不良反应。适用于中度高血压，较少单独使用，多与其他降压药合用。

【不良反应】不良反应较多，可有恶心、呕吐、头痛、眩晕、颜面潮红、心悸等，由扩血管作用所致。长期大剂量应用可引起全身性红斑狼疮样综合征及类风湿性关节炎，与本药体内乙酰化速度及用药剂量有关，故每日剂量不得超过 200mg。由于反射性兴奋交感神经，可能诱发或加重心绞痛，故冠心病或心绞痛患者禁用。

（二）钾通道开放药

钾通道开放药为新型血管扩张药。本类药物可促进血管平滑肌细胞膜 K^+ 通道开放，细胞内 K^+ 外流增加，导致细胞膜超极化，使细胞膜上电压依赖性钙通道难以激活，Ca^{2+} 内流减少，导致细胞内 Ca^{2+} 浓度降低，血管平滑肌松弛，血管扩张，血压下降。

米诺地尔

米诺地尔（minoxidil）口服易吸收，2~3 小时作用达高峰，维持 24 小时。降压作用强而持久，因强效降压可反射性引起心率加快、心输出量增加，并提高血浆肾素活性，引起钠水潴留，与 β 受体阻断药、利尿药合用可对抗。主要用于顽固性原发性高血压及肾性高血压。常见有毛发增多、钠水潴留、心动过速等不良反应。

二 氮 嗪

二氮嗪（diazoxide）化学结构与噻嗪类利尿药相似，但无利尿作用，为速效、强效降压药。静脉注射后 1 分钟起效，3~5 分钟降压作用达到高峰，维持 4~12 小时，主要用于高血压危象或高血压脑病的治疗。不良反应多，可引起钠水潴留、心动过速、血糖和尿酸升高等，过量可引起低血压，甚至休克。多被硝普钠替代。

四、去甲肾上腺素能神经末梢阻滞药

利 血 平

利血平（reserpine）又称利舍平，是从植物萝芙木中提取的一种生物碱。降压作用缓慢、温和而持久，同时伴有心率减慢、心排出量减少，兼有镇静安定作用。其降压机制是与去甲肾上腺素能神经末梢囊泡膜上的胺泵呈难逆性结合并抑制其活性，干扰递质的再摄取、贮存及合成，从而使递质耗竭而发挥降压作用。因不良反应多，如长期用药易引起精神抑郁、消化性溃疡等，目前较少单独使用，常与其他抗高血压药制成复方制剂，用于轻、中度高血压。伴有消化性溃疡、抑郁症患者及哺乳期妇女禁用或慎用。

五、神经节阻断药

神经节阻断药通过阻断交感神经神经节产生迅速而强大的降压作用，因不良反应多而严重，较少用于高血压的常规治疗，临床主要用于麻醉辅助用药控制血压，以减少手术出血。常用药物有美卡拉明（mecamylamine）、樟磺咪芬（trimetaphan camsilate）等。

第四节　抗高血压药的合理应用

高血压不仅存在血流动力学异常，也存在糖类、脂肪等代谢异常，在疾病发生发展过程中，累及心、脑、肾等重要器官，引起并发症，最终导致器官功能衰竭而危及生命。合理选用抗高血压药，不仅可以有效降低血压，也可减少或延缓并发症的发生，对提高患者的生活质量、减少心脑血管事件发生、延长寿命、降低死亡率有着重要意义。因此，根据病情及药物特点合理用药是高血压药物治疗中的一个极为重要的问题。

一、药物治疗与非药物治疗相结合

高血压的危险因素主要包括肥胖、抽烟酗酒、缺少运动、心血管病家族史、高血脂及糖耐量低下等。对于早期高血压，血压轻度升高且不稳定者，宜采取非药物治疗，包括控制体重、限制钠盐摄入、戒烟限酒、合理膳食、适当的体育锻炼、保持充分休息等。非药物治疗不能有效控制血压时，则应及早采取药物治疗。注意精神因素对高血压及药物治疗的影响。坚持长期规范用药和综合治疗。

二、根据病情程度选择药物

轻、中度高血压的初始药物治疗为单药治疗，可从一线抗高血压药利尿药、钙通道阻滞药、ACEI、β 受体阻断药、AT_1 受体阻断药中，根据病情选择其一。若单药治疗效果不理想，可采用二联用药，如以利尿药为基础，加用其他一线药。若仍然无效，则采取三联用药，即在二联用药的基础上加用血管扩张药或中枢性降压药。

三、根据合并症选择药物

高血压合并消化性溃疡患者可用可乐定，禁用利血平；高血压合并高肾素活性者宜用普萘洛尔、卡托普利，不宜用氢氯噻嗪；合并左室肥厚者宜用钙拮抗剂、ACEI、β 受体阻断药逆转心肌肥厚，不宜用血管扩张药；合并高血脂症患者宜用哌唑嗪、钙通道阻滞药和 ACEI，不宜单用 β 受体阻断药和利尿药；合并心衰者宜用氢氯噻嗪、ACEI、硝普钠、硝苯地平、哌唑嗪等，但禁用维拉帕米，β 受体阻断药一般禁用，但对某些患者可慎用；合并心绞痛者宜用 β 受体阻断药和钙拮抗剂，禁用肼屈嗪；合并脑卒中者宜用钙拮抗剂和 ACEI，以减少脑缺血，降低卒中发生率；合并肾功能不全者宜用钙通道阻滞药、甲基多巴和卡托普利，不宜用胍乙啶、噻嗪类利尿药；合并双侧肾动脉狭窄、严重肾功能不全者禁用 ACEI；合并糖尿病或痛风患者宜用 ACEI、α_1 受体阻断药、钙通道阻滞药，不宜用氢氯噻嗪；合并肺气肿和支气管哮喘者宜用钙通道阻滞药，禁用 β 受体阻断药。

四、用药方案个体化

原发性高血压发病原因较多，病理生理过程复杂，可有冠心病、糖尿病、肝肾功能不全等多种并发症，因此患者间差异较大，在制定治疗方案时应因人而异。同时抗高血压药种类繁多，各有特点，药物选好后，用药剂量也需个体化，应以"最小剂量获得最佳疗效且不良反应最小"为原则，选择药物和调整剂量。

五、联合用药

联合应用抗高血压药物可增强疗效，降低对靶器官损害，减少不良反应。有效的联合降压方案：①利尿药与 β 受体阻断药；②利尿药与 ACEI（或 AT_1 受体阻断药）；③ACEI与钙拮抗药；④钙拮抗药与 β 受体阻断药；⑤α_1受体阻断药与 β 受体阻断药。避免联合使用同类药物。

第二十二章 利尿药和脱水药

第一节 利 尿 药

利尿药是一类选择性作用于肾脏,促进电解质和水排泄,使尿量增加的药物。临床主要用于治疗各种原因引起的水肿,也用于高血压、尿崩症、高钙血症、肾结石等其他非水肿性疾病及促进毒物排出体外。

利尿药根据利尿效能和作用部位可分为三类:

1. 高效利尿药(髓袢利尿药) 主要作用于髓袢升支粗段髓质部和皮质部,最大排钠量为肾小球滤过钠量的23%左右。如呋塞米、依他尼酸、布美他尼等。

2. 中效利尿药 主要作用于髓袢升支粗段皮质部及远曲小管起始部,最大排钠量约为肾小球滤过钠量的8%。如氢氯噻嗪及氯噻酮等。

3. 低效利尿药 主要作用于远曲小管和集合管,最大排钠量为肾小球滤过钠量的2%左右。包括螺内酯、氨苯蝶啶、阿米洛利等留钾利尿药。还有一类药作用于近曲小管,如碳酸酐酶抑制药乙酰唑胺等。

一、利尿药的生理学基础

肾单位由肾小球和肾小管共同组成,是形成尿液的基本单位。尿液生成是通过肾小球滤过、肾小管及集合管的重吸收和分泌三个环节完成的,因此,无论干扰哪一个环节都可能影响最终排出尿量。利尿药通过作用于肾单位的不同部位,影响尿液的形成过程而发挥利尿作用,见图22-1。

(一)肾小球的滤过

血液流经肾小球时,除血液中的血细胞和大分子蛋白质外,其他成分均可被滤过而形成原尿。正常人每日可产生原尿180L,而排出的终尿为1~2L,仅占原尿的1%,其余约99%的原尿在肾小管和集合管被重吸收。因此,通过增加肾小球滤过率达到利尿作用的药物,由于肾脏存在"球管平衡"现象(即肾小球滤过率增加,肾小管的重吸收率也增加),其利尿作用较弱。如严重心脏衰竭、心输出量减少导致肾血流量不足,出现少尿、无尿时,应用氨茶碱、强心苷类等药物,通过其强心作用,增加肾血流量及肾小球滤过率,可产生较弱的利尿作用。

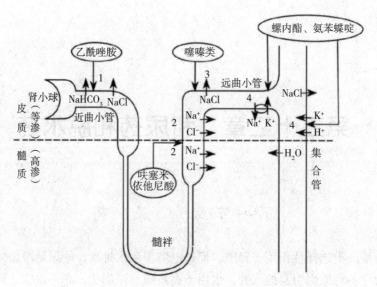

图 22 - 1　肾小管各段功能及利尿作用部位示意图

(二) 肾小管与集合管的重吸收和分泌

肾小管的重吸收是影响终尿生成的主要因素。由于 99% 的原尿在肾小管被重吸收, 所以药物只要使肾小管重吸收率减少 1%, 就可使尿量增加 1 倍。Na^+ 是肾小管重吸收的主要电解质, 因此, 凡能抑制肾小管 Na^+ 重吸收的药物, 均可产生利尿作用。由于肾小管不同部位对 Na^+ 重吸收的方式及程度不同, 因此作用于肾小管不同部位的利尿药, 其利尿强度有很大差异。

1. 近曲小管　原尿中 Na^+ 量的 60% ~65% 在此段被主动重吸收, 主要通过 H^+ - Na^+ 交换完成。H^+ 来源于肾小管细胞内 CO_2 和 H_2O 生成的 H_2CO_3。CO_2 和 H_2O 经碳酸酐酶的催化生成 H_2CO_3, H_2CO_3 可解离成 H^+ 及 HCO_3^-, H^+ 由肾小管细胞内主动分泌到小管液中, 作为交换将肾小管液中的 Na^+ 主动转运到细胞内, 完成 H^+ - Na^+ 交换。H^+ 的生成与碳酸酐酶活性有关, 若能抑制碳酸酐酶活性, 减少 H^+ 生成, 即能减少 H^+ - Na^+ 交换, Na^+ 重吸收减少, 产生利尿作用。

乙酰唑胺通过抑制碳酸酐酶, 使 H^+ 生成减少, 致使肾小管管腔中 Na^+ 增多, 带出水分而发挥利尿作用。利尿作用弱, 原因是乙酰唑胺抑制近曲小管 Na^+ 重吸收后, 近曲小管内原尿量增多, 小管扩张, 吸收原尿量的面积加大, 同时尿液流速减慢, 停留时间延长, 致使近曲小管以下各段肾小管出现代偿性重吸收增多所致。

2. 髓袢升支粗段髓质部及皮质部　髓袢升支粗段的功能与利尿药作用关系密切。原尿中 Na^+ 量的 30% ~35% 在此段被重吸收。Na^+ 的重吸收由肾小管管腔膜上的 Na^+ - K^+ - $2Cl^-$ 共同转运系统完成。该转运系统可将 1 个 Na^+ 转运到肾小管壁细胞内, 同时必须携带 1 个 K^+ 和 2 个 Cl^-。该系统转运 Na^+ 的驱动力来源于 Na^+ - K^+ - ATP 酶将 Na^+ 从肾小管壁细胞内泵出到髓质间质, 进入肾小管壁细胞内的 Cl^- 在电位差的作用下与 Na^+ 同时由细胞进入髓质间质, K^+ 则通过腔膜侧的钾通道返回到肾小管腔内, 形成

K^+ 的再循环。该段对水的通透性差，Na^+ 重吸收的同时几乎不伴有水的重吸收，故伴随 NaCl 不断重吸收到肾间质，髓袢所在的髓质间液渗透压逐渐升高而形成高渗状态，肾小管尿液则被稀释，由高渗变成低渗状态。当尿液流经集合管时，由于管腔内低渗尿液与高渗髓质间存在着渗透压差，在抗利尿激素的作用下，水由集合管内被动扩散到肾间质，大量的水被重吸收，完成肾脏对尿液的浓缩作用。影响此段肾小管的重吸收则可产生强大的利尿作用。

呋塞米等抑制髓袢升支粗段髓质部和皮质部 $Na^+ - K^+ - 2Cl^-$ 共同转运系统，既降低了肾脏对尿液的稀释功能，又降低了肾脏对尿液的浓缩功能，产生强大的利尿作用，故称强效利尿药。

3. 髓袢升支粗段皮质部及远曲小管起始部 这一部分对 Na^+ 的重吸收主要依靠管腔膜上 $Na^+ - Cl^-$ 共同转运载体来完成，但此部分对水的通透性低，故可继续稀释肾小管中尿液。噻嗪类药物作用于此部分，抑制 $Na^+ - Cl^-$ 共同转运载体，从而减少 NaCl 的重吸收，但其只降低肾脏对尿液的稀释功能，而不影响肾脏对尿液的浓缩功能，所以噻嗪类的利尿作用弱于呋塞米，称为中效利尿药。

4. 远曲小管和集合管 原尿中 5% ~ 10% 的 Na^+ 量在此段重吸收，通过 $Na^+ - H^+$、$Na^+ - K^+$ 交换完成。H^+ 和 K^+ 均由肾小管分泌。$Na^+ - H^+$ 交换受碳酸酐酶活性影响；$Na^+ - K^+$ 交换依靠醛固酮调节，故对抗醛固酮或直接抑制 $Na^+ - K^+$ 交换的药物均可产生利尿作用。螺内酯拮抗醛固酮的生理作用，抑制 $Na^+ - K^+$ 交换；氨苯蝶啶、氨氯吡脒可阻滞 Na^+ 通道而直接抑制 $Na^+ - K^+$ 交换，这些药物均产生较弱的排 Na^+ 保 K^+ 利尿作用，故又称为留钾利尿药。除留钾利尿药外，其他利尿药均促进排钾，故这些利尿药又称排钾利尿药。

二、常用利尿药

(一) 强效利尿药

呋 塞 米

呋塞米（furosemide）又称速尿、呋喃苯胺酸。

【体内过程】口服吸收迅速，生物利用度约为 60%，30 分钟显效，1 ~ 2 小时血药浓度达高峰；静注 5 ~ 10 分钟起效。药物与血浆蛋白结合率达 95% ~ 99%。大部分以原形经肾脏近曲小管有机酸转运机制分泌而随尿排出，约 1/3 经胆汁排泄。半衰期为 0.5 ~ 1.5 小时，排泄较快，反复给药不易在体内蓄积。

【药理作用】

1. 利尿 主要作用于髓袢升支粗段髓质部及皮质部，抑制 $Na^+ - K^+ - 2Cl^-$ 共同转运系统，减少 NaCl 的重吸收，升高原尿中 Na^+、K^+、Cl^- 浓度，使肾脏对尿液稀释的功能受到抑制，同时降低了髓质间液高渗区的渗透压，致使尿液流经集合管时，水的重吸收减少，进一步影响了肾脏浓缩尿液的功能，排出大量近于等渗的终尿。本类药物排

出 Na^+ 量占滤过量的 23%，利尿作用强大而迅速。因 Cl^- 的排出量超过 Na^+，可出现低氯性碱血症。由于 Na^+ 重吸收过少，远曲小管液中 Na^+ 浓度升高，当尿液流经集合管时，$Na^+ - K^+$ 交换增加，致使尿 K^+ 排出量增多。同时也增加了 Mg^{2+} 和 Ca^{2+} 的排出量。

2. 扩张血管 可增加前列腺素 E_2（PGE_2）含量，扩张小动脉和小静脉。因可使肾血管扩张，故能增加肾血流量。

【临床应用】

1. 严重水肿 对心、肝、肾性水肿均有效，但主要用于其他利尿药无效的严重水肿和顽固性水肿。本品利尿作用强，易引起电解质紊乱，故一般水肿不宜常规使用。

2. 急性肺水肿及脑水肿 呋塞米静脉给药可产生强大的利尿作用，迅速降低血容量，进而使回心血量减少；又因能扩张血管，降低外周血管阻力，减轻心脏负荷，故可迅速消除左心衰竭引起的急性肺水肿。其强大的利尿作用引起机体大量失水，使血液浓缩，血浆渗透压升高，有利于消除脑水肿。

3. 急性肾衰竭 静脉注射呋塞米可产生强大的利尿作用，使阻塞的肾小管得到冲洗，防止或减轻细胞水肿和肾小管萎缩及坏死。此外，呋塞米扩张肾血管，增加肾皮质血流量和肾小球滤过率，使尿量增多，故肾衰早期使用对肾脏有保护作用，可改善急性肾衰少尿及肾缺血，对急性肾衰竭有防治作用。但禁用于无尿的肾衰竭患者。

4. 加速毒物排泄 强大的利尿作用配合大量输液，可促使药物及毒物随尿液排出。主要用于如长效巴比妥类、水杨酸类、氟、氯、溴、碘等以原形从尿液排出的药物或毒物中毒的解救。

5. 其他 呋塞米可抑制肾小管髓袢升支粗段对钙离子的重吸收，增加其排出而降低血钙浓度，用于高钙血症的紧急处理。此外，利尿作用还可用作高血压危象的辅助治疗。

【不良反应】

1. 水与电解质紊乱 过度利尿所致，使细胞外液急剧减少，血液浓缩，表现为低血容量、低血钾、低血钠、低氯碱血症等。其中低血钾最为常见，主要有恶心、呕吐、腹胀、肌无力及心律失常等症状。严重者可导致心肌、骨骼肌及肾小管发生器质性损害；诱发晚期肝硬化患者肝昏迷；增加强心苷对心脏的毒性。故用于心性或肝性水肿时，应注意及时补充钾盐或同时合用留钾利尿药以减少低血钾的发生。应用时间过久还可引起低血镁，此时必须先纠正低血镁才有利于纠正低血钾。

2. 耳毒性 表现为头晕、耳鸣、听力下降或暂时性耳聋，大剂量或过快静脉注射给药及肾功能减退者尤易发生。与有耳毒性的氨基糖苷类抗生素合用会加重耳毒性。

3. 高尿酸血症和高氮质血症 呋塞米和尿酸均由近曲小管的有机酸转运系统主动分泌排泄，由于依靠同一转运系统排泄，二者之间可产生竞争性抑制。呋塞米抑制尿酸排泄，长期用药可导致尿酸排泄抑制，同时大量利尿使血容量减少，尿酸经过近曲小管时重吸收也增加，引起高尿酸血症而诱发痛风。长期使用还可引起高氮质血症。痛风患者慎用，高氮质血症者忌用。

4. 其他 常见恶心、呕吐、上腹部不适、腹痛、腹泻等胃肠道反应，甚至可引起胃肠出血，久用可诱发或加重溃疡，宜饭后服药。偶可引起皮疹和骨髓抑制。磺胺类药与本类药可出现交叉过敏。

严重肝肾功能不全、糖尿病患者及小儿慎用，孕妇禁用。

同类药物有依他尼酸（ethacrynic acid，利尿酸）、布美他尼（bumetanide，丁氧苯酸）等。

（二）中效利尿药

噻 嗪 类

噻嗪类是临床最常用的口服利尿药。本类药物基本结构相同，利尿作用机制相似，仅效能和作用时间长短存在差异。其中最常用的是氢氯噻嗪（hydrochlorothiazide，双氢克尿噻），此外，还有氢氟噻嗪（hydroflumethiazide）、环戊噻嗪（cyclopenthiazide）、苄氟噻嗪（bendroflumethiazide）等。氯噻酮虽无噻嗪环结构，但其作用机制、利尿效能均与本类药相似。

【药理作用】

1. 利尿 抑制髓袢升支粗段皮质部和远曲小管起始部的 $Na^+ - Cl^-$ 共同转运载体，减少 NaCl 和水的重吸收而发挥利尿作用。随着管腔液中 Na^+ 的增加，远曲小管的 $Na^+ - K^+$ 交换也增加，故长期应用可引起低血钾。另外，还有轻度碳酸酐酶抑制作用，通过抑制 $Na^+ - H^+$ 交换产生利尿作用。尿中 Na^+、K^+、Cl^- 及 HCO_3^- 排出均增加。本品仅影响肾脏对尿液的稀释功能，产生中等强度的利尿作用。

2. 降压 用药初期通过利尿、减少血容量而降压；长期应用后由于排 Na^+ 增多，导致血管平滑肌细胞内缺少 Na^+，使 $Na^+ - Ca^{2+}$ 交换减少而降低平滑肌细胞内 Ca^{2+} 含量，血管张力减弱，血压下降。

3. 抗利尿 作用机制可能与抑制磷酸二酯酶有关，增加远曲小管及集合管细胞中 cAMP 含量，进而提高远曲小管和集合管对水的通透性，使水重吸收增多；同时因增加 NaCl 的排出量，致使血浆渗透压降低，缓解口渴感而减少了饮水量，尿量亦随之减少。

【临床应用】

1. 水肿 作用温和而持久，用于各种原因引起的水肿。对轻、中度心性水肿疗效较好，可作为首选利尿药；对肾性水肿的疗效与肾功能损害程度相关，对肾功能损害重者疗效差；对肝硬化腹水疗效亦较差，宜与留钾利尿药合用，以防血钾过低诱发肝昏迷。

2. 高血压 是基础降压药，作用温和，多与其他抗高血压药联合应用治疗各型高血压，以增强疗效，减少副作用。

3. 尿崩症 能明显减少尿崩症患者的尿量，主要用于肾性尿崩症及加压素无效的垂体性尿崩症。

【不良反应】

1. 电解质紊乱　长期用药可导致低血钾、低血钠、低血镁、低氯碱血症等，其中以低血钾最为常见，注意及时补充钾盐。噻嗪类可加重强心苷毒性，故治疗心性水肿选用强心苷和噻嗪类合用时，更应该注意补钾或合用留钾利尿药，防止低血钾诱发心律失常。氯噻酮较少引起低血钾。因抑制碳酸酐酶，减少 H^+ 分泌，导致 NH_3 排出减少，可引起血氨升高，肝功能不全者慎用，以免引起肝昏迷。

2. 高尿酸血症　与尿酸竞争同一分泌机制，噻嗪类可抑制尿酸排泄而引起高尿酸血症，痛风患者慎用。

3. 其他　噻嗪类抑制胰岛素的释放及组织对葡萄糖的利用而升高血糖，故糖尿病患者慎用。长期应用可升高血浆总胆固醇、三酰甘油水平，使高密度脂蛋白水平下降，高脂血症患者慎用。还可升高血浆尿素氮，损伤肾功能，严重肾功能不全无尿者禁用。促进远曲小管对 Ca^{2+} 的重吸收，久用易致高钙血症。偶见发热、皮疹、粒细胞及血小板减少等反应。本类药物与磺胺药有交叉过敏反应。

氯噻酮（chlortalidone，氯酞酮）

氯噻酮为非噻嗪类药物，其利尿作用相似于噻嗪类，对碳酸酐酶的抑制作用强于噻嗪类 70 倍。另外，还有升高血胆固醇和三酰甘油的作用。氯噻酮吸收和排泄均很缓慢，口服 2 小时开始利尿，8~12 小时达高峰，利尿作用更持久，维持 48~60 小时。氯噻酮较少引起低血钾，有恶心、呕吐、乏力、头痛等反应。可使男性性欲减退，还可导致畸胎或死胎，孕妇禁用。

（三）低效利尿药

螺 内 酯

螺内酯（spironolactone）又称安体舒通，是人工合成的甾体化合物。

【体内过程】口服易吸收，原形药物无明显药理活性，需经肝脏代谢为有活性的坎利酮（canrenone）后才能发挥作用。故螺内酯起效缓慢，服药后 1 天起效，2~4 天达最大效应。坎利酮的半衰期为 18 小时，所以作用持久，停药后作用可维持 2~3 天。

【药理作用】螺内酯及其代谢产物坎利酮的化学结构均与醛固酮相似，是醛固酮的竞争性拮抗剂。口服吸收后，螺内酯及坎利酮可在远曲小管和集合管细胞质内与醛固酮竞争醛固酮受体，拮抗醛固酮的促进 $Na^+ - K^+$ 交换作用，增加 Na^+ 和水的排出，呈现排钠留钾作用。

【临床应用】螺内酯利尿作用弱，起效慢，但维持时间持久。作用效果与体内醛固酮浓度密切相关，主要用于醛固酮增多的顽固性水肿，对肝硬化腹水和肾病综合征水肿疗效好，对于醛固酮浓度不高或切除肾上腺的患者利尿作用弱。常与其他利尿药合用，增强疗效并预防低血钾。

【不良反应】可致电解质紊乱，久用可引起高钾血症，严重肝、肾功能不良者更易发生，禁用。有性激素样副作用，可引起男子乳房女性化和性功能障碍，妇女乳房触痛、月经紊乱、面部多毛及有引起乳腺癌的危险。停药后内分泌可恢复正常。

氨苯蝶啶（triamterene，三氨喋啶）和阿米洛利（amiloride，氨氯吡咪）

【药理作用】氨苯蝶啶与阿米洛利虽化学结构不同，但药理作用相似。二者均作用于远曲小管远端和集合管，阻滞 Na^+ 通道而抑制 Na^+-K^+ 交换，增加 Na^+ 的排出量；同时也抑制远曲小管和集合管对 K^+ 的分泌作用，减少 K^+ 的排出，产生较弱的排钠留钾的利尿作用。与其他利尿药合用时留钾作用更为明显。

【临床应用】两药口服吸收迅速，生物利用度约为50%，药效持续时间长。由于作用弱，常与中效或强效利尿药合用治疗肝硬化腹水或其他顽固性水肿，以增强利尿作用，并防止低血钾。

【不良反应】常见有恶心、呕吐、腹泻等胃肠道反应。长期服用均可引起高钾血症，肾功能不全、糖尿病患者及老年人较易发生，应慎用。氨苯蝶啶还可抑制二氢叶酸还原酶，干扰叶酸代谢，易致巨幼红细胞性贫血。服用氨苯蝶啶和阿米洛利期间，多数患者出现淡蓝色荧光尿。

有高血钾倾向者禁用，高血压、充血性心衰、糖尿病、严重肝肾功能不全者及孕妇慎用。

乙 酰 唑 胺

乙酰唑胺（acetazozmide）主要通过抑制碳酸酐酶而产生较弱的利尿作用，现在临床已不作为利尿药应用。利用其也可抑制眼中的碳酸酐酶，减少 HCO_3^- 生成，使房水生成减少而降低眼压，临床主要用于治疗青光眼。长期应用可致低血钾症和代谢性酸中毒等。肝、肾功能不全者慎用。

第二节 脱 水 药

脱水药又称渗透性利尿药，是能使组织脱水的药物。静脉注射其高渗溶液可迅速提高血浆和肾小管液的渗透压，促进组织中水分进入血液，引起组织脱水，并产生渗透性利尿作用。本类药物为低分子化合物，具有以下特点：①体内不被代谢；②不易透出血管进入组织；③易经肾小球滤过；④不被肾小管重吸收；⑤对机体无毒性作用或过敏反应。主要用于治疗脑水肿、青光眼及预防急性肾衰竭。

甘 露 醇

甘露醇（mannitol）为己六醇，分子量为182.5，是可溶于水的白色结晶粉末。临床常用其20%高渗液静脉注射或滴注。

【药理作用】

1. 脱水 快速静脉注射后可迅速提高血浆渗透压，促使组织间液水分向血浆转移而发挥组织脱水作用。对脑、眼作用显著，可迅速降低颅内压及眼内压。

2. 利尿 静脉注射高渗甘露醇后，一方面，因升高血浆渗透压，稀释血液，增加循环血容量，增加肾小球滤过率而利尿；另一方面，该药可经肾小球滤过，但不被肾小管重吸收，增加肾小管液的渗透压，减少水的重吸收而产生利尿作用。另外，甘露醇还能扩张肾血管，增加肾髓质血流量，将髓质间液 Na^+ 和尿素带入血流，降低了髓质高渗区的渗透压，最终排出低渗尿液。静脉注射后一般 10 分钟左右起效，2～3 小时达峰值，药效持续 6~8 小时。

【临床应用】

1. 脑水肿及青光眼 甘露醇是降低颅内压安全有效的首选药，用于脑外伤、脑肿瘤、脑组织炎症及缺氧等引起的脑水肿，一般无反跳现象。还可减少房水量，降低青光眼患者的眼内压，用于青光眼术前以降低眼压或青光眼急性发作的治疗。还可用于大面积烧伤引起的组织水肿。

2. 预防急性肾衰竭 甘露醇在肾小管液中产生高渗效应，阻止水分重吸收，维持足够的尿量，稀释了肾小管内有害物质，通过脱水作用还可减轻肾间质水肿；同时其又能扩张血管、增加肾血流量，可提高肾小球滤过率和保证肾小管的充盈度。所以，急性肾功能衰竭初期及时应用甘露醇，能起到防止肾小管坏死和萎缩的作用。

【不良反应】比较轻微，静脉注射过快可有一过性头痛、头晕和视力模糊等症状，可能与组织脱水过快、血容量迅速增加、血压升高有关，故活动性颅内出血者禁用。因增加循环血量而增加心脏负荷，故慢性心功能不全及尿闭者禁用。注射不当误入组织可引起组织水肿。

山 梨 醇

山梨醇（sorbitol）是甘露醇的同分异构体，分子量为 191，常用其 25% 高渗液静脉注射。其作用、临床用途及不良反应均与甘露醇相似。其进入人体后部分在肝内转化为果糖而失去高渗作用，故作用较弱，疗效不及甘露醇，但其价廉，所以应用也比较广泛。

高渗葡萄糖

50% 的高渗葡萄糖静注具有脱水及渗透性利尿作用。但因葡萄糖在体内易被代谢，并能部分从血管弥散到组织中，故作用弱且药效不持久。单独用于脑水肿因其可进入脑组织，并伴随水分进入脑组织，停药后可使颅内压回升出现"反跳现象"，一般与甘露醇交替应用治疗脑水肿。

第二十三章　血液及造血系统疾病用药

机体的血液系统参与了多种生理功能的调节，如机体的凝血、抗凝血、营养贮备和物质运输等过程。一旦血液系统发生病理改变，将导致出血性或血栓性疾病，也可能发生血细胞功能和数量改变等异常情况，此时则需要根据不同的病因选择相应的药物治疗，这些药物统称为血液及造血系统疾病药物。

第一节　抗贫血药

贫血是指循环血液中红细胞数量或血红蛋白含量低于正常范围。临床常见的贫血可分为：①铁缺乏所致的缺铁性贫血，又称小细胞低色素性贫血；②叶酸或维生素 B_{12} 缺乏所致的巨幼红细胞性贫血，又称大细胞低色素性贫血；③骨髓造血功能低下所致的再生障碍性贫血，又称全血细胞减少性贫血。再生障碍性贫血尚无有效的治疗药物，缺铁性贫血可补充铁剂，巨幼红细胞性贫血可用叶酸和维生素 B_{12} 治疗。

一、铁制剂

铁是人体必需的微量元素，是血红蛋白、细胞色素系统、肌红蛋白、电子传递链的主要复合物及过氧化物酶的重要组成部分。不同年龄及生理状态下正常人对铁的需要量略有差别，正常成年男子体内铁的总量约为 $46mg/kg$，成年女子约为 $30mg/kg$。所需的铁有两个来源：①内源性铁，来源于衰老的红细胞释出的铁，是机体重要的铁来源；②外源性铁，主要是从食物中摄取的铁，正常时它与机体丢失的铁之间保持着动态平衡。正常情况下，身体很少丢失或排泄铁，代谢后释放的铁可被循环再利用。但某些特殊人群如生长发育期的婴幼儿、青少年和孕妇等，对铁的需求量都有增加，很容易发生缺铁，在食物无法补足的情况下，需要药物治疗。

常用的口服铁剂有硫酸亚铁（ferrous sulfate）、枸橼酸铁铵（ferric ammonium citrate）、富马酸亚铁（ferrous fumarate）等，注射铁剂包括右旋糖酐铁（iron dexran）、山梨醇铁（iron sorbitex）等。

【体内过程】机体摄入的铁主要在十二指肠和空肠上段的肠黏膜细胞吸收。食物中的铁和某些铁剂为高价铁或有机铁，难以吸收，而胃酸、维生素 C、食物中的果糖、谷胱甘肽、枸橼酸等物质能使其还原成二价铁而易于吸收。胃酸缺乏和植物中的磷酸盐、草酸盐、鞣酸等物质，可减少铁的吸收，抗酸药和能与铁结合的四环素等药物也不利于铁的吸收。

注射铁剂主要用于胃肠道吸收障碍或不能耐受口服制剂的患者，右旋糖酐铁可用于肌内注射和静脉注射，但山梨醇铁禁用于静脉注射，仅用作深部肌内注射。

铁剂吸收进入肠黏膜后，经氧化以转铁蛋白为载体，输送至骨髓与幼红细胞胞膜上，与转铁蛋白受体结合进入细胞，用于合成血红蛋白。而与肠黏膜去铁蛋白结合的铁则以铁蛋白形式储存在体内。铁的排泄主要通过肠黏膜细胞的脱落以及尿液、胆汁而排出体外，每日约1mg。因此，每天摄取 10～15mg，吸收 1～1.5mg 即可满足人体所需。

【药理作用】机体内的铁一方面可用于合成血红素，另一方面以铁蛋白等形式储存于体内。

【临床应用】用于治疗缺铁性贫血，主要用于：①儿童生长发育期及孕妇妊娠期，需铁量增加；②营养不良及铁吸收减少，如萎缩性胃炎、胃癌等；③慢性失血，如月经过多、钩虫病、痔疮出血等；④溶血、疟疾等红细胞大量破坏引起的缺铁性贫血。在针对病因治疗的基础上选用铁剂疗效较好。口服铁剂后血液中网织红细胞数 4～5 天即可上升，10～14 天达高峰，血红蛋白每天可增加 0.1%～0.3%，恢复正常值需 4～12 周。一般需待血红蛋白恢复正常后减半量继续用药 2～3 个月，以使体内铁储存恢复正常。

【不良反应】

1. 胃肠道反应　口服铁剂最常见的不良反应是恶心、呕吐、上腹部不适、腹泻等胃肠道刺激症状，与剂量相关，若减小药量或餐后服用可以减轻。此外，铁剂与肠蠕动生理刺激物硫化氢结合后，可减弱肠蠕动引起便秘。

2. 局部刺激症状　注射用铁剂可能有注射局部刺激症状、皮肤潮红、荨麻疹、发热等过敏反应，严重者可发生胸闷、血压下降或心悸。

3. 急性中毒　可能由小儿误服 1g 以上铁剂引起，表现为胃黏膜凝固性坏死，甚至出现急性循环衰竭、休克、死亡。急救时可用 1% 碳酸盐溶液洗胃，并用特殊解毒剂去铁胺（deferoxamine）灌胃或肌内注射以结合残存的铁。

二、维生素类

叶　酸

叶酸（folic acid）属于水溶性 B 族维生素，由蝶啶、对氨苯甲酸及谷氨酸三部分组成。广泛存在于动、植物食品中，人体必须从食物中获得叶酸。

【药理作用】食物中的叶酸和叶酸类制剂进入体内后，需在二氢叶酸还原酶作用下形成有活性的四氢叶酸，作为甲基、甲酰基等一碳基团的载体，参与嘌呤、嘧啶等多种物质的合成。当叶酸缺乏时，以叶酸为载体介导的上述一碳基团生化代谢障碍，使核苷酸的合成受阻，导致细胞核中 DNA 合成减少，细胞分裂、增殖减少。但由于对 RNA 和蛋白质合成影响较小，故细胞的 DNA/RNA 比值降低，出现胞浆丰富、细胞核中染色质疏松、细胞增大等改变，这些改变在红细胞中最为明显，表现为巨幼红细胞性贫血。对消化道上皮细胞也有一定影响，出现舌炎、腹泻等。

【临床应用】用于治疗各种原因所致的巨幼红细胞性贫血，尤其对营养性巨幼红细胞性贫血、婴儿期或妊娠期对叶酸需求增加所致的巨幼红细胞性贫血等疗效好，治疗时以叶酸为主，配合维生素 B_{12} 疗效较好。一般选用口服制剂，因胃肠道因素而影响吸收时可采取肌内注射的方法，但不宜静脉注射。一般开始治疗后 2~3 天内症状改善，网织红细胞数于 5~7 天升至高峰，血象和骨髓象完全恢复正常约需 4 周。对应用叶酸对抗剂甲氨蝶呤、乙胺嘧啶及肝脏因素等造成二氢叶酸还原酶功能障碍所致的巨幼红细胞性贫血，应用一般叶酸制剂无效，需选用甲酰四氢叶酸钙治疗。此外，对恶性贫血、维生素 B_{12} 缺乏所致贫血，单用叶酸治疗仅可纠正异常血象，但不能减轻甚至会加重神经损害症状，治疗时应以维生素 B_{12} 为主，辅以叶酸。

【不良反应】长期服用可能出现厌食、恶心、腹胀等胃肠道反应，偶见过敏反应。服用大剂量时可导致尿液呈黄色。

维生素 B_{12}

维生素 B_{12}（vitamin B_{12}）是一类含钴的水溶性 B 族维生素，一般来源于动物内脏，如动物的肝、肾、心脏等以及蛋、乳类食物。人体所需维生素 B_{12} 必须从外界摄取，成人每日需 1~2μg，体内贮存的维生素 B_{12} 为 2~5mg。

由于钴原子带有各种基团，故维生素 B_{12} 的同类物包括氰钴胺、羟钴胺、甲基钴胺和腺苷钴胺等，现临床多用氰钴胺、羟钴胺，化学性质稳定，在碱性和强酸溶液中渐失效。

【体内过程】口服维生素 B_{12} 必须与胃壁细胞分泌的内因子结合，才能避免被胃液消化，而进入空肠吸收入血。若某些疾病会致胃黏膜萎缩，则引起内因子缺乏而影响维生素 B_{12} 的吸收，引起恶性贫血。维生素 B_{12} 吸收后大部分由转钴蛋白 II 转运至肝脏贮存，其余则由胆汁、胰液、胃液排泄，可形成肝肠循环。口服维生素 B_{12} 主要由肠道排出，注射时则大部分自肾脏排泄。

【药理作用】维生素 B_{12} 参与体内多种物质合成及代谢过程。在细胞分裂、肝脏功能和维持神经组织髓鞘完整性方面发挥着重要作用。维生素 B_{12} 主要参与以下两种代谢过程：①参与叶酸的代谢过程。维生素 B_{12} 是 5-甲基四氢叶酸转化为四氢叶酸的反应中所必需的，促进四氢叶酸的循环利用。因此，维生素 B_{12} 缺乏会导致叶酸缺乏症。②维生素 B_{12} 可转化为 5′-脱氧腺苷 B_{12}，使甲基丙二酰辅酶 A 代谢为琥珀酰辅酶 A，进入三羧酸循环。当维生素 B_{12} 缺乏时，甲基丙二酰辅酶 A 积聚，合成异常脂肪酸，并进入中枢神经系统，从而影响正常神经鞘磷脂合成而出现神经损害症状。由此，对巨幼红细胞性贫血，维生素 B_{12} 和叶酸二药可以互相纠正，但出现神经症状必须用维生素 B_{12} 治疗。

【临床应用】主要用于治疗恶性贫血及巨幼红细胞性贫血，也可用于神经萎缩、神经炎等神经系统疾病及肝脏疾病的辅助治疗。

【不良反应】不良反应较少，极少数患者可出现过敏性休克，应慎用。

三、造血细胞生长因子

造血细胞生长因子是一类调节造血细胞生长的蛋白质因子，这些因子能促进不同谱系造血细胞的增殖和分化，某些因子还有抗癌、抗炎等作用。

促红细胞生成素

促红细胞生成素（erythropoietin，EPO）是由肾皮质近曲小管管周间质细胞分泌的糖蛋白激素。现临床应用的为 DNA 重组合成的重组人促红细胞生成素（rhEPO），经皮下或静脉注射给药。EPO 能通过位于肾脏的感受器感受氧的变化来调节自身的生成和分泌。释放入血的 EPO 与红系干细胞表面上的受体结合，刺激红系干细胞增生，促成红细胞成熟，使网织红细胞从骨髓中释放并提高红细胞的抗氧化功能，以增加红细胞数量，并提高血红蛋白含量。EPO 主要用于慢性肾衰需进行血液透析的贫血患者，还可治疗骨髓造血功能低下，肾性贫血以及由恶性肿瘤、化疗及艾滋病药物治疗等引起的贫血。EPO 不良反应少，主要为慢性肾功能不全者的红细胞快速增加导致的血压上升和癫痫发作，某些患者可有血栓形成，与血液黏滞度增高有关，故应用时应注意常进行红细胞比容测定。

粒细胞集落刺激因子

粒细胞集落刺激因子（granulocyte colony stimulating factor，G－CSF）是由血管内皮细胞、单核细胞和成纤维细胞合成的糖蛋白。G－CSF 作用于造血干细胞，促进其增殖和分化，其主要作用是刺激粒细胞、单核巨噬细胞成熟，促进成熟细胞向外周血释放，并能促进巨噬细胞及嗜酸性细胞的多种功能，增强中性粒细胞趋化及吞噬等功能。临床主要用于预防和治疗肿瘤放疗或化疗后引起的严重中性粒细胞减少症、骨髓造血机能障碍及骨髓增生异常综合征，使感染引起的中性粒细胞减少尽快恢复。本药可采用静脉滴注或皮下注射的方式给药。患者耐受良好，大剂量长期使用时可有胃肠道反应、骨痛和肝功能损害等。长期静脉滴注可引起静脉炎。现临床应用的非格司亭（filgrastim）为经基因重组技术生产的含有 175 个氨基酸的糖蛋白造血因子，又称为重组人粒细胞集落刺激因子（rhG－CSF）。

粒细胞－巨噬细胞集落刺激因子

粒细胞－巨噬细胞集落刺激因子（granulocyte－macrophage colony－stimulating factor，GM－CSF）可由 T 淋巴细胞、单核细胞、成纤维细胞及血管内皮细胞合成。能与白细胞系细胞膜受体结合，产生以下作用：①刺激造血前体细胞增殖与分化；②刺激中性粒细胞、T 淋巴细胞、单核细胞生长，诱导粒细胞、巨噬细胞集落形成单位；③促进巨噬细胞和单核细胞对肿瘤细胞的裂解作用。沙格司亭（sargramostim）为重组人 GM－CSF，是由酵母菌产生的含 127 个氨基酸残基的糖蛋白，可用于骨髓移植、肿瘤化疗、再生障碍性贫血及艾滋病的白细胞低下。常见不良反应为发热、皮疹、骨痛、腹泻、呼吸急促等。有过敏史者、孕妇、哺乳期妇女、18 岁以下患者禁用。

第二节 促凝血药与抗凝血药

一、凝血系统与纤溶系统

生理情况下，机体内的血液凝固与抗凝系统之间维持着动态平衡，这样既能保持血管内血流的畅通，又能有效防止失血。血液凝固过程是由多种凝血因子参与的一系列蛋白质的水解活化过程，已知的凝血因子均为蛋白质，多数在肝脏合成。凝血过程可分为三个阶段，见图 23-1，第一阶段为因子 X 激活并形成凝血酶原激活物；第二阶段为因子 Ⅱ（凝血酶原）激活成有活性的因子 Ⅱa（凝血酶）；第三阶段为因子 Ⅰ（纤维蛋白原）转变成因子 Ⅰa（纤维蛋白）。其中第一阶段存在两种通路，即内源性通路和外源性通路。因子 Xa 生成后的凝血过程是两条途径的共同通路，所生成的因子 Xa 与因子 Va 形成凝血酶原复合物，能使凝血酶原转变为凝血酶，催化纤维蛋白原转化为纤维蛋白，见图 23-1。

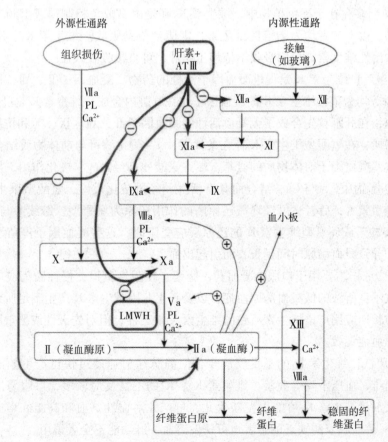

图 23-1 凝血过程及抗凝血药的作用点

机体由于病理因素或生理性止血功能在小血管内形成血凝块时，需要纤维蛋白溶解系统使之溶解。纤溶系统包括纤维蛋白溶解酶（纤溶酶）、纤维蛋白溶解酶原（纤溶酶原）以及纤溶酶原激活物和抑制物，它们的生理功能在于溶解生理状态下血管壁上形成的血栓，以保持血流通畅。在机体的纤溶过程中，在肝脏等部位合成的纤溶酶原与纤维蛋白结合，经纤溶酶原激活物的作用活化为纤溶酶，作用于纤维蛋白而使之降解，使血凝块溶解。

二、促凝血药

促凝血药是一类可促进血液凝固而达到止血效果的药物，主要通过促进凝血因子活性、抗纤维蛋白溶解、降低毛细血管通透性及补充凝血因子而发挥作用。

（一）促进凝血因子活性的药物

维 生 素 K

维生素 K（vitamine K）是一类以甲萘醌为基本结构的物质，广泛存在于自然界。其中维生素 K_1 多存在于绿色植物中，维生素 K_2 则是由腐败鱼粉制得或由肠道细菌产生的代谢产物，以上二者均为脂溶性维生素，需胆汁协助吸收。维生素 K_3、K_4 是人工合成品，为水溶性维生素，口服吸收不依赖于胆汁，可直接吸收入血。

【药理作用】维生素 K 是促进凝血因子活性的药物。凝血因子 Ⅱ、Ⅶ、Ⅸ、Ⅹ 和抗凝血蛋白 C 等均为依赖维生素 K 的凝血因子，在肝脏内合成。维生素 K 是肝脏中 γ-羧化酶的辅酶，在肝脏首先合成了无凝血活性的凝血因子 Ⅱ、Ⅶ、Ⅸ、Ⅹ 和抗凝血蛋白 C 等的前体物质，在氢醌型维生素 K 存在条件下，γ-羧化酶可与前体物质结合并进行识别，促使这些凝血因子前体物质的氨基末端谷氨酸残基经过 γ-羧化作用，加工修饰转变为成熟的凝血因子，与 Ca^{2+} 结合而具有活性。经过羧化反应，氢醌型维生素 K 转变成环氧型维生素 K，后者又可经环氧还原酶的作用还原为氢醌型，继续参与羧化反应。当维生素 K 缺乏或环氧型维生素 K 的还原反应受阻时，这些凝血因子停留于无活性的前体状态，导致凝血酶原时间延长，而引起出血。

【临床应用】主要用于口服抗凝血药、胆瘘、梗阻性黄疸、慢性腹泻或广泛肠段切除后因吸收不良所致的低凝血酶原血症，以及新生儿因维生素 K 产生不足所致出血。也可用于预防长期应用广谱抗生素所致的维生素 K 缺乏症，但对先天性或严重肝病所致的低凝血酶原血症无效。

【不良反应】维生素 K_1 的不良反应少，但静脉注射速度过快可产生颜面潮红、胸闷、呼吸困难、血压下降等症状。维生素 K_3、K_4 的不良反应较多，口服易出现胃肠道反应。较大剂量维生素 K_3 可能引发新生儿、早产儿溶血性贫血和高胆红素血症等，对葡萄糖-6-磷酸脱氢酶缺乏的患者也可诱发溶血。肝功能不全者慎用。

（二）抗纤维蛋白溶解药

氨甲苯酸

氨甲苯酸（aminomethylbenzoic acid，PAMBA）又称对羧基苄胺，具有止血作用，通过对抗纤溶酶原激活因子，阻止纤溶酶原转化为纤溶酶，而抑制纤维蛋白的溶解，产生止血作用。氨甲苯酸用于纤维蛋白溶解过程亢进所致的出血，如肝、肺、胰、前列腺、肾上腺、甲状腺等手术时的异常出血，产后出血以及肺结核咯血或痰中带血、血尿、前列腺肥大出血、上消化道出血等。此外，还可用于链激酶或尿激酶过量引起的出血。氨甲苯酸不良反应少，但用量过大可致血栓形成。

氨甲环酸

氨甲环酸（tranexamic acid，AMCHA）作用与氨甲苯酸基本相同，但略强。低剂量氨甲环酸能竞争性抑制纤溶酶原与纤维蛋白结合，阻止纤溶酶原的活化；高剂量则直接抑制纤溶酶的活性，减少纤维蛋白的降解，产生止血作用。临床主要用于治疗由于纤溶系统亢进引起的出血，如肝、肺、尿道和肾上腺等含有纤溶酶原激活物的器官手术或创伤后等，还可用于血友病患者手术前后的辅助治疗。最常见的不良反应是胃肠道反应，还可出现头晕、耳鸣、瘙痒等表现。快速静脉给药还可引起体位性低血压、心律失常、惊厥、多尿以及肝脏的损伤。

（三）作用于血管的止血药

垂体后叶素

垂体后叶素（pituitrin）含缩宫素和加压素（抗利尿激素）两种成分。能直接收缩小动脉、小静脉及毛细血管，尤其对内脏血管作用明显，可降低门静脉压和肺循环压力，有利于血小板在血管破裂处形成血栓而达到止血的目的。主要用于肺、支气管出血、消化道出血，也可用于治疗尿崩症。不良反应可能有面色苍白、出汗、心悸、胸闷、腹痛、腹泻、过敏反应等。冠心病、动脉硬化、高血压、肺源性心脏病及过敏体质者禁用。

（四）凝血因子制剂

凝血因子制剂是从健康动物或人体血液中提取、分离、提纯、冻干而制得的，含有各种凝血因子的一类制剂，主要用于凝血因子缺乏时的补充或替代治疗。

凝 血 酶

凝血酶（thrombin）是从牛、兔或猪血中提取、加工制得的无菌冻干剂或粉末。局部应用后，会使纤维蛋白原转化成纤维蛋白，使病灶表面的血液形成稳定的血凝块，发挥止血作用。外科治疗常将凝血酶与明胶海绵同用，直接敷于创面，用于止血困难的毛细血管、小血管或创面、消化道等部位的止血。本药须直接接触创面才能起止血作用，不可进入血管内。因其具有抗原性，可产生过敏等反应。

凝血酶原复合物

凝血酶原复合物（prothrombin complex）是由健康人静脉血分离、浓缩制得的，含有凝血因子Ⅱ、Ⅶ、Ⅸ、Ⅹ的混合制剂。这四种凝血因子均在肝脏合成，生理功能的发挥有赖于维生素K的存在。临床可用于补充缺乏的凝血因子，促进血液凝固。主要用于治疗先天性凝血因子Ⅸ缺乏的乙型血友病及严重肝脏疾病、口服抗凝血药过量和维生素K依赖性凝血因子缺乏而引起的出血。

抑 肽 酶

抑肽酶（aprotinin）又称抑胰肽酶，为胰蛋白酶抑制剂，是从牛胰腺中提取的天然多肽类抗纤溶药物。抑肽酶可抑制纤溶酶原激活因子，活化的凝血因子Ⅶ、Ⅸ、Ⅺ、Ⅻ和凝血酶原向凝血酶的转化。临床主要用于治疗各种纤溶亢进引起的出血，如手术、创伤或弥散性血管内凝血等所致继发性纤溶亢进症，也可用于减少心脏外科术后渗血和休克型胰腺炎的治疗。本药不良反应较轻，常见皮疹、支气管痉挛、心动过速等过敏反应，严重者可致休克。

三、抗凝血药

抗凝血药是指通过影响凝血因子，能干扰机体生理性凝血过程的某些环节而阻止血液凝固的药物。临床主要用于防止血栓形成和已形成血栓栓塞性疾病的治疗。

肝 素

肝素（heparin）因最初源自肝脏而得名，存在于哺乳动物的许多脏器中，现药用肝素多取自猪肠黏膜或牛肺脏中。肝素是一种黏多糖硫酸酯，具有酸性。普通肝素的分子量为5kDa～30kDa，平均分子量12kDa。

【体内过程】肝素是带有大量负电荷的大分子物质，不易透过细胞膜，口服不被吸收，肌内注射易引起局部刺激和出血症状，临床常采用静脉给药方式。60%集中分布于血管内皮，大部分经肝脏单核－巨噬细胞系统代谢后经肾脏排出，极少以原形从尿排出。肝素抗凝活性半衰期与给药剂量相关，静脉注射100U/kg、400U/kg、800U/kg，抗凝活性半衰期分别为1小时、2.5小时、5小时。肺栓塞及肝、肾功能严重障碍患者抗凝活性半衰期延长。

【药理作用】

1. 抗凝作用　肝素在体内、体外均具有抗凝作用。静脉注射后，作用发生迅速，可使多种凝血因子灭活，延长血液凝固时间。

肝素的抗凝机制则由AT－Ⅲ介导，带负电荷的肝素可与带正电荷的AT－Ⅲ结合，使 AT－Ⅲ的构型发生改变，充分暴露出其活性中心，ATⅢ中的精氨酸残基能迅速与凝血因子活性中心的丝氨酸残基结合，从而加速了 AT－Ⅲ对上述凝血因子的灭活。肝素可加速该过程达 1000 倍以上，从而加强抗凝作用。

2. 抗动脉粥样硬化作用　肝素抗动脉粥样硬化与以下作用密切相关：①调血脂作用；②保护动脉内皮作用；③抗平滑肌细胞增生的作用；④抗血小板聚集的作用。

3. 其他作用　肝素还有抗补体、降低血液黏稠度及抗炎等作用，能中和多种致炎因子，增强机体的吞噬功能，减少氧自由基生成及灭活多种毒素等。

【临床应用】

1. 主要用于防治血栓栓塞性疾病　肝素可防止血栓形成和扩大，临床主要用于急慢性静脉血栓或肺栓塞、预防充血性心衰、左心房扩大、心肌病合并心房颤动者，以及心脏瓣膜置换或其他心脏手术时所致的体循环栓塞。防止动脉手术和冠脉动脉造影时导管所致的血栓栓塞的并发症。对急性动、静脉血栓形成，肝素可产生快速抗凝作用。

2. 用于治疗各种原因引起的早期弥散性血管内凝血　早期应用，可防止因凝血因子和纤维蛋白的消耗引起的继发性出血，是肝素的主要适应证。

3. 用于体外抗凝　如心导管检查、体外循环、血液透析和心血管手术时防止血栓形成。

【不良反应】

1. 出血　是最常见的不良反应，发生率为 5%～10%，表现为皮肤黏膜出血、血肿、咯血、血尿、便血以及颅内出血等，多见于老年女性患者静脉注射给药时。因肝素轻度过量而引起的自发性出血，停药即可自行恢复，但严重出血时需缓慢静脉注射硫酸鱼精蛋白（protamine sulfate）解救。

2. 血小板减少症　发生率为 5%～6%，多发生在用药后 1～4 天，程度较轻，不需中断治疗即可恢复，一般认为是肝素引起一过性的血小板聚集作用所致。如发生在用药后 5～10 天，一般则是患者产生了肝素依赖性抗体，引起免疫反应所致。停药后约 4 天可恢复，故应用肝素期间应监测血小板计数。

3. 其他反应　偶见过敏反应、皮下注射的局部坏死等，长期应用可引起脱发、骨质疏松等。

对有出血倾向、严重肝肾功能不全、溃疡病、胆囊疾病、内脏肿瘤、恶性高血压、脑出血病史、血友病、亚急性细菌性心内膜炎、围生期妇女、外伤或手术后者禁用。

低分子量肝素

低分子量肝素（low molecular weight heparin，LMWH）是新发展起来的一种新型抗凝药物，是普通肝素制剂中的低分子量组分，经化学分离方法由普通肝素制得，分子量低于 6.5kDa。低分子量肝素具有以下特点：①低分子量肝素对凝血因子 Ⅹa 的抑制作用强，对凝血酶及其他凝血因子影响不大，对血小板的影响也较小。②抗凝血作用强。③生物利用度高、半衰期长。低分子量肝素临床可用于预防手术后血栓栓塞、肺栓塞、深静脉血栓形成、血液透析时体外循环、末梢血管病变等。目前临床常用的低分子量肝素制剂有替地肝素、依诺肝素、那屈肝素等，由于来源不同、制作方法不同，低分子量肝素制剂的分子量、药代动力学参数等也不尽相同，故临床应用时应注意剂量差别。不良反应与注意事项同肝素，用量过大仍可导致自发性出血，使用时需进行血液学监护。

香 豆 素 类

香豆素类是一类含有 4 - 羟基香豆素基本结构的药物，为口服抗凝药。包括双香豆素（dicoumarol）、华法林（warfarin）和醋硝香豆素（acenocoumarol）等，它们的药理作用与应用等基本相同。

【体内过程】华法林和醋硝香豆素口服吸收快而完全，双香豆素的吸收慢，易受食物影响。这三药的血浆蛋白结合率高，血浆半衰期为 10～60 小时，均经肾脏排泄，能透过胎盘屏障，双香豆素和醋硝香豆素还可见于乳汁中。

【药理作用】香豆素类是维生素 K 的拮抗剂，具有间接抗凝血作用。在肝脏合成的凝血因子 Ⅱ、Ⅶ、Ⅸ、Ⅹ 的前体物质无凝血活性，必须在氢醌型维生素 K 存在的条件下，经 γ - 羧化酶作用，才能使谷氨酸残基羧化为 γ - 羧基谷氨酸，而活化上述凝血因子。经过羧化反应，氢醌型维生素 K 转变为环氧型维生素 K，后者经环氧型维生素 K 还原酶作用可还原为氢醌型，继续参与羧化反应。香豆素类药物能抑制肝脏的环氧型维生素 K 还原酶，阻止维生素 K 的环氧型向氢醌型转变，从而阻碍维生素 K 的循环再利用，影响凝血因子 Ⅱ、Ⅶ、Ⅸ、Ⅹ 的活化，而产生抗凝作用。起效慢，作用维持时间长，无体外抗凝作用。此外，香豆素类药物还具有抑制凝血酶诱导的血小板聚集作用。

【临床应用】香豆素类药物临床主要用于防治血栓栓塞性疾病，如外周动脉血栓栓塞、静脉血栓栓塞、心房纤颤伴有附壁血栓、心脏外科手术和冠状动脉闭塞、肺栓塞等。

【不良反应】

1. 出血 为香豆素类药物的主要不良反应，可累及机体的所有脏器。表现为牙龈出血，皮肤和黏膜瘀斑以及胃肠道、泌尿、呼吸和生殖系统的出血症状，严重的可引起颅内出血。用药时测定凝血酶原时间，凝血酶原时间过长或出血时，应立即停药。中度或严重出血者，应立即缓慢静脉注射维生素 K_1，同时输注新鲜血、血浆或凝血酶原复合物治疗，以迅速恢复凝血因子的功能。

2. 皮肤和软组织坏死 一般发生于给药后 3～7 天，多累及皮肤、肌肉和软组织，可出现局部发绀、疼痛、皮疹和缺血性坏死等，机制不清，较罕见。应立即停药，应用维生素 K_1 和肝素治疗能阻止病变发展。

3. 其他 可有粒细胞增多、胃肠道反应等，华法林可能引起肝脏损害，并有致畸作用。

四、抗血栓药

（一）纤维蛋白溶解药

当某些病理因素导致机体形成血栓时，则需要给予外源性的纤溶药物，直接或间接地激活纤溶酶原，溶解纤维蛋白，使已形成的血栓溶解，治疗血栓性疾病。

链 激 酶

链激酶（streptokinase，SK）是从丙组溶血性链球菌培养液中提取的一种非酶性蛋白质，其分子量为47kDa，由一条含有414个氨基酸的多肽链组成。现已用基因工程方法制备出重组链激酶（recombinant streptokinase，r–SK）。

【体内过程】链激酶为蛋白质，口服在胃肠道易被破坏，故临床常采用静脉给药的方式，也可经导管直接冠状动脉内给药。药物入血后可与纤溶酶原形成复合物，部分可由蛋白酶水解、失活，血浆半衰期约为25分钟，主要在肝脏蓄积，代谢产物经肾脏排泄。

【药理作用】链激酶是纤溶酶原间接激活药，能与内源性纤溶酶原结合，形成SK–纤溶酶原复合物，激活血液中纤维蛋白表面的纤溶酶原转变成纤溶酶，纤溶酶水解血栓中的纤维蛋白，从而发挥溶解血栓的作用。链激酶对多种原因引起的血管内新形成的血栓均有溶解作用，但选择性差，呈现全身性纤溶状态。

【临床应用】临床主要用于治疗血栓栓塞性疾病。在冠脉血栓形成2～4小时内，静脉或冠状动脉内给药可缩小心肌梗死面积，恢复血流灌注。对深静脉血栓、眼底血管栓塞、肺栓塞均具有一定疗效。

【不良反应】由于链激酶选择性低，易导致全身性纤维蛋白溶解反应而引起出血，包括穿刺部位的出血、颅内出血等，严重出血可用羧基苄胺对抗。链激酶具有抗原性，能引起发热、寒战、头痛等过敏反应症状；还可能引起血压降低，必要时可应用升压药。

尿 激 酶

尿激酶（urokinase，UK）可取自人胚胎肾细胞培养液，也可经基因重组技术制备而得，分子量约为53kDa。药理作用与链激酶相似，尿激酶是纤溶酶原直接激活药，能直接作用于血凝块表面的纤溶酶原，使纤溶酶原分子中的精氨酸–缬氨酸肽键断裂，形成纤溶酶，产生溶解血栓作用。尿激酶缺乏选择性，此外还能促进血小板聚集。尿激酶血浆半衰期约为20分钟，经肝、肾排出。临床应用同链激酶，尿激酶不具有抗原性，不引起过敏反应和血压降低。主要不良反应为出血、呕吐等。

组织型纤溶酶原激活剂

组织型纤溶酶原激活剂（tissue type plasminogen activator，t–PA）存在于机体血管壁、心脏等组织中，分子量约为70kDa。最初由人胎盘中提取纯化，后经基因工程方法制备了重组组织型纤溶酶原激活剂（recombinant tissue type plasminogen activator，rt–PA）。t–PA（或rt–PA）能选择性作用于血栓中的纤维蛋白，使其构型发生改变，更易于与纤溶酶原结合，转变为纤溶酶，溶解血栓。t–PA对血浆中游离的和已形成复合物的纤溶酶原以及纤维蛋白原的作用弱，所以，t–PA的溶栓作用较强，作用出现迅速，对血栓具有选择性。与链激酶相比，较少发生出血并发症。本药半衰期为 3~8 分钟，用于治疗急性心肌梗死和肺栓塞效果较链激酶好，且不良反应小。

阿尼普酶

阿尼普酶（anistreplase）是链激酶与乙酰化纤溶酶原的复合物，此复合物进入体内后，纤溶酶原活性中心与纤维蛋白结合，缓慢去除乙酰基后发挥溶解血栓作用。阿尼普酶的特点有：①在体内被活化速度较慢，发挥作用有一定潜伏期；②半衰期长，为 90~105 分钟；③与链激酶相比，更易进入凝血块中与纤维蛋白结合；④具有选择性作用，全身性纤溶作用弱。临床主要用于急性心肌梗死患者，可改善症状，降低病死率。常见不良反应为注射部位和胃肠道出血、一过性低血压等。

葡萄球菌激酶

葡萄球菌激酶（staphylokinase，SAK）又称葡激酶，是从金黄色葡萄球菌中提取出来的一种能够激活纤溶酶原的酶类物质，现应用基因工程方法已能制备重组葡激酶。葡激酶本身不具有酶活性，其与纤溶酶原有较高的亲和力而形成复合物，转变为葡激酶-纤溶酶原激活物，间接地激活纤溶酶原转变为纤溶酶，从而溶解血栓。葡激酶具有特异性溶栓作用，对富含血小板的血栓和已收缩血栓的溶栓作用强于其他溶栓药，临床多用于治疗急性心肌梗死等血栓性疾病。与链激酶相比，具有抗原性弱、出血并发症少等优点。

（二）抗血小板药

抗血小板药是指能抑制血小板的黏附、聚集和释放功能，阻止血栓的形成，用于防治脑或心脏缺血性疾病、外周血栓栓塞性疾病的药物。血小板与机体绝大多数细胞一样，具有花生四烯酸的代谢途径。血小板内游离的花生四烯酸在环氧酶-1（COX-1）的作用下先生成环内过氧化物（PGH_2），进一步在血栓素 A_2 合成酶作用下生成血栓素 A_2（thromboxane A_2，TXA_2），TXA_2 是目前发现的最强的收缩血管和促进血小板聚集的物质之一。而在血管内皮细胞等部位的花生四烯酸经 COX-1 和前列环素合成酶的作用生成的前列环素（prostacyclin，PGI_2）则是抑制血小板功能的物质，可拮抗 TXA_2 的生理功能。

阿司匹林

阿司匹林（aspirin）又称乙酰水杨酸，具有解热、镇痛、抗炎、抗风湿和影响血栓形成等药理作用。是目前应用最广泛的抗血小板药，其抗血栓形成的作用机制主要是阿司匹林能不可逆地抑制环氧酶的活性，使花生四烯酸代谢生成的 TXA_2 减少，从而抑制血小板的聚集和血栓形成。由于血小板本身不能合成环氧酶，当环氧酶的活性受抑制后，须待新生成的血小板进入血液循环才能继续合成 TXA_2，而血管内皮细胞具有合成环氧酶的能力。所以应用小剂量（40~80mg）的阿司匹林只能抑制血小板内环氧酶的活性，显著减少 TXA_2 水平，抑制血小板功能，防止血栓形成，而对血管内皮的环氧酶作用弱，即对 PGI_2 的合成几乎无影响。较大剂量（300mg）的阿司匹林能抑制血管内皮细胞的 PGI_2 活性，减少 PGI_2 合成，增强血小板功能，促进血栓形成。临床上可每日给予小剂量阿司匹林，用于心肌梗死、心绞痛及脑梗死等疾病的预防和治疗，能降低缺血性心脏病、一过性脑缺血及脑卒中等的发病率和死亡率。

双 嘧 达 莫

双嘧达莫（dipyridamole）又称潘生丁。

【体内过程】口服吸收不完全，口服血浆半衰期为 10～12 小时，在组织中分布广泛。经肝脏代谢，可经胆汁分泌、肠道和肾脏排泄，少量通过胎盘、乳汁分泌。

【药理作用】能通过以下多种机制抑制血小板黏附和聚集：①通过增加 cAMP 含量，抑制血小板聚集；②抑制血小板生成 TXA_2，降低其促进血小板聚集的作用；③可直接刺激血管内皮细胞产生 PGI_2，增强其活性；④能抑制血小板的黏附性，防止其黏附于血管壁的损伤部位。

此外，本药还有扩张冠脉阻力血管、增加冠脉血流量的作用，但并不能增加缺血区的血液供应。

【临床应用】双嘧达莫一般与口服抗凝血药香豆素类合用增强疗效，治疗血栓栓塞性疾病，如人工心脏瓣膜置换术后、同服阿司匹林不能耐受者或口服香豆素类仍有血栓栓塞者等。

【不良反应】多与剂量有关，可表现为头晕、面部潮红、皮疹、乏力、胃肠道症状等。长期治疗，症状可消失，但少数患者不能耐受。过量或快速静脉注射时可致血压下降，少数心绞痛患者应用后会导致心绞痛发作。

噻 氯 匹 定

噻氯匹定（ticlopidine）能选择性地干扰 ADP 介导的血小板活化，是合成的强效抗血小板药物。本药口服吸收良好，血浆半衰期为 12～22 小时，连续口服常用量，24 小时内出现抗血小板作用。经肝脏转化，大部分经肾脏排出，其余从胆汁和肠道排泄。噻氯匹定能不可逆地抑制生理性诱导剂，尤其是 ADP 诱导的血小板聚集作用，对其他诱导剂如花生四烯酸等引起的血小板聚集也有一定的抑制作用；另本药可降低血液黏滞度，还可抑制血小板的黏附，延长出血时间。临床主要用于预防血栓栓塞性疾病，如缺血性心脏病、脑血管疾病等，尤适用于不宜用阿司匹林治疗的患者。此外，还可改善闭塞性动脉硬化、慢性血管闭塞性脉管炎患者的症状。不良反应常见的是胃肠道症状，较严重的是骨髓抑制，表现为中性粒细胞减少等，还可见皮疹、瘀斑等。

（三）凝血酶抑制药

水 蛭 素

水蛭素（hirudin）是目前所发现最强的凝血酶天然特异性抑制剂，由水蛭的唾液腺中分离并提纯，是由 65～66 个氨基酸组成的小分子蛋白质，对凝血酶有高度的亲和性。其作用主要是通过与凝血酶结合，抑制凝血酶活性，使凝血酶诱导的血小板聚集和释放功能受抑制，并使凝血酶的收缩功能受抑制，从而发挥良好的抗凝作用。主要用于弥散性血管内凝血、急性冠脉综合征、预防术后血栓形成、经皮冠脉成形术术后冠脉再阻塞等，出血等不良反应少。

第三节　扩充血容量药

扩充血容量药主要用于大量失血或大面积烧伤导致血容量降低、休克等紧急情况，以扩充血容量、维持器官的血液灌注作为基本疗法。本类药的共同特点是具有一定的胶体渗透压、作用久、不具有抗原性等。

右 旋 糖 酐

右旋糖酐（dextran）是蔗糖经肠膜状明串珠菌 – 1226 发酵合成的一种高分子葡萄糖聚合物。按其分子量可分为小分子量右旋糖酐（右旋糖酐 10）、低分子量右旋糖酐（右旋糖酐 40）和中分子量右旋糖酐（右旋糖酐 70），临床常用后两种。

【药理作用及临床应用】右旋糖酐静脉注射后可提高血浆胶体渗透压，扩充血容量，维持血压，通过稀释血液等机制降低血液黏滞性，减少血小板聚集、黏附。临床主要用于各型休克的抢救，预防术后的血栓形成以及某些血栓栓塞性疾病的治疗。右旋糖酐 40 与右旋糖酐 70 比较，区别为：①前者改善微循环作用佳，后者扩充血容量作用强；②前者能使已聚集的血小板和红细胞解聚，从而降低血液黏滞性，后者能降低某些凝血因子和血小板的活性；③前者还具有渗透性利尿作用。

【不良反应】偶见过敏反应，如荨麻疹、皮肤瘙痒、发热、恶心、呕吐、喘息、关节痛、出血等，个别出现血压下降、呼吸困难和胸闷等严重反应。重度休克时如连续大剂量使用大分子量右旋糖酐，则可由于血液过度稀释而影响凝血过程。充血性心衰、严重血小板减少和血容量过多者禁用。

第二十四章　作用于消化系统药

第一节　助消化药

助消化药多为消化液中成分或促进消化液分泌的药物，能够提高消化功能，用来治疗消化功能减弱或消化不良。

稀　盐　酸

稀盐酸（dilute hydrochloric acid）为 10% 的盐酸溶液，可使胃内酸度增加，胃蛋白酶活性增强。用于治疗慢性胃炎、胃癌、发酵性消化不良等。可产生腹胀、嗳气等，宜饭前或水稀释后服用。

胃蛋白酶

胃蛋白酶（pepsin）由牛、猪、羊等胃黏膜提取，可分解蛋白质，水解多肽。用于胃蛋白酶缺乏症及蛋白质消化不良的治疗。常与稀盐酸同时服用。

胰　酶

胰酶（pancreatin）由牛、猪、羊等动物的胰腺提取，含胰蛋白酶、胰淀粉酶及胰脂肪酶，消化蛋白、脂肪及淀粉。用于治疗消化不良、胰液分泌不足、糖尿病性消化不良。在酸性溶液中易被破坏，一般制成肠衣片。偶有过敏反应。

乳　酶　生

乳酶生（lactasin）又称表飞鸣，为干燥活乳酸杆菌，分解糖类产生乳酸，提高肠内 pH，抑制肠内腐败菌的繁殖，减少蛋白质发酵和产气。常用于消化不良、腹胀、小儿消化不良性腹泻及二重感染的防治。不宜与抗菌药或吸附剂同时服用，以免降低疗效。

第二节　抗消化性溃疡药

消化性溃疡是指主要发生在胃或十二指肠的慢性溃疡，临床表现有节律性上腹痛、嗳气、反酸，具有自然缓解和反复发作的特点。发病原因主要为：①胃黏膜局部损伤增强，如胃酸、胃蛋白酶、幽门螺旋菌、促胃液素、酒精、非类固醇抗炎药等；②保护因素减弱，如胃黏液、胃黏膜屏障、胃黏膜修复、前列腺素等。目前治疗消化性溃疡药有抗酸药、胃酸分泌抑制药、黏膜保护药、抗幽门螺杆菌药。

一、抗酸药

抗酸药是一类弱碱性化合物，中和胃酸，减轻胃酸的刺激和腐蚀作用，并降低胃蛋白酶活性，有些还能在溃疡面形成保护层，发挥缓解疼痛和促进愈合的作用。另外，抗酸剂在溃疡愈合后维持服用，有预防和减少溃疡复发的作用。抗酸药较少单用，大多组成复方制剂，增强抗酸作用，减少不良反应，如胃舒平、胃得乐等。

常用的抗酸药有氢氧化镁（magnesium hydroxide）、三硅酸镁（magnesium trisilicate）、氧化镁（magnesium oxide）、氢氧化铝（aluminum hydroxide）、碳酸钙（calcium carbonate）等。

二、抑制胃酸分泌药

胃酸主要由壁细胞（泌酸细胞）分泌，并受迷走神经、促胃液素和组胺的调节。壁细胞膜上 H_2 受体、M 受体、促胃液素受体与胃酸分泌有关，其共同途径是激活 $H^+ - K^+ - ATP$ 酶（质子泵，H^+ 泵）。

（一）H_2 受体阻断药

H_2 受体阻断药能选择性阻断组胺与其受体的结合，有效地抑制胃酸的分泌。

【药理作用】壁细胞 H_2 受体激活后，细胞内 cAMP 增加并激活 $H^+ - K^+ - ATP$ 酶，促进胃酸分泌。阻断 H_2 受体，基础胃酸、夜间胃酸分泌均减少；同时抑制促胃液素及 M 受体兴奋药引起的胃酸分泌。阻断 H_2 受体胃蛋白酶分泌也减少。

【临床应用】可用于胃和十二指肠溃疡、急性胃黏膜出血和应激性溃疡、急性上消化道出血、胃泌素瘤、反流性食管炎的治疗。

【不良反应】一般发生较少，长期服用耐受良好。偶见便秘、腹泻、腹胀及头痛、头晕、皮疹、瘙痒等。静滴过快，可使心率减慢，收缩力减弱。男性青年长期服用西咪替丁可引起阳痿，性欲消失，乳房发育，可能与其抑制二氢睾丸素等与雄激素受体相结合及增加血液雌二醇浓度有关。西咪替丁能抑制肝药酶活性，长期服用应调整剂量。

常用药有西咪替丁（cimetidine，甲氰咪胍）、雷尼替丁（ranitidine）、法莫替丁（famotidine）、尼扎替丁（nizatidine）、罗沙替丁（roxatidine）等。

（二）M_1 受体阻断药

哌仑西平

哌仑西平（pirenzepine）选择性阻断胃壁细胞上的 M_1 受体，抑制胃酸分泌；也可阻断 ACh 对胃黏膜中的嗜铬细胞、G 细胞上的 M 受体的激动作用，抑制组胺和胃泌素的释放，减少胃酸分泌，同时对胃肠道具有解痉作用。生物利用度低，约为 26%，应餐前服用。

同类药物有替仑西平（telenzepine）。

（三）促胃泌素受体阻断药

丙 谷 胺

丙谷胺（proglumide）又称二丙谷酰胺，竞争胃泌素受体，抑制胃酸和胃蛋白酶分泌；促进胃黏液合成，增强胃黏膜的黏液 – 碳酸氢盐屏障，而发挥抗溃疡病的作用。与其他药物联合用于治疗胃和十二指肠溃疡、急性上消化道出血、胃肠炎等。

（四）质子泵抑制药

质子泵抑制药为消化性溃疡的首选药物，作用强大，持久。

奥 美 拉 唑

奥美拉唑（omeprazole）又称洛赛克，是由一个亚硫酰基连接苯咪唑环和吡啶环所形成。

【体内过程】口服易吸收，生物利用度可随疗程延长而提高，宜空腹服药。$t_{1/2}$ 为 0.5 ~ 1 小时。大部分代谢产物由肾排泄。

【药理作用】选择性与 $H^+ – K^+ – ATP$ 酶结合，抑制胃壁细胞 H^+ 泵功能，抑制基础胃酸和刺激引起的胃酸分泌，也能使胃蛋白酶分泌减少，对幽门螺杆菌有抗菌作用。

【临床应用】用于胃及十二指肠溃疡、术后溃疡、反流性食管炎、应激性溃疡、急性胃黏膜出血、胃泌素瘤。

【不良反应】主要有口干、恶心、腹胀、头痛、头昏、失眠；偶有皮疹、外周神经炎、男性乳房女性化等。

同类药物有兰索拉唑（lansoprazole）、泮托拉唑（pantoprazole）、雷贝拉唑（rabeprazole）等。

三、黏膜保护药

硫 糖 铝

硫糖铝（sucralfate）又称胃溃宁。口服在 pH 值≤4 的环境下成胶冻状，形成溃疡保护膜；促进胃上皮细胞分泌黏液和 HCO_3^-，保护胃黏膜；还能抑制幽门螺杆菌繁殖。临床用于消化性溃疡、反流性食管炎、慢性糜烂性胃炎和幽门螺杆菌感染。不能与抗酸药合用，也不能与抑制胃酸分泌药同用。不良反应有口干、恶心、腹泻、皮疹、瘙痒、头晕等；长期用药可致便秘。

枸橼酸铋钾

枸橼酸铋钾（bismuth potassium citrate）主要成分为三甲二枸橼酸铋盐，在酸性环境下形成氧化铋胶体附着在溃疡表面，抵御胃酸和蛋白酶的消化作用，有利于溃疡的愈合。能够抑制胃蛋白酶的活力，促进黏膜合成前列腺素，增加黏液和碳酸氢盐分泌，增强黏膜保护功能。具有抗幽门螺杆菌作用。临床主要应用于幽门螺杆菌阳性的消化性溃疡病和慢性胃炎。牛奶、抗酸药可干扰其作用，服药期间可使舌、粪染黑，恶心、肾功能不良者慎用。胶体果胶铋（colloidal bismuth pectin）的作用与其类似。

米索前列醇

米索前列醇（misoprostol）为前列腺素 E_1 衍生物，口服后能抑制胃酸及胃蛋白酶分泌；增加黏液和 HCO_3^- 分泌；还能增加胃血流。临床主要治疗消化性溃疡。不良反应主要为稀便或腹泻，孕妇禁用。

同类药物有恩前列素（enprostil）、利奥前列素（rioprostil）、阿巴前列素（arbaprostil）等。

四、抗幽门螺杆菌药

幽门螺杆菌（helicobacter pylori，Hp）为革兰阴性厌氧菌，生长在胃、十二指肠的黏液层与黏膜细胞之间，能产生酶和细胞毒素，对黏膜造成损伤，是慢性胃炎、消化道溃疡、胃癌等疾病的重要致病因子。

该类药包括质子泵抑制剂、铋剂、抗菌药。抗菌药物常用克拉霉素、甲硝唑、四环素、氨苄青霉素、阿莫西林、罗红霉素等，单一应用易产生耐药性，故常 2~3 种联合用药。

第三节　泻药与止泻药

一、泻药

泻药是一类增加肠内水分，促进肠蠕动，软化粪便，而促进粪便排出的药物。按其作用机制通常可分为刺激性泻药、容积性泻药、润滑性泻药等。

（一）刺激性泻药

刺激性泻药又称接触性泻药，可刺激肠黏膜，增加蠕动，用于急、慢性便秘或习惯性便秘。酚酞（phenolphthalein，果导），口服后与碱性肠液形成可溶性钠盐，刺激肠壁，促进肠蠕动而产生导泻作用。作用温和，服药后 6~8 小时排出软便。偶见过敏反应、肠绞痛等。可使碱性尿液呈红色。比沙可啶（bisacodyl，双醋苯啶），在大肠内被细菌转化为乙酰基代谢产物，抑制 $Na^+ - K^+ - ATP$ 酶而阻止水和电解质吸收，使肠容物增加；增加肠黏膜 PGE_2 而导泻。

（二）容积性泻药

容积性泻药又称渗透性泻药，口服后肠道难吸收，可增加肠内渗透压，肠内水分增加，反射性增加肠蠕动，如硫酸镁（magnesium sulfate）、硫酸钠（sodium sulfate）、乳果糖（lactulose）、甲基纤维素（methyl cellulose）等。口服硫酸镁还有利胆作用。主要用于外科术前或结肠镜检查前清洁肠道、肠内中毒等。孕妇、月经期妇女禁用，肾功能不全或老年患者禁用或慎用。

（三）滑润性泻药

滑润性泻药通过局部滑润并软化粪便而发挥作用。适用于老人及痔疮、肛门手术患者。如液体石蜡（liquid paraffin）、开塞露（enema glycerini）。

二、止泻药

地芬诺酯（diphenoxylate）作用于 μ 受体，用于急慢性腹泻。大剂量、长期应用有成瘾性。吸附药（adsorbents）如药用炭（medicinal charcoal），吸附肠道气体、毒素或药物等，阻止有害物质而发挥止泻作用。

第四节　止吐药和胃肠动力药

临床应用止吐药有多种，如 H_1 受体阻断药（苯海拉明）、M 受体阻断药（东莨菪碱）、多巴胺受体阻断药、$5-HT_3$ 受体拮抗药。

一、多巴胺（D_2）受体阻断药

甲氧氯普胺（metoclopramide）药理作用机制主要为拮抗多巴胺-2（D_2）受体，也具有激动 5-羟色胺-4（$5-HT_4$）受体的作用。临床主要用于慢性消化功能不良引起的恶心、呕吐。甲氧氯普胺较大剂量时可出现锥体外系症状，出现明显不良反应，立即停药。

多潘立酮（domperidone）又称吗丁啉，为多巴胺-2（D_2）受体拮抗剂，亦作用于 CTZ 而抑制呕吐反射。临床治疗各种轻度胃瘫及偏头痛，颅脑外伤，放疗引起的恶心、呕吐等。不良反应包括头痛、促催乳激素释放及胃酸分泌。

西沙必利（cisapride）为 $5-HT_4$ 受体激动药，在大剂量时拮抗 $5-HT_3$ 受体产生强大止吐作用。其对消化道的作用范围比甲氧氯普胺和多潘立酮广，但对 CTZ 无明显影响。临床用于反流性食管炎、轻度胃瘫、功能性消化不良等。无锥体外系、催乳素释放、胃酸分泌等不良反应。

二、$5-HT_3$ 受体阻断药

$5-HT_3$ 受体阻断药包括阿洛司琼（alosetron）、昂丹司琼（ondansetron）、托烷司琼

（tropisetron）、格拉司琼（granisetron）等。止吐作用强大，临床用于肿瘤放疗、化疗引起的恶心、呕吐，对运动病所致呕吐无效。不良反应有疲劳、头痛、便秘或腹泻。

第五节　胆石溶解药和利胆药

去氢胆酸

去氢胆酸（dehydrocholic acid）增加胆汁中水分，使胆汁流动性增加，有清洗胆道作用。用于胆石症和急、慢性胆道感染，胆囊手术。禁用于胆道完全梗阻及严重肝功能不全者。不良反应有口干、皮肤瘙痒等。

熊去氧胆酸

熊去氧胆酸（ursodeoxycholic acid）降低胆汁中胆固醇浓度；抑制小肠吸收胆固醇，并在胆固醇结石表面形成卵磷脂－胆固醇液态层，促使结石溶解。适用于不易手术治疗的胆固醇型胆结石症、胆囊炎等。不良反应有腹泻、头痛等。

鹅去氧胆酸

鹅去氧胆酸（chenodeoxycholic acid）可降低胆汁中胆固醇含量和促胆固醇结石溶解。

第六节　治疗肝昏迷的药物

肝昏迷又称肝性脑病，发病机制十分复杂，相关病因和病理生理机制的学说较多，故治疗上多采用综合措施。常用于治疗肝昏迷的药物有谷氨酸钠（sodium glutamate）、谷氨酸钾（potassium glutamate）、精氨酸（arginine）、乙酰谷酰胺（acetylglutamide）、γ 氨基丁酸（γ－aminobutyric acid，GABA）、乳果糖（lactulose）、新霉素（neomycin）、支链氨基酸（BCAAs）、氟马西尼（flumazenil）、门冬氨酸鸟氨酸（L－ornithine L－as-partate）、左旋多巴（levodopa）等。

第二十五章 作用于呼吸系统药

呼吸系统疾病常见症状有咳嗽、咳痰、喘息等，临床治疗除准确地针对病因治疗外，常应用镇咳、祛痰、平喘药缓解症状，有效地预防并发症的发生。

第一节 平 喘 药

平喘药是用于缓解、消除或预防支气管哮喘的药物。主要适应证为哮喘和喘息性支气管炎。

一、支气管扩张药

（一）肾上腺素受体激动药

肾上腺素受体激动药通过激动 β_2 受体，激活腺苷酸环化酶而增加平滑肌细胞内 cAMP 浓度，使细胞内 Ca^{2+} 水平降低，从而松弛支气管平滑肌；激动 α 受体，使呼吸道黏膜血管收缩，减轻黏膜水肿，有利于改善气道阻塞；还可激动肥大细胞膜上的 β 受体，抑制过敏介质释放，预防过敏性哮喘的发作。长期应用此类药物可使支气管平滑肌细胞膜上的 β_2 受体数目减少，疗效减低，引起哮喘反跳，病情加重。故本类药物不宜长期连续应用，必要时可与其他平喘药交替使用。

根据对 β 受体选择性不同，分非选择性 β 受体激动剂和选择性 β_2 受体激动剂。非选择性 β 受体激动剂包括肾上腺素、异丙肾上腺素等，该类药物对 β_1 和 β_2 受体都有激动作用，平喘作用强大，但心脏不良反应严重。选择性 β_2 受体激动剂对 β_2 受体有强大兴奋性，对 β_1 受体亲和力低，常规剂量口服或吸入给药时很少产生心血管不良反应。

沙 丁 胺 醇

沙丁胺醇（salbutamol）又称舒喘灵，为选择性 β_2 受体激动剂，对 β_2 受体作用强于 β_1 受体，对 α 受体无作用，平喘作用与异丙肾上腺素相似，兴奋心脏作用仅为异丙肾上腺素的 1/10。口服 0.5 小时起效，2~3 小时达最大效应，可维持 4~6 小时。气雾吸入 5 分钟起效，作用最强时间在 1~1.5 小时，可维持 3~4 小时。对支气管扩张作用强而持久，对心血管系统影响很小，是目前较为安全常用的平喘药，临床主要用于支气管哮喘、其他原因的支气管痉挛、喘息型支气管炎及慢性阻塞性肺疾病（COPD）伴喘息。

常见的不良反应有恶心、多汗、头晕、肌肉震颤、心动过速等。

同类药物有克仑特罗（clenbuterol，氨哮素）、特布他林（terbutaline，博利康尼）、班布特罗（bambuterol）、福莫特罗（formoterol）、沙美特罗（salmeterol）等。

（二）茶碱类

茶碱类药物为甲基黄嘌呤类衍生物，包括氨茶碱（aminophylline）和胆茶碱（choline theophyllinate）。

【体内过程】口服吸收迅速，吸收后可分布到细胞内液与外液，90%经肝药酶代谢转化，10%以原形由尿排出。

【药理作用】

1. 松弛气道平滑肌　茶碱类具有较强的直接松弛气道平滑肌作用，但其作用强度不及β受体激动药，作用机制为：①抑制磷酸二酯酶的活性，使气道平滑肌细胞内cAMP的含量提高，气道平滑肌张力降低，气道扩张；②促进内源性儿茶酚胺的释放，引起气道平滑肌松弛；③阻断腺苷受体，可对抗内源性腺苷诱发的支气管收缩。

2. 改善呼吸功能　能增加膈肌收缩力，还具有呼吸兴奋作用。

3. 强心利尿作用　增强心肌收缩力，增加心排出量，增加肾血流，促进钠水排出。

【临床应用】

1. 主要用于支气管哮喘：急慢性哮喘、哮喘持续状态。

2. 慢性阻塞性肺疾病：长期应用可明显改善气促症状，并改善肺功能。

3. 中枢性呼吸睡眠暂停综合征。

【不良反应】安全范围小，茶碱类血浆浓度超过20μg/mL即可引起毒性反应。主要不良反应为：①胃肠道反应：多见恶心、呕吐、上腹部疼痛，宜饭后服用；②中枢兴奋：头痛、不安、失眠、易激动等；③急性中毒：静注过量或过速，可出现心律失常、精神失常、惊厥、昏迷，甚至出现呼吸、心跳停止而引起死亡，一旦发现毒性症状，应立即停药。

（三）M受体阻断药

异丙托溴铵

异丙托溴铵（ipratropium bromide）又称异丙托品，为阿托品的异丙基衍生物，对呼吸道平滑肌具有较高的选择性。雾化吸入时，不易从气道吸收，口服也不易从消化道吸收，只在局部发挥舒张平滑肌作用，故没有阿托品样的全身性不良反应，也不影响痰液分泌。主要用于老年，尤其是高迷走神经活性哮喘患者；也可用于β受体阻断药引起的支气管哮喘。

同类药物有氧托溴铵（oxitropium bromide，氧托品）、泰乌托品（tiotropium bromide，噻托溴铵）等。

二、抗炎平喘药

抗炎平喘药通过抑制呼吸道炎症反应，可达到长期防止哮喘发作的效果，已成为平喘药中的一线药物。

（一）糖皮质激素类药物

糖皮质激素（glucocorticoids）是目前治疗哮喘最有效的药物。哮喘的主要病理机制是呼吸道炎症。糖皮质激素具有强大的抗炎和抗过敏作用，是哮喘持续状态或危重发作的重要抢救药物。应用吸入治疗方法，充分发挥了糖皮质激素对气道的抗炎作用，也避免了全身性不良反应。目前常用药物有丙酸氟替卡松（fluticasone propionate）、丙酸倍氯米松（beclometasone dipropionate）、布地萘德（budesonide）、曲安奈德（triamcinolone acetonide）、氟尼缩松（flunisolide）等。

（二）抗白三烯药物

半胱氨酰白三烯是哮喘发病中的一种重要的炎性介质，由嗜酸性粒细胞、巨噬细胞、肥大细胞等多种炎症细胞释放。其主要作用为：①增加支气管黏液分泌；②降低支气管纤毛功能；③促进气道微血管通透性，加重局部水肿；④促进嗜酸性粒细胞在气道组织的侵润，引起炎症反应；⑤刺激 C 神经纤维末梢释放缓激肽，引起神经源性炎症反应等。抗白三烯药物可拮抗白三烯的各种生物学作用，扎鲁司特（zafirlukast）、孟鲁司特（montelukast）阻断半胱氨酰白三烯受体，齐留通（zileuton）抑制 5 - 脂氧酶。

三、抗过敏平喘药

色甘酸二钠

色甘酸二钠（disodium cromoglycate）又称咽泰，起效慢，对已发作哮喘无效。口服难吸收，粉雾吸入给药。作用机制为：①抑制 Ca^{2+} 内流而稳定肥大细胞膜，阻止肥大细胞释放过敏介质；②直接抑制引起气管痉挛的某些反射，防止二氧化硫、冷空气等刺激引起的支气管痉挛，并能抑制运动性哮喘发作；③通过阻断肥大细胞、巨噬细胞和嗜酸性粒细胞介导的反应，抑制非特异性支气管高反应性。主要用于哮喘的预防性治疗。不良反应少见，偶有咽痛、气管刺痛或气管痉挛。必要时可同时吸入 $β_2$ 受体激动剂预防。

同类药物有酮替芬（ketotifen，噻哌酮）、奈多罗米钠（nedocromil sodium）等。

第二节　祛　痰　药

祛痰药是一类能稀释痰液或降低其黏稠度，使痰易于咳出的药。能加速呼吸道黏膜纤毛运动，改善痰液转运功能的药物又称黏液促动药。

一、痰液稀释药

氯 化 铵

氯化铵（ammonium chloride）口服刺激胃黏膜的迷走神经末梢，反射性地增加呼吸道腺体分泌使痰液变稀而祛痰。很少单独使用，多配成复方制剂应用。服用大量时可引起呕吐、酸中毒。溃疡病及肝肾功能不良者慎用。

愈创木酚甘油醚

愈创木酚甘油醚（guaiacol glyceryl ether）增加呼吸道腺体分泌使痰液变稀的同时还有较弱的抗菌作用。单用或配成复方制剂用于慢性支气管炎、支气管扩张等。无明显的不良反应。

二、黏痰溶解药

乙酰半胱氨酸

乙酰半胱氨酸（acetylcysteine）含巯基（–SH），能使痰中黏性成分二硫键（–S–S–）断裂，黏痰溶解易排出。须采用雾化吸入或气管滴入，用于大量黏痰阻塞气管的危重病例或痰稠不易咳出者。可致呛咳、支气管痉挛等，宜与异丙肾上腺素合用。能降低抗生素活性，不与青霉素、头孢和四环素合用，使用时也不应与金属和橡胶制品接触。

溴己新（bromhexine）能裂解痰中黏多糖，可口服、雾化、静脉给药，用于黏痰不易咳出者。

同类药物有氨溴索（ambroxol）、溴凡克新（brovanexine）、羧甲司坦（carbocisteine）、美司坦（mestein）、厄多司坦（erdosteine）、美司钠（mesna）等。

第三节 镇 咳 药

镇咳药根据其作用环节不同，可分为中枢性和外周性镇咳药。

一、中枢性镇咳药

（一）依赖性中枢性镇咳药

可 待 因

可待因（codeine）又称甲基吗啡，镇咳作用强度约为吗啡的1/10。可待因对咳嗽中枢有较高选择性，镇咳剂量不抑制呼吸，成瘾性比吗啡弱，是目前最有效的镇咳药。

主要用于剧烈的刺激性干咳，对胸膜炎干咳伴胸痛尤为适宜，也用于中等强度的疼痛，其镇痛作用强度为吗啡的 1/7～1/10。作用持续 4～6 小时，过量可致烦躁不安和小儿惊厥。久用有耐受性和成瘾性。

同类药物有二氢可待因（dihydrocodeine）、羟帝巴酚（drotebanol，羟甲吗啡）等。

（二）非依赖性中枢性镇咳药

喷 托 维 林

喷托维林（pentoxyverine）又称咳必清，选择性抑制咳嗽中枢和呼吸感受器，故兼有中枢及外周镇咳作用，作用弱于可待因，但无成瘾性。用于上呼吸道炎症所致干咳、阵咳。不良反应有轻度阿托品样反应，青光眼、前列腺肥大和心功能不全者慎用。

右 美 沙 芬

右美沙芬（dextromethorphan）为人工合成吗啡衍生物，镇咳强度与可待因相等或略强。无镇痛作用，长期服用无成瘾性。治疗量不抑制呼吸，不良反应少见。中毒量时可有中枢抑制作用。

同类药物有氯苯达诺（clofedanol）、地美索酯（dimethoxanate）、氯哌斯汀（cloperastine）等。

二、外周性镇咳药

那 可 丁

那可丁（narcotine）可抑制肺牵张反射引起的咳嗽，兼具兴奋呼吸中枢作用，镇咳作用持续 4 小时，无成瘾性。有时可引起轻度嗜睡、头痛等不良反应。

同类药物有苯佐那酯（benzonatate，退咳）等。

第二十六章 组胺受体阻断药

第一节 组胺和组胺受体阻断药的分类

组胺（histamine）是广泛存在于人体组织的自身活性物质。组织中的组胺主要含于肥大细胞及嗜碱细胞中。因此，含有较多肥大细胞的皮肤、支气管黏膜和肠黏膜中组胺浓度较高。在机体受到物理或化学等刺激时肥大细胞脱颗粒，导致组胺释放。组胺与靶细胞上特异受体结合，产生生物效应：如血管舒张，引起血压下降甚至休克；增加心率和心肌收缩力，抑制房室传导；兴奋平滑肌，引起支气管痉挛、胃肠绞痛；刺激胃壁细胞，引起胃酸分泌。组胺受体有 H_1、H_2、H_3 亚型。各亚型受体功能见表 26 - 1。

表 26 - 1 组胺受体分布及效应表

受体亚型	所在组织	效 应	阻断药
H_1	支气管、胃肠、子宫	收缩	苯海拉明、氯苯那敏、
	皮肤血管	扩张	异丙嗪、阿司咪唑等
	心房、房室结	收缩增强、传导加速	
H_2	胃壁细胞	胃酸分泌增加	西咪替丁、雷尼替丁、
	血管	扩张	法莫替丁等
	心室、窦房结	收缩增强、心率加快	
H_3	中枢与外周神经末梢	负反馈调节组胺	硫丙咪胺

第二节 H_1 受体阻断药

H_1 受体阻断药具有乙基胺，可竞争性阻断 H_1 受体。药物品种较多，有第一代和第二代之分，第一代 H_1 受体阻断药具有镇静催眠作用，第二代 H_1 受体阻断药不易通过血脑屏障，镇静催眠作用较弱或无，作用持久。

【体内过程】多数 H_1 受体阻断药口服吸收良好，药物在肝内代谢后，经尿排出。肝病可使药物作用时间延长。某些药物代谢产物仍具活性，因此作用持久。

【药理作用】

1. 外周作用 能竞争性阻断外周组织 H_1 受体，对抗组胺对胃、肠、气管、支气管平滑肌的收缩作用，并能部分对抗组胺所致血管扩张与毛细血管通透性增加。组胺对降压和心率因为有神经体液的调节，一般不产生明显的影响。

2. 中枢神经作用　多数 H_1 受体阻断药在治疗量可抑制中枢神经系统，而产生镇静、嗜睡等作用，并与巴比妥类药物有协同作用。此类药物的中枢抑制作用强度因个体敏感性和药物品种而异，其中以苯海拉明、异丙嗪作用最强；阿司咪唑、特非那定因不易通过血脑屏障，几乎无中枢抑制作用；而苯茚胺则略有中枢兴奋作用。

3. 其他作用　大多数 H_1 受体阻断药具有抗乙酰胆碱、局部麻醉和奎尼丁样作用。

【临床应用】

1. 变态反应性疾病　对由组胺释放所引起的荨麻疹、枯草热和过敏性鼻炎等皮肤黏膜变态反应效果良好，现多用第二代。对昆虫咬伤引起的皮肤瘙痒和水肿也有良效。对药疹和接触性皮炎有止痒效果。对支气管哮喘几乎无效。对过敏性休克也无效。

2. 晕动病及呕吐　苯海拉明、异丙嗪、布可利嗪、美可洛嗪对晕动病、妊娠呕吐以及放射病呕吐等均有镇吐作用，常与东莨菪碱等合用以增强疗效。

3. 失眠　对中枢有明显抑制作用的异丙嗪、苯海拉明可用于烦躁失眠。

【不良反应】常见镇静、嗜睡、注意力不集中、乏力等中枢抑制现象，故服药期间应避免驾驶车、船和高空作业；也可见胃肠道症状，有食欲不振、恶心呕吐、腹部不适、便秘、腹泻等。阿司咪唑、特非那定可致严重的心律失常。

常用 H_1 受体阻断药见表 26 - 2。

表 26 - 2　常用 H_1 受体阻断药的作用

药物	H1 受体阻断	镇静程度	止吐作用	抗胆碱作用	维持时间（h）
第一代药物					
苯海拉明（diphenhydramine）	+ +	+ + +	+ +	+ + +	4 ~ 6
异丙嗪（promethazine）	+ + +	+ + +	+ + +	+ + +	4 ~ 6
氯苯那敏（chlorphenamine）	+ + +	+	+ +	+ +	4 ~ 6
曲吡那敏（tripelennamine）	+ + +	+ +	-	+	4 ~ 6
美克洛嗪（meclozine）					12 ~ 24
第二代药物					
西替利嗪（cetirizine）	+ + +	+	+ + +		12 ~ 24
阿司咪唑（astemizole）	+ + +				> 24
特非那定（terfenadine）	+ + +				12 ~ 24
咪唑斯丁（mizolastine）	+ + +				> 24

（ + + + 作用强；+ + 作用中等；+ 作用弱；- 无作用）

第三节　H_2 受体拮抗剂

本类药物对 H_2 受体有高度选择性，能与组胺竞争 H_2 受体而阻断其作用。H_2 受体阻断药能竞争性拮抗组胺引起的胃酸分泌。H_2 受体阻断药主要用于治疗消化性溃疡和其他病理性胃酸分泌过多症。具有一定的免疫调节作用，能使淋巴细胞增殖，促进淋巴因子和抗体生成，可用于免疫功能低下和肿瘤的辅助治疗。常用药物有西咪替丁（cimetidine，甲氰咪胍）、雷尼替丁（ranitidine）、法莫替丁（famotidine）、尼扎替丁（nizatidine）、罗沙替丁（roxatidine）等。

第二十七章　子宫平滑肌兴奋药和子宫平滑肌松弛药

子宫平滑肌的功能状态受体内激素水平的调控，雌激素增加子宫平滑肌的兴奋性，孕激素抑制子宫平滑肌的兴奋性。作用于子宫的药物按其对子宫平滑肌的影响可分为子宫平滑肌兴奋药和子宫平滑肌松弛药两类。

第一节　子宫平滑肌兴奋药

子宫平滑肌兴奋药的作用受药物种类、用药剂量以及子宫生理状态影响，可引起子宫节律性收缩或强直性收缩，主要用于催产、引产、产后止血或产后子宫复原，临床应用须严格掌握适应证。

一、垂体后叶素类

缩　宫　素

缩宫素（oxytocin，催产素）是垂体后叶激素的主要成分之一，属于神经垂体分泌的一种多肽类激素。缩宫素的前体由丘脑下部合成，沿下丘脑－垂体束转运至神经垂体分泌。

【体内过程】缩宫素多为人工合成品，性质不稳定，口服易被胰蛋白酶破坏，故无效；肌内注射吸收良好，3～5分钟起效，作用维持时间20～30分钟；静脉注射起效快，作用维持时间短，需要静脉滴注维持疗效。大部分经肝代谢，少部分以原形经肾排泄。一个单位（U）相当于2μg缩宫素，同时含有微量的加压素。

【药理作用】

1. 兴奋子宫平滑肌　缩宫素能直接激动平滑肌缩宫素受体，加强其收缩强度和频率。最终收缩强度取决于用药量及子宫所处生理状态。小剂量缩宫素（2～5U）加强子宫（特别是妊娠末期）节律性收缩，此时子宫的节律性收缩与正常分娩的子宫相似，子宫颈松弛可促使胎儿顺利娩出。大剂量缩宫素（5～10U）可引起子宫强直性收缩，不利于胎儿娩出。雌激素可增强子宫对缩宫素的敏感性，而孕激素则降低子宫对缩宫素的敏感性。

2. 促进排乳 缩宫素能兴奋乳腺腺泡周围的平滑肌，使乳腺导管收缩，促进排乳。

3. 其他 大剂量缩宫素直接扩张血管，引起血压下降并有抗利尿作用。

【临床应用】

1. 催产或引产 小剂量缩宫素静脉滴注，增强子宫节律性收缩，促进胎儿娩出。适用于无禁忌证的宫缩无力孕妇。对于死胎、过期妊娠或需提前终止妊娠者，可用其引产。

2. 产后出血 较大剂量（5～10U）肌内注射可使子宫产生强直性收缩，压迫子宫肌层内血管止血，作用时间短，常加用麦角新碱以维持疗效。

3. 催乳 哺乳前用缩宫素滴鼻或小剂量肌内注射，可促进乳汁排出。

【不良反应】

1. 偶见过敏反应，由生物制剂所含的杂质引起。静脉注射过快，可引起血压下降、心率加快。

2. 用作催产或引产时，必须注意下列两点：严格掌握剂量，密切监测产妇呼吸、血压、心率，并注意胎位、宫缩、胎心等；用量过大，可使子宫呈强直性收缩，导致胎儿窒息或子宫破裂。故催产或引产时应严格控制剂量、滴速。

3. 凡是产道异常、胎位不正、头盆不称、前置胎盘和有剖宫产史者禁用，以防引起子宫破裂或胎儿窒息。

垂体后叶素

垂体后叶素（pituitrin）是从牛、猪垂体后叶提取的粗制品，内含缩宫素和加压素。加压素有抗利尿和收缩血管作用，尤其对毛细血管和内脏小动脉收缩作用明显。临床主要用于治疗尿崩症和肺出血，产科现已少用。不良反应有恶心、呕吐、面色苍白、心悸、腹痛及过敏反应等。高血压、冠心病、肺心病、妊娠高血压综合征等患者禁用。

二、前列腺素类

前列腺素（prostaglandins，PGs）是一类存在于全身各组织器官中的不饱和脂肪酸，对心血管、消化、呼吸及生殖系统具有广泛的生理作用和药理作用，现已人工合成，种类繁多。

地诺前列酮

地诺前列酮（dinoprostone，PGE_2）对各期妊娠子宫均有收缩作用，但足月子宫反应最为敏感，对临产时的子宫作用最强，可引起血管和支气管扩张。PGE_2所致子宫收缩，影响胎盘血液供应和胎盘功能，而发生流产。对子宫颈有转化及扩张作用，主要用于终止妊娠，也可用于过期妊娠、死胎和产后出血及人流手术前扩张宫颈。主要不良反应为恶心、呕吐、腹痛、腹泻等。用药前后可合用止呕、止泻药，以缓解胃肠道症状。少数患者出现头晕、头痛、发热、胸闷、心率加快、血压下降或升高等反应。可因兴奋支气管平滑肌而诱发哮喘，并能升高眼内压，故不宜用于支气管哮喘及青光眼患者。

同类药物有地诺前列素（dinoprost，$PGF_{2\alpha}$）、硫前列酮（sulprostone）、卡前列素（carboprost）。

三、麦角生物碱类

麦角（ergot）是寄生在黑麦上及其他禾本科植物中的一种麦角菌的干燥菌核。含多种生物碱，均为麦角酸的衍生物。包括：①胺生物碱类：麦角新碱（ergometrine）和甲麦角新碱（methylergometrine）；②肽生物碱类：麦角胺（ergotamine）和麦角毒（ergotoxine）。前者易溶于水，对子宫的作用强；后者难溶于水，对血管的作用显著，作用维持时间较久。

【药理作用】

1. 兴奋子宫平滑肌 胺生物碱类，特别是麦角新碱，能选择性地兴奋子宫平滑肌。对妊娠末期，尤其是临产时及新产后的子宫兴奋作用强。其特点是：①起效迅速，对临产时和新产后的子宫作用强，剂量稍大即引起子宫强直性收缩；②作用强而持久，稍大剂量易导致强直性收缩，对子宫颈和子宫体的兴奋作用无明显差别，因此，不能用于催产和引产。

2. 收缩血管 肽生物碱类，尤其是麦角胺，能直接收缩动、静脉，大剂量还会损伤血管内皮细胞，导致血栓形成等。

【临床应用】

1. 子宫出血 麦角新碱引起子宫强直性收缩，通过机械压迫子宫肌层血管而止血。

2. 产后子宫复原 麦角新碱具有促进子宫收缩的作用，从而使子宫复原速度加快。

3. 偏头痛 麦角胺能收缩脑血管，降低脑动脉搏动幅度，从而减轻偏头痛，与咖啡因合用有协同作用。

【不良反应】

1. 注射麦角新碱如使用不当，可能发生麦角中毒，表现为持久腹泻、手足和下肢皮肤苍白、发冷、心跳弱、持续呕吐、恶心、出冷汗、面色苍白等反应。故静脉给药者，需稀释后缓慢静脉滴注。伴有妊娠高血压综合征者用药更要慎重。

2. 大量反复用麦角胺和麦角毒，可损害血管内皮细胞，引起肢端坏死，故用药以2~4天为限。

第二节 子宫平滑肌松弛药

子宫平滑肌松弛药又称为抗分娩药，具有抑制子宫平滑肌的作用，减少子宫活动，有利于胎儿在宫内安全生长而防止早产。早期主要用于治疗痛经和早产。常用药物有β_2受体激动药、硫酸镁、钙通道阻滞剂等。

利 托 君

利托君（ritodrine，羟苄羟麻黄碱）为选择性β_2肾上腺素受体激动药，可特异性抑制子宫平滑肌。

【药理作用】肌内注射或静脉注射可选择性兴奋子宫平滑肌上的 β_2 受体，降低子宫收缩强度及频率，松弛子宫平滑肌，并缩短子宫收缩时间，对妊娠子宫和非妊娠子宫均有抑制作用。

【临床应用】主要用于防止先兆流产，一般先采用静脉滴注，后再改口服维持。

【不良反应】

1. 口服用药不良反应少，但静脉滴注时可有心率加快、心悸、血压升高、水肿、高血糖等 β 受体兴奋症状。

2. 静脉注射过快还可引起震颤、恶心、呕吐、头痛、红斑以及神经过敏、烦躁等反应。

3. 凡妊娠不足 20 周和分娩进行期（宫口开大 4cm 以上）者或伴有子痫、出血、心脏病者，甲状腺功能亢进症及支气管哮喘患者禁用。糖尿病患者和排钾利尿药的患者慎用。

硫酸沙丁胺醇

硫酸沙丁胺醇（salbutamol sulfate）能兴奋子宫平滑肌的 β_2 受体，激活腺苷酸环化酶，使 cAMP 增加，后者抑制子宫平滑肌收缩，还能使血管平滑肌松弛，增加子宫胎盘血流量，改善宫内供氧环境，防治早产。

硫 酸 镁

硫酸镁（magnesium sulfate）能直接抑制子宫平滑肌，使子宫收缩强度和收缩频率减弱。可用于治疗早产，尤其适合于禁用 β_2 受体激动药的早产患者和伴有妊娠高血压综合征、子痫的患者。

硝 苯 地 平

硝苯地平（nifedipine）为钙通道阻滞药，通过抑制子宫平滑肌细胞的 Ca^{2+} 内流，松弛子宫平滑肌，使子宫收缩力减弱。用于治疗早产。

第二十八章　肾上腺皮质激素类药

肾上腺皮质激素（adrenocortical hormones）为甾体类激素，是由肾上腺皮质合成、分泌的激素总称，简称皮质激素。肾上腺皮质激素类药物，是指具有与肾上腺皮质激素相似或相同生物活性的一类药物，在临床上用途广泛，但不良反应也较多，必须谨慎应用。

肾上腺皮质激素按其主要生理功能可分为三类：①盐皮质激素（mineralocorticoids），由肾上腺皮质球状带分泌，包括醛固酮、去氧皮质酮等，影响机体水盐代谢，临床应用少，主要用于慢性肾上腺皮质功能减退症（addison's disease，阿狄森病）。②糖皮质激素（glucocorticoids），由肾上腺皮质束状带分泌，包括氢化可的松、可的松，作用广泛，临床常用。③性激素（sex hormones），由肾上腺皮质网状带分泌，包括雄激素及雌激素，分泌量少且生物活性低。通常所指的肾上腺皮质激素，不包括性激素。

第一节　糖皮质激素类药

【体内过程】临床应用的糖皮质激素多为人工合成品，属类固醇化合物，脂溶性大，口服、注射均易吸收完全，也可从皮肤、黏膜、眼结膜、滑囊等部位给药。吸收后主要在肝中代谢，代谢后经肾脏随尿液排出体外。可的松、泼尼松需在肝内分别转化为氢化可的松和泼尼松龙才有生物活性，故严重肝病患者宜选用氢化可的松和泼尼松龙。常见糖皮质激素类药物见表28-1。

表28-1　常用糖皮质激素类药物的分类及作用

分类	常用药物	血浆半衰期（h）	生物半衰期（h）	等效剂量（mg）	抗炎作用（比值）	水盐代谢（比值）	糖代谢（比值）
短效	氢化可的松（hydrocortisone）	1.5	8~12	20	1.0	1.0	1.0
	可的松（cortisone）	1.5	8~12	25	0.8	0.8	0.8

续表

分类	常用药物	血浆半衰期 （h）	生物半衰期 （h）	等效剂量 （mg）	抗炎作用 （比值）	水盐代谢 （比值）	糖代谢 （比值）
中效	泼尼松 （prednisone）	>3.3	12~36	5	3.5	0.6	3.5
	泼尼松龙 （prednisolone）	>3.3	12~36	5	4.0	0.6	4.0
	甲泼尼龙 （methylprednisolone）	>3.3	12~36	4	5.0	0.5	10.0
	曲安西龙 （triamcinolone）	>3.3	12~36	4	5.0	0.1	5.0
长效	地塞米松 （dexamethasone）	>5.0	36~54	0.75	30	0.1	30
	倍他米松 （betamethasone）	>5.0	36~54	0.6	25~35	0.1	30~35

【生理作用】 主要影响糖、蛋白质、脂类及水盐代谢。

1. **糖代谢** 促进糖原异生，使肝糖原和肌糖原含量增加；抑制组织细胞对糖的摄取和氧化利用，使血糖升高，严重时可见糖尿。

2. **蛋白质代谢** 可抑制蛋白质合成，并促进其分解，造成负氮平衡，长期大量应用可致肌肉萎缩、皮肤变薄、生长发育迟缓、伤口难愈等。

3. **脂肪代谢** 能抑制脂肪合成，并促进分解，使血中游离脂肪酸浓度升高，诱发酮症酸中毒；久用可使四肢皮下脂肪分解，重新分布于面部和躯干，出现向心性肥胖。

4. **水、电解质代谢** 有较弱的保钠排钾作用，久用造成水钠潴留、低血钾、高血压等。

【药理作用】 超过生理剂量时，除影响物质代谢外，还具有以下药理作用：

1. **抗炎作用** 糖皮质激素对各种原因（物理性、化学性、生物性、免疫因素等）引起的炎症，均有强大的抑制作用。表现为在炎症早期，能抑制炎症区域毛细血管扩张、降低毛细血管通透性，从而减轻由渗出、水肿、充血、白细胞浸润、吞噬反应及炎症介质释放等引起的红、肿、热、痛等炎性症状。在炎症后期和慢性炎症中，通过抑制毛细血管和成纤维细胞增生，延缓肉芽组织生成，减轻组织粘连及瘢痕形成，从而减轻炎症后遗症。

糖皮质激素的抗炎作用机理十分复杂，目前认为其抗炎作用可能与以下因素有关：①稳定溶酶体膜及肥大细胞膜，减少蛋白水解酶及组胺等致炎物质释放；②抑制化学趋化作用，阻止单核、巨噬细胞和中性粒细胞等移行至炎症区；③增强血管对儿茶酚胺类物质的敏感性，使血管收缩，减轻充血渗出；④抑制5-羟色胺（5-HT）、缓激肽等致炎物的生成，该作用以地塞米松和倍他米松最强；⑤抑制成纤维细胞DNA合成，减少肉芽组织增生，抑制粘连及瘢痕形成。

炎症反应也是机体的一种防御性反应，糖皮质激素在发挥强大抗炎作用的同时也降低了机体的防御功能，易导致感染扩散和伤口愈合迟缓。故对于感染性炎症，用药过程中必须合用足量、有效的抗感染药物；对于病毒性感染，一般不主张应用糖皮质激素类药物。

2. 抗免疫作用 糖皮质激素对细胞免疫和体液免疫均有抑制作用，但对细胞免疫的抑制作用更强，后者在大剂量应用时才明显。免疫抑制作用表现在免疫反应的多个环节：①抑制巨噬细胞对抗原的吞噬和处理；②干扰淋巴细胞的识别能力，阻止免疫活性细胞的增殖；③促进淋巴细胞重新分布，使循环淋巴细胞减少；④大剂量可抑制 B 细胞转化为浆细胞，使抗体生成减少；⑤稳定肥大细胞膜，使组胺、5 – HT、过敏性慢反应物质、缓激肽等过敏介质释放减少，从而减轻过敏反应。

3. 抗毒素作用 糖皮质激素能提高机体对细菌内毒素的耐受力，减轻内毒素对机体的损害，表现为解热、缓解毒血症症状等。但不能中和细菌内毒素或使毒素灭活，对外毒素损害亦无保护作用。作用机制：①稳定溶酶体膜以减少内热原释放，降低体温调节中枢对致热原的敏感性；②与内毒素的主要成分脂多糖结合，阻止其所致的一系列病理变化。

4. 抗休克作用 超大剂量的糖皮质激素类药物可对抗各种严重休克，特别是中毒性休克。其作用机制可能与下列因素有关：①扩张痉挛血管，加强心收缩力，改善微循环，增加肾脏血流量；②稳定溶酶体膜，使心肌抑制因子（MDF）生成减少，阻断该因子所致的心肌收缩力降低、心输出量减少及内脏血管收缩；③降低血管对缩血管物质的敏感性，改善重要器官的血氧供应；④抑制血小板激活因子，减少微血栓形成。

5. 对血液与造血系统的影响 糖皮质激素可刺激骨髓造血功能，使红细胞和血红蛋白含量增高，大剂量可使血小板及纤维蛋白原增多；使骨髓中性粒细胞数量增加，但却抑制其游走、吞噬、消化异物等功能，从而减弱对炎症区的浸润和吞噬活动；另外，对淋巴组织也有明显影响，可使淋巴组织萎缩，血中淋巴细胞、单核细胞和嗜酸性粒细胞计数明显减少。

6. 对中枢神经系统的影响 糖皮质激素能提高中枢神经系统兴奋性，引起欣快、激动、失眠等反应，甚至产生焦虑、抑郁及不同程度的躁狂等行为异常，偶可诱发精神失常，大剂量有时可致惊厥及癫痫样发作。

7. 其他

（1）退热作用 糖皮质激素可抑制体温调节中枢对致热原的反应，减少内热原释放，具有迅速而良好的退热作用。

（2）对骨骼的影响 糖皮质激素可抑制成骨细胞活力，减少骨胶原合成，促进胶原和骨基质分解，使骨盐不易沉积。且大剂量糖皮质激素可促进钙、磷从尿中排泄，使骨盐不易沉着。故长期大剂量使用本类药物可致骨质疏松，甚至发生压缩性骨折。

（3）对消化系统的影响 糖皮质激素能刺激胃酸和胃蛋白酶分泌，提高食欲，促进消化，但大剂量应用易使胃黏膜自我保护与修复能力下降，诱发或加重消化性溃疡。

【临床应用】

1. 替代疗法 用于急、慢性肾上腺皮质功能不全症（包括肾上腺危象和阿狄森病），脑垂体前叶功能减退及肾上腺次全切除术后的补充治疗。

2. 严重感染 主要用于中毒性疾病及相关毒性症状，如中毒性菌痢、中毒性肺炎、急性粟粒性肺结核、暴发型流行性脑膜炎、重症伤寒、猩红热及败血症等。在有足量有效抗菌药物治疗感染的同时，可用皮质激素作为辅助治疗手段，发挥强大的抗炎及抗毒素作用。病毒性感染一般不使用皮质激素，因为目前尚无疗效确切的抗病毒药物，糖皮质激素使用后又可降低机体自身的防御力，易使感染扩散而加剧病情。但对严重传染性病毒感染（如病毒性肝炎、流行性腮腺炎、麻疹和乙型脑炎等），为改善症状和防止并发症，可在短时间内大剂量突击使用糖皮质激素以控制症状，病情缓解后应立即停用。

3. 预防炎症后遗症 某些重要器官的炎症如结核性脑膜炎、风湿性心瓣膜炎、心包炎、损伤性关节炎、睾丸炎等，可早期应用糖皮质激素，抑制粘连、阻塞、防止瘢痕形成等后遗症的发生。对角膜炎、虹膜炎、视网膜炎和视神经炎等非特异性眼炎，局部应用后可迅速消炎止痛，防止角膜混浊及疤痕粘连形成。

4. 自身免疫性疾病和过敏性疾病 自身免疫性疾病如风湿性关节炎、类风湿性关节炎、风湿热、风湿性心肌炎、系统性红斑狼疮、结节性动脉周围炎、硬皮病、溃疡性结肠炎、皮肌炎、重症肌无力和肾病综合征等，应用皮质激素后可缓解症状，但不能根治。不宜单独使用，常采用综合疗法，以免引起不良反应。

过敏性疾病如荨麻疹、枯草热、血清病、血管神经性水肿、支气管哮喘、接触性皮炎、过敏性鼻炎、药物过敏及过敏性休克等，在应用拟肾上腺素药和抗组织胺药治疗无效或病情特别严重时，也可用糖皮质激素辅助治疗，可抑制抗原－抗体反应所引起的组织损害和炎症过程。此外，用于防治器官移植术后的免疫反应时，常与环孢素等免疫抑制剂合用。

5. 各种休克 休克治疗常采用综合性措施，早期、大量、短时间使用糖皮质激素，有利于患者度过危险期。治疗感染性休克，在使用足量有效抗菌药物的同时，宜及早使用大剂量甚至超大剂量糖皮质激素进行突击治疗，一般不得超过3天，待微循环改善后即可停用，但抗菌药物的使用需持续至感染症状基本控制后。对于过敏性休克宜首选肾上腺素进行治疗，但病情较重或发展较快者，可同时使用糖皮质激素类药物，糖皮质激素是次选药物。对于低血容量性休克，应首先补充血容量，疗效不佳时可合用糖皮质激素。

6. 血液病 对于治疗急性淋巴性白血病，尤其是儿童急性淋巴细胞性白血病，有较好疗效；对于粒细胞减少症、血小板减少症、过敏性紫癜、再生障碍性贫血等，疗效不一，且停药后症状易复发。

7. 局部应用 对湿疹、肛门瘙痒、牛皮癣、接触性皮炎，宜用氢化可的松、强的松龙或氟轻松等外用制剂进行治疗。对剥脱性皮炎、天疱疮等严重病例则应配合全身用药。对关节或肌肉韧带等损伤可与局麻药合用局部注射，进行局部封闭，达到消炎止痛目的。

【不良反应】

1. 长期大量用药易引起的不良反应

(1) 医源性肾上腺皮质功能亢进症（Cushing's syndrome，库欣综合征）　由长期大量使用糖皮质激素引起，过多的糖皮质激素促进蛋白质异化、脂肪沉积，导致物质代谢及水盐代谢紊乱，表现为满月脸、水牛背（突出的锁骨上窝和颈背部脂肪垫）、向心性肥胖、高血压、皮肤紫纹、多毛、糖耐量降低、低血钾、月经失调、性欲减退、骨质疏松、肌肉乏力等。一般停药后可自行消退，必要时采取对症治疗。对于长期用药患者，应嘱其进行低糖、低盐、高蛋白饮食，用药期间定期监测血压、血糖、尿糖、血钾、血钠变化，注意观察体重及液体出入量变化，如出现恶心、肌无力等低血钾症状，应进行补钾以纠正低钾状态。

(2) 诱发或加重感染　长期应用糖皮质激素类药物因机体自身防御功能受抑制，常可诱发感染或使体内潜在的感染病灶扩散，如静止的结核病灶可能扩散、恶化。若准备用激素对疾病进行长期治疗，应在之前对患者进行身体检查，排除潜在的感染；对本身存在易导致抵抗力低下疾病的患者，如肾病综合征、再生障碍性贫血等，应注意并密切观察患者的感染体征，同时给予足量有效的抗微生物药。

(3) 消化系统并发症　糖皮质激素类药物可抑制前列腺素合成，使胃酸、胃蛋白酶分泌增多，胃黏液分泌减少，降低胃黏膜的抵抗力，故可诱发或加重胃、十二指肠溃疡，甚至发生出血或穿孔。对少数患者，可诱发胰腺炎或脂肪肝。应定期做便潜血试验，必要时可服用抗酸药及胃黏膜保护药。

(4) 心血管系统并发症　长期应用因水钠潴留和血脂升高，可诱发高血压及动脉粥样硬化，进而引起脑卒中、高血压性心脏病等。服药过程中应及时监测血压、血脂变化，必要时加用抗高血压药物。

(5) 骨质疏松、肌肉萎缩、伤口愈合缓慢　因其对骨骼和物质代谢的不良影响，长期应用可导致儿童、老人或绝经期妇女骨质疏松，严重者可引起自发性骨折，因此对特定人群必须采取相应的防护措施，定期拍摄骨盆X线片以了解患者骨质情况，必要时加服钙剂和维生素D。因抑制生长激素分泌及具有负氮平衡作用，可影响生长发育，特别是儿童。妊娠妇女偶可致畸胎或新生儿皮质功能低下，故妊娠早期及后期均不宜使用。

(6) 神经精神异常　因其中枢兴奋作用可引起多种形式的精神或行为异常，如激动、失眠，儿童大剂量应用易引起惊厥，个别可诱发精神失常或癫痫。必要时可用地西泮对抗。

(7) 白内障和青光眼　长期用药患者可诱发白内障和青光眼，或使原有青光眼病情恶化，因此应嘱患者出现视力模糊时及时报告，并周期性（每6个月1次）进行相关眼科检查。

2. 停药反应

(1) 药源性肾上腺皮质萎缩和功能不全　长时间应用人工合成的皮质激素，由于外源性糖皮质激素反馈性抑制腺垂体促肾上腺皮质激素（adrenocorticotropoic hormone，

ACTH）的分泌，以及因 ACTH 不足导致肾上腺皮质束状带和网状带萎缩，从而使受抑制的下丘脑－腺垂体－肾上腺轴失去对刺激的反应性。大剂量使用过程中突然停药或减量过快，将引起急性肾上腺皮质功能减退的危急症状，表现为恶心、呕吐、食欲不振、疲乏无力、体重减轻、情绪低沉、发热、嗜睡、肌肉及关节疼痛、低血压、低血糖、心率加快、颅内压升高等症状。此时，外源性糖皮质激素减少，萎缩的肾上腺皮质需数月之后才能恢复正常的分泌功能，期间引起肾上腺皮质功能不全，在停药后 1 年内，当患者遇到严重应激情况时，如未及时补充足量的外源性皮质激素则可能发生肾上腺危象，如不及时抢救，可危及生命，需用足量糖皮质激素应激替代治疗。为避免上述情况，故长期应用糖皮质激素的患者可采用隔日给药法，且病情控制后不可骤然停药，需逐渐减量，停药后根据情况可选择性应用 ACTH 制剂 7 天左右，以促进肾上腺皮质功能的恢复。

（2）反跳现象 指减量过快或骤然停药时出现的原有病情复发或加重的现象。是由于长期用药患者对激素产生依赖性或药物用量不足，原有疾病尚未被充分控制所致。此时需加大剂量重新治疗，待症状缓解后，缓慢减少激素用量直至停药。

【禁忌证】严重的精神病或癫痫、活动性消化性溃疡、新近胃肠吻合术后、骨折或创伤的修复期、肾上腺皮质功能亢进症、严重高血压或糖尿病、青光眼、白内障、角膜溃疡、孕妇、抗菌药不能控制的病毒感染和真菌感染，均应禁用糖皮质激素类药物。

需要注意的是，当适应证与禁忌证并存时，应全面分析，权衡利弊，慎重抉择。一般来说，情况危急的疾病，为挽救患者生命，虽有禁忌证存在仍应使用皮质激素，待危急病情缓解后，注意尽早减量或停用。

【用药及疗程】

1. 大剂量突击疗法 用于急、危、重症病例，如暴发型感染、哮喘持续状态、感染中毒性休克、器官移植的急性排斥期、全身性红斑狼疮危象等的治疗。用药一般不超过 3 天，通常选用氢化可的松首剂 200～300mg 静脉滴注，每日剂量可达 1g 以上。对于休克患者使用超大剂量，每次静脉注射氢化可的松 1g，每日 4～6 次。冲击疗法必须配合其他有效治疗措施，如感染性休克时合用足量有效的抗菌药物，过敏性休克时合用肾上腺素及抗组胺药等。

2. 一般剂量长期疗法 用于多器官受累的系统性红斑狼疮、溶血性贫血、系统性血管炎、结节病、大疱性皮肤病等自身免疫性疾病、血液病、恶性淋巴瘤、顽固性支气管哮喘、肾病综合征等的治疗。用药可持续数月或更长时间，常用泼尼松 10～20mg 口服，每日 3 次，作用明显后，逐渐减量以维持疗效即可。

3. 小剂量替代疗法 用于阿狄森病、垂体前叶功能减退、肾上腺次全切除术后等原发性或继发性皮质功能不全。需长期使用接近生理剂量的药物以供给机体代谢需要，常用可的松每日 12.5～25mg 或氢化可的松每日 10～20mg。

4. 隔日疗法 内源性肾上腺皮质激素的分泌具有昼夜节律性，即每日上午 8 时为生理性分泌高峰，午夜时最低。故在某些慢性疾病需要长期用药治疗时，可根据这一节律将两日的总药量在隔日上午 8 时一次给予，因此时为内源性皮质激素正常分泌高峰，对肾上腺皮质功能的反馈性抑制作用最小，可减轻停药后的不良反应。常采用泼尼松和泼尼松龙等中效制剂。

第二节　盐皮质激素类药

盐皮质激素包括醛固酮、去氧皮质酮、氟氢可的松等。内源性盐皮质激素能促进肾脏远曲小管对 Na^+、Ca^{2+} 的重吸收及排出 K^+、H^+，具有明显的保钠排钾、维持机体正常水和电解质代谢的重要生理作用。常用盐皮质激素类药物为去氧皮质酮和氟氢可的松，临床常与糖皮质激素合用对慢性肾上腺皮质功能减退症进行替代治疗。

去氧皮质酮

去氧皮质酮（deoxycorticosterone）为合成醛固酮的前体，有类醛固酮作用，可促进肾远曲小管对钠的重吸收及钾的排泄，对维持体内电解质平衡起重要作用，对糖代谢影响较小，其活性为醛固酮的 1% ~ 3%。可用于治疗原发性肾上腺皮质功能减退症，纠正水、电解质紊乱，恢复体内水及电解质平衡。

氟氢可的松

氟氢可的松（fludrocortisone）为氢化可的松的衍生物，促进糖代谢及抗炎作用较氢化可的松强，为氢化可的松的 15 倍，但水钠潴留作用为氢化可的松的 100 倍以上。常与糖皮质激素一起用于原发性肾上腺皮质功能减退症的替代治疗，还可用于低肾素、低醛固酮综合征及自主神经病变引起的体位性低血压等。

氟氢可的松易致水肿，故多外用治疗。因其具有抗炎、抗过敏作用，并能抑制结缔组织的增生，外用可治疗接触性皮炎、神经性皮炎、脂溢性皮炎、皮肤湿疹、肛门和阴部瘙痒等。

第三节　促皮质素及皮质激素抑制药

一、促皮质素

促肾上腺皮质激素简称促皮质素，是维持肾上腺正常形态和功能的重要激素。ACTH 的合成和分泌受下丘脑垂体前叶分泌的促肾上腺皮质激素释放激素的影响，生理状态下的分泌具有昼夜节律性，早晨 8 时为日分泌的最高峰，晚上 22 ~ 24 时最低。ACTH 的生理作用在于兴奋肾上腺皮质，促进其增生和重量的增加，并促进糖皮质激素的合成与分泌，糖皮质激素也可对 ACTH、CRH 产生负反馈调节的作用。药用 ACTH 从哺乳动物或家畜的垂体前叶提取，是具有 39 个氨基酸残基的多肽制剂。口服被消化酶破坏而失效，只能进行注射给药，$t_{1/2}$ 约为 15 分钟。ACTH 通过促进肾上腺皮质合成、分泌糖皮质激素而发挥作用，有以下作用特点：①作用、应用、不良反应均与糖皮质激素相似；②只对肾上腺功能尚存者有效，对肾上腺皮质已萎缩或功能已衰退的患者无效；③显效慢，难以进行应急治疗，用药后 2 小时肾上腺皮质才开始分泌氢化可的松；④口服无效，注射 ACTH 后，氢化可的松每日最高分泌量为 250mg，作用有限。

促皮质素主要用于肾上腺皮质贮备功能检查，即 ACTH 兴奋试验，观察用药前后血浆皮质醇含量，或测定 24 小时尿游离皮质醇、17 - 羟类固醇，以了解肾上腺皮质功能的贮备情况，鉴别肾上腺皮质功能减退症是原发性还是继发性，也可用于辅助库欣综合征病因的鉴别诊断。

二、皮质激素抑制药

米 托 坦

米托坦（mitotane）是剧毒有机氯杀虫剂滴滴涕（DDT）的类似物，可选择性破坏肾上腺皮质束状带和网状带细胞，使之萎缩、坏死，但不影响球状带的功能。可通过抑制皮质激素生物合成的多个环节，使血中糖皮质激素及其代谢物迅速减少，但不影响盐皮质激素分泌。

临床主要用于不能进行手术治疗的肾上腺皮质癌、肾上腺皮质增生、肿瘤所致的皮质醇增多症及皮质癌手术后辅助治疗。主要不良反应为厌食、恶心、呕吐、腹泻等消化系统症状，嗜睡、乏力、抑郁、神志不清等中枢抑制症状和运动功能失调等。

美 替 拉 酮

美替拉酮（metyrapone）又称甲吡酮，可抑制胆固醇合成皮质激素过程中的 11β - 羟化酶，使 11 - 去氧皮质酮和 11 - 去氧皮质醇不能转化为皮质酮和氢化可的松，可致内源性皮质激素合成减少。

美替拉酮主要用于肾上腺皮质肿瘤和增生型皮质醇增多症等所致的肾上腺皮质功能亢进症。还可用于垂体释放 ACTH 的功能试验，正常人使用美替拉酮后因内源性皮质激素合成减少，可反馈性促进 ACTH 的分泌，使 11 - 去氧皮质醇合成增多，可测得尿中 17 - 羟类固醇排泄增加，而垂体功能低下者尿中 17 - 羟类固醇增加不明显。

美替拉酮不良反应少，偶可见眩晕、低血压、头痛、嗜睡和消化系统症状等。

同类药物有氨鲁米特（aminoglutethimide）、酮康唑（ketoconazole）。

第二十九章　性激素类药及抗生育药

性激素是由性腺分泌的激素，包括雌激素、孕激素和雄激素，属于类固醇激素，其基本结构为甾核。目前临床应用的是人工合成品及其衍生物。常用的抗生育药多为孕激素与雌激素的复合制剂。

性激素的合成与分泌受下丘脑–腺垂体的调节。下丘脑分泌的促性腺激素释放激素（GnRH）能促进腺垂体分泌促卵泡激素（FSH）和黄体生成素（LH）。对于女性，FSH可促进卵巢中卵泡的发育和成熟，并使其分泌孕激素；LH可促进卵巢黄体的生成，并使其分泌孕激素。对于男性，FSH则促进睾丸中精子的形成；LH促进睾丸间质细胞分泌雄激素。

性激素对下丘脑及腺垂体的分泌有正、负反馈两方面的调节作用，这取决于机体性周期。排卵前的雌激素水平较高，可直接或通过下丘脑促进腺垂体分泌LH，导致排卵（正反馈）；在月经周期的黄体期，由于雌激素和孕激素水平均较高，从而减少GnRH的分泌，抑制排卵（负反馈），常用的甾体避孕药就是根据这一负反馈机制而设计的。性激素对下丘脑及腺垂体的反馈，称为"长反馈"；垂体分泌的FSH、LH也能通过负反馈作用减少下丘脑GnRH的释放，称为"短反馈"；下丘脑分泌的GnRH反作用于下丘脑，实现自行调节，称"超短反馈"。

第一节　性激素类药

一、雌激素类及抗雌激素类药

（一）雌激素类药

卵巢分泌的雌激素（estrogens）主要是雌二醇（estradiol，E_2）。从孕妇尿中提出的雌酮（estrone）和雌三醇（estriol）等，多为雌二醇的肝脏代谢产物。天然雌激素的活性较低，临床应用的雌激素类药物多是以雌二醇为母体，人工合成了许多高效、长效的甾体衍生物，如炔雌醇（ethinylestradiol）、炔雌醚（quinestrol）等。根据天然雌激素的结构特点，合成得到了具有雌激素作用的非甾体雌激素类药物，如己烯雌酚（diethyl-stilbestrol）等，口服疗效较好，且作用持久。

【体内过程】天然雌激素如雌二醇可经消化道吸收，但易在肝被破坏，生物利用度低，故常注射给药。在血液中大部分与性激素结合球蛋白特异性结合，也可与白蛋白非特异性结合。部分以葡糖醛酸及硫酸结合的形式从肾脏排出，也有部分从胆道排泄并形成肝肠循环。人工合成的炔雌醇、炔雌醚或己烯雌酚等在肝内代谢较慢，故口服效果好，作用较持久。制成油溶液制剂或与脂肪酸结合成酯，做肌内注射，可以延缓吸收，延长其作用时间。炔雌醚在体内可贮存于脂肪组织中，口服 1 次，作用可维持 7 ~ 10 天。大部分雌激素易从皮肤和黏膜吸收，故可制成贴片经皮给药；也可制成霜剂或栓剂用于阴道发挥局部治疗作用。

【药理作用】

1. 对未成年女性，雌激素能促使女性第二性征和性器官发育成熟，如子宫发育、乳腺腺管增生及脂肪分布变化等。

2. 对成年妇女，雌激素除保持女性性征外，还参与形成月经周期。能促进子宫内膜和肌层的代谢，使内膜增生加厚，阴道上皮增生，浅表层细胞发生角化，维持性器官的正常功能。雌激素还能增强子宫活动，提高子宫平滑肌对催产素的敏感性。

3. 小剂量雌激素，有促进性激素释放、促进乳腺导管和腺泡生长发育的作用；较大剂量时，可作用于下丘脑垂体系统，抑制 GnRH 的分泌，发挥抗排卵作用。还能抑制乳汁分泌，这是在乳腺水平干扰催乳素的作用所致。此外还具有对抗雄激素的作用。

4. 在代谢方面，有轻度水、钠潴留作用。能增加骨骼钙盐沉积，加速骨骺闭合，以及弱同化代谢作用，并能预防围绝经期妇女骨质疏松。此外，雌激素可降低低密度脂蛋白水平，提高甘油三酯和高密度脂蛋白含量，降低糖耐量等。

5. 雌激素能增加血凝度，较高剂量应用雌激素避孕药时有增加血栓发生的可能性。

【临床应用】

1. **绝经期综合征** 绝经期综合征是更年期妇女因雌激素分泌减少，垂体促性腺激素分泌增多，造成内分泌平衡失调的现象。采用雌激素替代治疗可抑制垂体促性腺激素的分泌，从而减轻各种症状，并能防止由雌激素水平的降低所引起的病理性改变。绝经期和老年性骨质疏松可应用雌激素与雄激素联合治疗。此外，可用于治疗老年性阴道炎及女阴干枯症。

2. **补充女性激素不足** 卵巢发育不全或功能低下，雌激素分泌不足，可引起子宫、外生殖器、第二性征不发育和闭经等。故适当补充雌激素，可以治疗原发性或继发性卵巢功能低下，促进外生殖器、子宫发育及维持第二性征。如与孕激素类序贯使用，可产生人工月经周期。

3. **功能性子宫出血** 用于因雌激素水平较低、子宫内膜创面修复不良所致的持续性小量出血，可适当配伍孕激素，以调整月经周期。

4. **乳房胀痛及退乳** 部分妇女停止授乳后可发生乳房胀痛，可用大剂量雌激素抑制乳汁分泌，退乳消痛。

5. **乳腺癌** 乳腺癌的发生可能与雌酮有关，而雌二醇和雌三醇却并不致癌。大剂量雌激素能抑制促性腺激素分泌，使内源性雌酮减少，可用于绝经 5 年以上的乳腺癌治疗，绝经期以前的患者可能会促进肿瘤的生长，故禁用。

6. 前列腺癌 大剂量雌激素可抑制促性腺激素分泌，使睾丸萎缩而抑制雄激素的产生，拮抗雄激素的作用，可改善症状，使肿瘤病灶退化。

7. 痤疮 青春期痤疮是由于雄激素分泌过多所致，故可用雌激素类治疗。

8. 避孕 大剂量使用雌激素可以抑制 FSH 分泌而产生避孕作用。

【不良反应】

1. 常见不良反应有厌食、恶心、呕吐、头晕等，早晨较多见。宜从小剂量开始，逐渐增加剂量以减轻反应。

2. 长期大量应用可引起子宫内膜过度增生及子宫出血，可大大增加罹患子宫癌的风险，故有子宫出血倾向者及子宫内膜炎患者慎用。

3. 本药在肝内代谢，并可能引起胆汁淤积性黄疸，故肝功能不良者慎用。

4. 长期大量使用，可致水钠潴留，引起高血压、水肿，加重心力衰竭。

5. 除前列腺癌及绝经后乳腺癌患者外，禁用于其他肿瘤患者。雌激素可引起胎儿发育异常，故妊娠期不宜使用。

（二）抗雌激素类药

本类药物有较弱的雌激素活性，能与雌激素受体结合，发挥竞争性拮抗雌激素的作用，统称为雌激素阻断剂或选择性雌激素受体调节剂。其显著特点是对生殖系统表现为雌激素拮抗作用，而对骨骼系统及心血管系统则发挥拟雌激素样作用，这对雌激素的替代治疗具有重要意义。

氯 米 芬

氯米芬（clomiphene）与己烯雌酚的化学结构相似，属三苯乙烯衍生物。具有较强的抗雌激素作用和较弱的内在活性（拟雌激素活性），可与雌二醇竞争雌激素受体而阻断雌激素对下丘脑的负反馈作用，刺激 GnRH 释放，促进垂体前叶分泌促性腺激素，从而诱发排卵。这可能是因阻断下丘脑的雌激素受体，从而消除雌二醇的负反馈性抑制。主要应用于功能性不孕症，但对卵巢和垂体功能完全丧失者无效。也应用于功能性子宫失调出血、月经不调、体内有一定雌激素水平的功能性闭经，对乳房纤维囊性疾病和晚期乳腺癌也有一定疗效。连续大剂量使用可引起卵巢肿大，停药后可恢复。孕妇和卵巢囊肿患者禁用。

同类药物有他莫昔芬（tamoxifen）、雷洛昔芬（raloxifene）等。

二、孕激素类及抗孕激素类药

（一）孕激素类药物

孕激素主要由卵巢黄体分泌，妊娠 3 个月以后黄体萎缩，改由胎盘大量分泌，直至分娩。近排卵期的卵巢、肾上腺皮质、睾丸也有少量分泌。天然孕激素为黄体酮（progesterone，孕酮），体内含量极少。临床应用的是人工合成品及其衍生物，按化学结构可分为两类：①17α－羟孕酮类为黄体酮衍生物，如甲羟孕酮（medroxyprogesterone）、甲地孕酮（megestrol）、氯地孕酮（chlormadinone）及长效的己酸孕酮（hydroxyprogesterone caproate）等；②19－去甲睾丸酮类结构与睾酮相似，如炔诺酮（norethisterone）、双醋炔诺醇（ethynodiol diacetate）、炔诺孕酮（norgestrel）等。

【体内过程】黄体酮首关效应明显，口服无效，需采用注射给药。血浆中大部分与蛋白结合，肝内代谢，肾排泄，半衰期极短。人工合成品炔诺酮、甲地孕酮等作用强，代谢较慢，可以口服。

【药理作用】

1. 维持正常月经周期：在雌激素作用的基础上，促进子宫内膜增厚、充血，腺体增生，由增殖期转化为分泌期，有利于孕卵的着床和胚胎发育。

2. 保胎作用：能抑制子宫的收缩，并降低子宫对缩宫素的敏感性。

3. 抑制排卵：一定剂量可抑制垂体前叶 LH 的分泌，从而抑制卵巢的排卵过程。

4. 可促使乳腺腺泡发育，为哺乳做准备。

5. 孕激素的结构与醛固酮相似，可竞争性地对抗醛固酮，从而促进 Na^+ 和 Cl^- 的排泄并利尿。

6. 影响下丘脑体温调节中枢散热过程，使月经周期的黄体相基础体温轻度升高。

【临床应用】

1. 功能性子宫出血：因黄体功能不足所致子宫内膜不规则的成熟与脱落而引起子宫出血时，应用孕激素类可使子宫内膜协调一致地转为分泌期，故可维持正常的月经。

2. 痛经和子宫内膜异位症：可抑制排卵并减轻子宫痉挛性收缩而止痛，也可使异位的子宫内膜退化。与雌激素制剂合用，疗效更好。

3. 先兆流产和习惯性流产。

4. 子宫内膜腺癌、前列腺肥大或癌症。

5. 可单用或与雌激素组成复合制剂用于避孕。

【不良反应】不良反应较少，偶见头晕、恶心及乳房胀痛等。长期应用可引起子宫内膜萎缩、月经量减少，并易发生阴道真菌感染。大剂量黄体酮可引起胎儿生殖器畸形。19－去甲睾酮类大剂量时可致肝功能障碍，故严重肝功能不良者禁用。

（二）抗孕激素类药物

抗孕激素类药物是指能干扰孕酮合成和阻断孕酮作用的药物，其中最常用的为孕酮受体阻断剂米非司酮。

米 非 司 酮

米非司酮（mifepristone）为炔诺酮的衍生物，与孕激素受体的亲和力高，结合后稳定性大。米非司酮几乎无孕激素活性，为孕激素受体的阻断剂。本药兼具抗孕激素和抗皮质激素活性，还具有较弱的雄激素活性。本药能对抗黄体酮对子宫内膜的作用而阻碍孕卵着床，单独使用后可做紧急事后避孕。妊娠早期应用使子宫收缩加强、软化，子宫颈扩张，可用于终止早期妊娠。与前列腺素合用可提高完全流产率。主要不良反应为引起子宫出血时间延长。

三、雄激素类及同化激素类药

（一）雄激素类药

天然雄激素主要是睾丸间质细胞分泌的睾酮（testosterone），肾上腺皮质、卵巢和胎盘也有少量分泌。临床常用其人工合成的睾酮衍生物，如甲睾酮（methyltestosterone，甲基睾丸素）、丙酸睾酮（testosterone propionate，丙酸睾丸素）和苯乙酸睾酮（testosterone phenylacetate，苯乙酸睾丸素）等。

【体内过程】睾酮首关效应明显，口服无效，需采用注射给药，作用时间短。人工合成的睾酮衍生物可口服或注射给药，作用时间延长。

【药理作用】

1. 生殖系统作用 能促进男性性器官及副性器官的发育和成熟，促进男性第二性征形成，促进精子的生成和成熟。大剂量可反馈性抑制腺垂体分泌促性腺激素。对女性可减少雌激素分泌，并有直接抗雌激素作用。

2. 同化作用 雄激素能明显地促进蛋白质合成（同化作用），减少氨基酸分解（异化作用），使肌肉增长，体重增加，降低氮质血症，同时出现水、钠、钙、磷潴留现象。

3. 提高骨髓造血功能 在骨髓功能低下时，大剂量雄激素可促进红细胞生长。

4. 其他 增强机体免疫功能和抗感染能力以及类似糖皮质激素的抗炎作用。

【临床应用】

1. 睾丸功能不全致无睾症或类无睾症（睾丸功能不全）时，做替代疗法。

2. 功能性子宫出血。

3. 晚期乳腺癌和卵巢癌。

4. 再生障碍性贫血及其他贫血时，用丙酸睾酮或甲睾酮可改善骨髓造血功能。

【不良反应】长期应用于女性患者可能引起痤疮、多毛、声音变粗、闭经、乳腺退化、性欲改变等男性化现象。多数雄激素均能干扰肝内毛细胆管的排泄功能，引起胆汁淤积性黄疸。应用时若发现黄疸或肝功能障碍时，应停药。孕妇及前列腺癌患者禁用。因有水、钠潴留作用，肾炎、肾病综合征、肝功能不良、高血压及心力衰竭患者也应慎用。

（二）同化激素类药

雄激素虽有较强的同化作用，但用于女性常可出现男性化现象，从而限制了它的临床应用。因此合成了同化作用较好，而雄激素样作用较弱的睾酮衍生物，即同化激素，如苯丙酸诺龙（nandrolone phenylpropionate）、美雄酮（metandienone，去氢甲睾素）、司坦唑醇（stanozolol，康力龙）等。

本类药物主要用于蛋白质同化或吸收不足，以及蛋白质分解亢进或损失过多等情况，如严重烧伤、手术后慢性消耗性疾病、老年骨质疏松和肿瘤恶病质等患者，服用时应同时增加食物中的蛋白质成分。长期应用可引起水钠潴留及女性轻微男性化现象等。肾炎、心力衰竭和肝功能不良者慎用，孕妇及前列腺癌患者禁用。本类药物为体育兴奋剂，属于体育比赛禁药。

第二节 抗生育药

生殖过程包括精子及卵子的形成、成熟、排放、受精和受精卵着床、胚胎发育等阶段。阻断其中任何一个环节均可达到避孕和终止妊娠的目的。抗生育药，又称避孕药，是一类能阻碍受孕和终止妊娠的药物，其中尤以女用避孕药安全、有效。

一、抗生育药

（一）主要抑制排卵的药物

本类药物为目前临床最常用的女用避孕药。一般是由不同类型的雌激素和孕激素配伍组成的复方制剂，主要通过抑制排卵而实现避孕。

本类药物现在主要分为四类：

1. 短效口服避孕药 复方炔诺酮片、复方甲地孕酮片等，因其高效、方便，且不影响月经、停药后生育能力恢复快等特点为临床最常用。

2. 长效口服避孕药 主要有复方炔诺孕酮乙片、复方氯地孕酮片、复方次甲氯地孕酮片等。

3. 缓释避孕药 由避孕药与具备缓慢释放性能的高分子材料制成的剂型。可在体内恒定长期地微量释放药物，起长效避孕作用。

4. 长效注射避孕药 如复方甲地孕酮注射液。

【作用及应用】

1. 一般认为雌激素通过负反馈机制抑制下丘脑 GnRH 的释放，从而减少 FSH 分泌，使卵泡的生长成熟过程受到抑制，同时孕激素又抑制 LH 释放，两者协同作用而抑制排卵。

2. 通过抑制子宫内膜正常增殖，使其萎缩，影响受精卵着床。

3. 增加子宫颈黏液黏稠度，阻碍精子进入子宫腔，从而阻碍卵子受精。

4. 还可影响子宫和输卵管平滑肌的正常活动，使受精卵不能及时被送至子宫内着床。

【不良反应】少数妇女在用药初期可出现轻微的类早孕反应，如恶心、呕吐及择食等。用药后最初几个周期中出现子宫不规则出血，如出现，可加服炔雌醇。也可出现闭经、乳汁减少，长效口服避孕药可通过乳汁影响乳儿，使其乳房肿大。另外可能出现凝血功能亢进（血栓栓塞、血栓性静脉炎）、痤疮、面部黄褐斑。急慢性肾炎、肝炎、乳房肿块、宫颈癌患者禁用。高血压、充血性心力衰竭、子宫肌瘤及糖尿病需用胰岛素治疗者慎用。

（二）抗孕卵着床药

此类药物能快速抑制子宫内膜的发育和分泌功能，干扰孕卵着床，产生避孕作用。其使用不受月经周期的影响，起效迅速，且效果良好，故又称为探亲避孕药或事后避孕药。常用药物有炔诺酮、甲地孕酮等。应注意，紧急避孕只是一种临时补救措施，并不能代替常规避孕方法。

（三）外用避孕药

外用避孕药物为一种放置于阴道深处、子宫颈口附近的化学制剂，能使精子失去活动能力而不能通过子宫到达输卵管与卵子结合，阻碍受精。外用避孕药物是在每次房事前使用，不需医生处方或施行手术，因而较为灵活；药物不被身体吸收，因而对身体并无任何影响。使用外用避孕药物的妇女感染经性行为传播的疾病的机率较低。

外用避孕药有外用避孕栓、避孕药膜、避孕药片等。常用的避孕药膜以具有快速高效杀精能力的壬苯醇醚为主药，以聚乙烯醇为水溶性成膜材料制成，一般对局部黏膜有刺激作用，少数妇女自感阴道灼热或阴道分泌物增多。

二、抗早孕药

抗早孕药是在妊娠期的前 3 个月内能产生完全流产作用的终止妊娠药物。如早期使用，其效果相当于一次正常月经，又称为催经止孕药。本类药物可以通过阻断孕酮对子宫平滑肌的抑制作用，或增强前列腺素对子宫平滑肌的兴奋作用，使子宫收缩活动增强而终止早孕。常用米非司酮和米索前列醇。

米索前列醇

米索前列醇（misoprostol）为前列腺素 E_1 的衍生物，原用于消化性溃疡，后发现对妊娠子宫有显著收缩作用，因而被用于抗早孕和引产。与米非司酮合用为目前终止早期妊娠效果最好的抗早孕药，其优点是完全流产率高，对母体无明显不良反应，流产后月经能迅速恢复，对再次妊娠无影响。二者联合应用适合于停经 49 天内的早期妊娠。

第三十章 甲状腺激素及抗甲状腺药

甲状腺是人体最大的内分泌器官，主要由甲状腺腺泡构成。甲状腺激素（thyroid hormones，TH）由甲状腺滤泡上皮细胞合成及分泌，包括甲状腺素（thyroxine，T_4，又称四碘甲状腺原氨酸）和三碘甲状腺原氨酸（triiodothyronine，T_3）两种，是含碘的氨基酸，其中 T_4 约占总量的 90%。正常人每天释放一定量的 T_4 和 T_3，是促进生长发育和维持正常代谢所必需的生物活性物质，其中 T_3 是甲状腺激素主要的生理活性物质，生物活性为 T_4 的 4 倍，T_4 转变为 T_3 后才具有生物活性。甲状腺激素释放过多或过少均可引起疾病，当甲状腺功能低下时，甲状腺激素合成及释放减少，可引起呆小病（克汀病）或黏液性水肿等甲状腺功能减退症，需要用甲状腺激素类药物进行治疗；甲状腺功能亢进（甲亢）时，甲状腺激素合成及释放增多，可引起慢性弥漫性甲状腺肿或毒性结节性甲状腺肿等甲状腺功能亢进症，需要用抗甲状腺药物治疗。

第一节 甲状腺激素

天然甲状腺激素类药物系由家畜（猪、牛、羊等）的甲状腺脱脂、干燥、研磨得到的粉末，含 T_3 和 T_4，以 T_4 为主。人工合成的有左旋甲状腺素（levothyroxine，优甲乐）和碘塞罗宁（liothyronine）等，可参与体内的代谢而发挥作用。

甲状腺具有高度摄取碘和浓集碘的能力，当含有碘化物的血液流经甲状腺时，甲状腺腺泡细胞膜上的碘泵可主动把 I^- 摄入并浓集于细胞内，故摄碘率是评价甲状腺功能的指标之一。正常时甲状腺中碘化物的浓度是血浆中的 25 倍，甲亢时可增至 250 倍。

1. 合成

（1）活化 在过氧化物酶的作用下，碘离子被氧化成活性碘（I^0、I^+）。

（2）碘化 活性碘与甲状腺球蛋白（TG）上的酪氨酸残基结合，生成一碘酪氨酸（MIT）和二碘酪氨酸（DIT）。

（3）耦联 在过氧化物酶的作用下，一分子 MIT 和一分子 DIT 耦联成 T_3，两分子 DIT 耦联成 T_4。

2. 贮存 T_3、T_4 与 TG 结合贮存于甲状腺滤泡的胶质中。正常时 T_4 较多，碘缺乏时 T_3 的比例增大。

3. 释放 在垂体分泌的促甲状腺激素（TSH）作用下，TG 被甲状腺滤泡上皮细胞吞入胞内，在溶酶体的蛋白水解酶作用下，结合型 TG 被水解成 T_3、T_4 释放入血。

4. 调节 甲状腺激素的合成和释放受下丘脑 – 垂体前叶 – 甲状腺轴调节。下丘脑释放的促甲状腺激素释放激素（TRH），引起垂体前叶 TSH 分泌增加；TSH 的释放可增强甲状腺功能，使甲状腺激素合成和释放增加，血中游离 T_3、T_4 的浓度增高。当血中 T_3 和 T_4 的浓度过高时，又对 TRH 和 TSH 的释放产生负反馈调节作用。

【药理作用】甲状腺激素口服易吸收，血浆蛋白结合率达 99% 以上，吸收程度 T_3 高于 T_4。T_3 起效快、作用强、维持时间短；T_4 起效慢、作用弱、维持时间长。

1. 维持正常生长发育 甲状腺激素能促进蛋白质合成，促进骨骼生长发育及促进中枢神经系统发育。此作用在出生前后 4 个月内最为明显，此时为胚胎神经系统发育期，婴儿若缺乏 T_3、T_4，可致身材矮小、发育迟缓、智力低下的呆小病；成年人甲状腺激素缺乏可引起黏液性水肿。T_3、T_4 还可加速胎儿肺的发育，孕妇妊娠期缺碘或应用抗甲状腺药，可致新生儿呼吸窘迫综合征。

2. 促进新陈代谢 甲状腺激素可促进营养物质氧化代谢，提高基础代谢率，使机体产热增加。①促进糖吸收，增加糖原分解和糖的氧化利用；②加速脂肪分解，促进胆固醇氧化；③增加蛋白质的合成，促进生长发育。因此，甲亢患者常出现身体消瘦、怕热多汗、疲乏无力等症状。成年人甲状腺功能低下则出现 Na^+、Cl^- 潴留，细胞间液增多，大量黏蛋白沉积于皮下，产生黏液性水肿。

3. 提高交感神经 – 肾上腺系统的敏感性 甲状腺激素可使肾上腺素受体上调，提高心血管系统对儿茶酚胺的敏感性，维持中枢神经和交感神经系统的兴奋性。因此，甲亢患者常出现心率加快、血压升高、心输出量增多及神经应激性增高、易激动、失眠多汗等症状。

【临床应用】

1. 甲状腺功能减退症 ①幼年型或成年型甲状腺功能减退症。应尽早用甲状腺激素进行替代治疗。②呆小病。对婴幼儿诊治愈早，疗效愈好。若治疗及时，发育仍可正常；若治疗不及时，即使躯体发育正常，智力仍然低下。若发生在胎儿早期，则脑功能的损害常不可逆转。③黏液性水肿。口服从小剂量开始，逐渐加量至足量，可消除患者的浮肿、困倦、体温低、肌无力和脉缓等症状。伴循环系统疾病者及老年患者应尽早治疗，防止药物过量诱发心脏病；伴有昏迷的患者应静脉注射左旋甲状腺素，苏醒后改为口服；垂体或肾上腺功能低下者，宜先用糖皮质激素后再给甲状腺素片，以防止急性肾上腺皮质功能不全。

2. 单纯性甲状腺肿 缺碘者应先补碘，以食用含碘盐食物为主；严重者可给予适量甲状腺激素，以补充内源性激素不足，并能抑制 TSH 过多分泌，从而缓解甲状腺组织的代偿性增生及肥大。

【不良反应】甲状腺激素制剂有一定蓄积作用，过量时易引起类似甲亢的临床症状，如心率加快、多汗怕热、失眠、手震颤、激动多虑、多食消瘦等表现。老年人和心脏病患者须慎用，因可诱发心绞痛、心肌梗死、心律失常、心力衰竭等。故用药时必须严密观察，检测心率和心律，一旦发生立即停药，必要时应用 β 受体阻断药对抗，若欲继续服药，应至少 1 周后再从小剂量开始用药。

糖尿病、冠心病、肾上腺皮质功能低下及快速型心律失常患者禁用，孕妇、哺乳期妇女、老年人慎用。

第二节 抗甲状腺药

抗甲状腺药是一类能干扰甲状腺激素合成或释放，可暂时或长期消除甲状腺功能亢进症状的药物。目前常用于甲状腺功能亢进症的治疗药物有硫脲类药物、碘和碘化物、放射性碘和 β 受体阻断药四类。

一、硫脲类

硫脲类是临床常用的抗甲状腺药物，可分为两类：①硫氧嘧啶类（thiouracils），常用药物有甲硫氧嘧啶（methylthiouracil，MTU）、丙硫氧嘧啶（propylthiouracil，PTU）。②咪唑类（imidazoles），常用药物有甲巯咪唑（thiamazole，他巴唑）、卡比马唑（carbimazole，甲亢平）。

【体内过程】本类药物口服易吸收，硫氧嘧啶类吸收快，生物利用度为80%，血浆蛋白结合率为75%。丙硫氧嘧啶作用强、代谢快，口服后20～30分钟生效，2小时内血药浓度达峰值，$t_{1/2}$为2小时；甲硫氧嘧啶作用缓慢而持久，$t_{1/2}$为4.7小时。

咪唑类吸收较慢，甲巯咪唑$t_{1/2}$为6～13小时，卡比马唑在体内转化成甲巯咪唑才生效，所以作用更慢，不宜用于甲状腺危象。硫脲类药物吸收后可分布于全身组织，但甲状腺组织内浓度较高，可通过胎盘，主要在肝内代谢，部分经乳汁排泄，主要以结合型经肾排出。

【药理作用】本类药作用性质基本相同，但强度不同，甲巯咪唑效价比丙硫氧嘧啶大10倍。

1. 抑制甲状腺激素的合成 本类药不影响碘的摄取，主要通过抑制过氧化物酶的作用，从而阻止酪氨酸碘化及耦联，最终抑制T_3、T_4的生物合成。本类药只影响合成，不能阻止已经合成的甲状腺激素从甲状腺滤泡释放，只能等已合成的甲状腺激素耗竭后才能显效，故一般服药半个月后甲亢症状开始改善，1～3个月基础代谢率才能恢复正常。

2. 抑制外周组织 T_4 转化为 T_3 丙硫氧嘧啶能较强地抑制外周组织中T_4脱碘生成T_3，并能迅速降低血清中生物活性较强的T_3水平，故可作为妊娠甲亢、重症甲亢和甲状腺危象的首选药物。长期应用后，可使血清中T_3和T_4浓度降低，TSH分泌增多，以致甲状腺腺体组织和血管增生肿大。

3. 免疫抑制作用 甲亢发病机制与自身免疫反应异常有关。硫脲类药物能抑制免疫球蛋白的生成，抑制淋巴因子和氧自由基的释放，使血液循环中甲状腺刺激性免疫球蛋白水平下降，对自身免疫性甲亢除了控制高代谢的症状外，也有一定的对因治疗作用。

【临床应用】

1. 甲亢的内科治疗 适用于儿童、青少年、老年轻症、不宜手术、术后复发和不宜使用放射碘治疗的甲亢患者，也可作为放射性碘治疗的辅助治疗手段。对伴有心、肝、肾功能不全的中、重度甲亢患者，开始治疗时给予大剂量，使其对甲状腺激素的合成产生最大的抑制作用，用药 1~3 个月症状明显改善或基础代谢率接近正常后，可递减药量至维持剂量，疗程 1~2 年，疗程过短易于复发。为监测疗效可进行 T_3 抑制试验，当摄碘率能被 T_3 明显抑制时，表明甲状腺已恢复正常功能，此时停止用药复发率低。

2. 甲亢术前准备 甲状腺次全切除术前服用硫脲类药物以降低甲状腺功能，使之接近或恢复正常，可减少麻醉和术后并发症及甲状腺危象的发生。但因用药后 TSH 分泌增多，会使甲状腺体及其血管增生、组织充血，不利于手术进行，所以术前 2 周还需加服大剂量碘剂，促使甲状腺缩小、变硬，以减少充血。

3. 甲状腺危象的辅助治疗 甲亢患者在精神刺激、感染、手术、外伤等诱因下，会发生大量甲状腺激素释放入血的现象，表现为高热、虚脱、心力衰竭、肺水肿、电解质紊乱等症状，病情急剧恶化，严重者甚至会危及生命，称为甲状腺危象。临床主要使用大剂量碘剂抑制甲状腺激素释放，同时进行对症治疗，并应用大剂量硫脲类药物阻止新的甲状腺激素合成进行辅助治疗。

【不良反应】

1. 过敏反应 为最常见的不良反应，发生率为 3%~5%。多为皮疹、瘙痒、皮炎、发热等轻度过敏反应，多数停药后可自行消除，也可给予抗组胺药治疗。少数引起红斑狼疮样反应、剥脱性皮炎、淋巴结病及关节痛等，需停药并给予糖皮质激素治疗。

2. 胃肠反应 表现为恶心、呕吐、厌食、腹痛、腹泻、味觉减退等症状，进餐时服可减少不良反应。

3. 粒细胞缺乏症 为最严重的不良反应，发生率低，多出现在用药后 2~3 个月内，老年患者更易发生。常见轻度白细胞减少，严重的粒细胞减少较为少见，但一旦发生则发展迅速，且可无先兆症状。用药后应定期检查血象，若白细胞总数明显降低或患者出现发热、咽痛、乏力、肌痛和感染等现象，须停药，及早处理可恢复，必要时加用糖皮质激素。注意与甲亢本身引起的白细胞减少相区别。

4. 甲状腺肿和甲状腺功能减退症 长期大量应用时容易发生，但一般不严重，表现为腺体代偿性增生、充血、肿大，及时停药后可自愈，必要时可考虑替代治疗。

硫脲类药物使 TSH 分泌增多，刺激甲状腺组织增生，对结节性甲状腺肿合并甲亢者有促使癌变的可能，结节性甲状腺肿合并甲亢者及甲状腺癌患者禁用。哺乳期妇女禁用，妊娠妇女慎用。

二、碘及碘化物

碘是人体必需的微量元素之一，正常人每日需碘 100~150μg。临床常用的碘制剂有碘化钾（potassium iodide）、碘化钠（sodium iodide）、复方碘溶液（compound lodine solution，卢戈液：含碘 5%、碘化钾 10%）、碘油等。

【药理作用】不同剂量的碘制剂对甲状腺功能产生不同的作用。

1. 小剂量碘促进甲状腺激素合成 碘是合成甲状腺激素的原料，甲状腺内含碘量占人体碘总量的 80%。当甲状腺摄碘不足时，甲状腺激素的合成减少，反馈性促进垂体分泌 TSH，引起甲状腺组织增生、肥大，称单纯性甲状腺肿，又称为地方性甲状腺肿。若严重缺碘，可引起甲状腺功能减退、地方性克汀病等碘缺乏性病。小剂量碘作为合成甲状腺激素的原料，参与甲状腺激素合成。

2. 大剂量碘产生抗甲状腺作用　每日用量超过 6mg，则发挥抗甲状腺作用。作用机制是：①通过抑制甲状腺球蛋白水解酶，抑制甲状腺激素从 TG 上分离，减少甲状腺激素的释放；②通过抑制过氧化物酶，影响酪氨酸碘化和碘化酪氨酸的缩合，减少甲状腺激素的合成；③抑制垂体分泌 TSH，使肥大的甲状腺缩小、变硬，血管减少。应用大剂量碘可发挥迅速、强大的抗甲状腺作用，用药 1~2 天起效，10~15 天达最大效应。此时若继续用药，会抑制碘的摄取，从而失去原有抗甲状腺效应，甲亢易复发，所以碘化物不能长期、单独用于甲亢的内科治疗。

【临床应用】

1. 预防及治疗碘缺乏症　小剂量碘主要用来预防碘缺乏病，如地方性克汀病及单纯性甲状腺肿等。在疾病流行地区的食盐中按 $1:10^5 ~ 1:10^4$ 的比例加入碘化钠或碘化钾，可预防发病，一般每日补充 100μg 即可。发病早期可应用复方碘溶液或碘化钾进行治疗，必要时加用甲状腺片以抑制腺体增生，严重者服用碘丸或肌内注射碘油。对晚期患者碘剂疗效差，应考虑手术治疗。孕妇及 2 岁以下的婴幼儿补充碘尤为重要，可以保证胎儿及婴幼儿的智力正常发育。

2. 甲亢术前准备　甲亢患者须在手术前用硫脲类药物先控制症状，再于术前 2 周服用复方碘溶液，纠正硫脲类药物引起的甲状腺组织及血管增生、充血，使腺体缩小、变硬以减少出血而利于手术进行。

3. 甲状腺危象　大剂量碘可抑制甲状腺激素的释放。发生甲状腺危象时，口服复方碘溶液每次 1.5~2.0mg，每天 4 次，2 周内逐渐减量至停服，同时合硫脲类药物可缓解危象症状；或者用碘化钾 0.5g 加入 10% 葡萄糖溶液中静脉滴注，每 8 小时 1 次，一般 24 小时即可充分发挥效应，甲状腺危象缓解后，立即停药。

【不良反应】

1. 过敏反应　少数对碘过敏的患者服药后可引起急性反应，用药后立即发生或几小时内发生，表现为皮疹、药热、血管神经性水肿、上呼吸道刺激等症状；严重者可因喉头水肿而窒息。一般停药后可消退，大量饮水或加服食盐可促进碘排泄，必要时予抗过敏治疗。

2. 慢性碘中毒　长期应用可引起碘中毒，表现为口腔及咽喉部烧灼感、流涎、铜腥味、唾液分泌增多、齿龈疼痛、鼻炎、结膜刺激症状、胃部不适、剧烈头痛等，一般停药后可消退。但在口服碘及碘化物时，仍应注意尽量在饭后服用，并用大量清水送服，也可以果汁、牛奶等饮料稀释，以减轻胃肠刺激；尽量用吸管服药，可避免气味刺激和对牙齿的侵蚀。

3. 诱发甲状腺功能紊乱　碘与甲状腺发育具有双向诱发关系，无论是碘缺乏还是摄入碘过多都可能引起甲状腺肿及甲状腺功能减退。因此，长期服药需注意碘化物对甲状腺功能的影响，以防诱发甲亢。

碘和碘化物还能进入乳汁及透过胎盘，可引起新生儿甲状腺肿，严重者压迫气管以危及生命，故孕妇与哺乳期妇女慎用。

三、放射性碘

临床常用的放射性碘（radioiodine）为^{131}I，$t_{1/2}$为 8 天，用药 1 个月后其放射性可消除约 90%，2 个月内能消除 99%。放射性碘的同位素还有^{125}I、^{123}I，但是前者$t_{1/2}$过长（60 天），后者$t_{1/2}$过短（13 小时），均不适合临床应用。

【药理作用】甲状腺能高度摄取碘，Na^{131}I 溶液经口服或静脉注射后，^{131}I 被甲状腺摄取浓集，贮存于甲状腺腺泡中，同时释放出 β（99%）和 γ（1%）射线。β 射线穿透力弱，在组织内的射程仅为 0.5 ~2mm，辐射仅有限地损伤甲状腺实质，很少损伤周围其他组织。因增生组织对辐射更敏感，主要破坏甲状腺滤泡上皮，使其萎缩和分泌减少，引起类似手术切除部分甲状腺的作用效果。γ 射线射程远，在体外可通过仪器测得，小剂量^{131}I 可用于测定甲状腺摄碘功能。

【临床应用】

1. 甲亢治疗　^{131}I 适用于不宜手术、手术后复发及抗甲状腺药物治疗无效或对其他药物过敏的甲状腺功能亢进患者，其作用缓慢，用药 1 个月后开始显效，3 ~4 个月后甲状腺功能可恢复正常。

2. 甲状腺摄碘功能检查　检查当日空腹口服小剂量^{131}I。甲状腺功能亢进时，摄碘率增高，且摄碘高峰时间前移；反之，则摄碘率降低，摄碘高峰时间后延。服用^{131}I 前 2 周应注意停用一切碘剂和含碘食物。

【不良反应】放射性碘使用剂量过大可引起甲状腺功能低下，一旦发生，可补充甲状腺激素对抗。卵巢对碘也有浓集作用，^{131}I 可导致染色体异常，对遗传产生不良影响，治疗期间及治疗后数月内均应注意避孕。儿童多种组织处于生长发育期，对放射碘更为敏感，可能产生致癌作用。所以，本药禁用于妊娠或哺乳妇女，20 岁以下及肝、肾功能不良的甲亢患者；白细胞减少和重度甲亢患者也不宜应用。

四、β 受体阻断药

β 受体阻断药通过阻断 β 受体而抑制甲亢患者交感 – 肾上腺系统兴奋而出现的焦虑、激动、心律失常、多汗、颤抖等症状，并通过抑制脱碘酶而减少外周组织中 T$_4$脱碘成 T$_3$以控制上述症状。主要用于控制甲亢症状、甲亢术前准备及甲状腺危象的辅助治疗。与硫脲类合用产生协同作用，甲亢术前应用本类药避免甲状腺充血，有利于手术进行。甲状腺危象患者静脉注射本类药有助于度过危险期。要注意药物对心血管系统和支气管平滑肌的副作用。

第三十一章　降血糖药

糖尿病是由遗传、环境、生活等多种因素或其他疾病相互作用而引起的一组以高血糖为主要特征的临床综合征。疾病因胰岛素分泌绝对或相对不足，或者是靶细胞对胰岛素敏感性降低，引起糖、蛋白质、脂肪等代谢紊乱，临床除慢性高血糖外，还伴有多食、多饮、多尿、体重减轻和尿糖等症状。其并发症较多，可累及全身各重要脏器，慢性并发症以血管和神经病变多见；急性并发症有糖尿病酮症酸中毒、高渗性非酮症糖尿病昏迷等。

临床上将糖尿病分为以下类型：①胰岛素依赖型糖尿病（insulin dependent diabetes mellitus，IDDM，1 型）。可发生在任何年龄，青少年多见，患者胰岛 β 细胞破坏，胰岛素分泌绝对不足，发病急、病情重，易发生酮症酸中毒，必须应用胰岛素治疗。②非胰岛素依赖型糖尿病（non – insulin dependent diabetes mellitus，NIDDM，2 型）。多见于中老年，患者胰岛 β 细胞功能下降，体内胰岛素相对缺乏，常伴有胰岛素抵抗现象，多数通过严格控制饮食或应用口服降血糖药能控制，少数需用胰岛素治疗。本型发病缓、病情轻，在感染等应激情况下也可发生酮症酸中毒，此时需要胰岛素治疗。③妊娠糖尿病（gestational diabetes mellitus，GDM）及其他类型糖尿病，如营养不良性和继发性糖尿病等。

糖尿病治疗必须采取综合治疗措施，在饮食疗法和运动治疗的基础上，根据病情应用胰岛素及口服降血糖药等药物治疗。治疗目的是使患者的血糖维持或接近正常水平，以纠正代谢紊乱，防止或延缓并发症的发生。

第一节　胰岛素类药

胰岛素（insulin）是由胰岛 β 细胞分泌的一种由两条多肽链组成的酸性蛋白质。药用胰岛素有：①动物胰岛素。即普通胰岛素，多从猪、牛、羊等动物的胰腺中提取制成，纯度低，疗效差，属于异体蛋白，具有抗原性，可使人体产生相应的胰岛素抗体，降低胰岛素的作用。②半合成人胰岛素。即单组分猪胰岛素，利用酶切技术将猪胰岛素 B 链上第 30 位的丙氨酸用苏氨酸代替而获得，纯度较高，抗原性较弱。③人胰岛素。即单组分人胰岛素，通过重组 DNA 技术，利用大肠杆菌、酵母菌等进行生物合成获得，为高纯度制剂，基本无抗原性，可供静脉注射使用。

【体内过程】胰岛素口服无效，易被消化酶破坏，必须注射给药，皮下注射吸收迅速，为常用给药途径，紧急情况可做静脉注射。药物在体内主要以游离型存在，血浆蛋白结合率约为10%，$t_{1/2}$为10分钟，但与靶细胞结合后，作用可维持数小时。胰岛素内酸性蛋白质较多，为延长其作用时间，可将碱性蛋白质（如精蛋白、珠蛋白等）和微量锌加入胰岛素制剂中，使其等电点提高到7.3，接近体液 pH，降低溶解度并增加稳定性，制成中、长效制剂。中、长效制剂均为混悬剂，不可静脉注射。此类制剂经皮下或肌内注射后，沉淀于注射部位，再被缓慢吸收，作用维持时间延长。药物主要经肝、肾灭活，严重肝、肾功能减退者影响其灭活。临床上常用的胰岛素根据起效快慢、活性达峰值时间和作用维持时间长短等分为：短效，如普通胰岛素（regular insulin）；中效，如低精蛋白锌胰岛素（iosphane insulin）；长效，如精蛋白锌胰岛素（protamine zinc insulin）。

【药理作用】 胰岛素可特异性与胰岛素受体结合，影响糖、脂肪、蛋白质的代谢。

1. 糖代谢 通过减少血糖来源，增加血糖去路，发挥降血糖作用。

胰岛素促进外周组织对葡萄糖的摄取和利用，使葡萄糖转运进入细胞内；加速葡萄糖无氧酵解和有氧氧化，使其转化为脂肪和氨基酸；增加糖原的合成和储存，抑制糖原的分解和异生。

2. 脂肪代谢 促进合成代谢，抑制分解代谢。

胰岛素增加脂肪酸的转运和脂肪合成酶的活性，使脂肪酸进入细胞而促进脂肪合成；促进糖转化成为脂肪，促进肝脏等的脂肪合成；抑制脂肪酶活性，使脂肪分解减慢，减少游离脂肪酸和酮体的生成，可防止糖尿病患者酮症酸中毒的发生。

3. 蛋白质代谢 促进合成代谢，抑制分解代谢。

胰岛素促进核酸、氨基酸的转运，增加蛋白质合成，同时又抑制蛋白质分解，对人体的生长有促进作用，与生长激素有协同作用。

4. 钾离子转运 胰岛素可激活细胞膜上 $Na^+ - K^+ - ATP$ 酶，促进 K^+ 内流，增加细胞内 K^+ 浓度。

5. 同化作用 胰岛素可改善危重患者的代谢失调、炎症应答、免疫功能和凝血状态，并可促进创面愈合。

【临床应用】

1. 糖尿病 用于治疗胰岛素缺乏为主的各型糖尿病。

（1）1 型糖尿病 胰岛素是唯一有效的治疗药物，且必须终身用药。

（2）2 型糖尿病 经饮食控制、口服降血糖药物疗效不佳者。

（3）糖尿病急性或严重并发症 如糖尿病酮症酸中毒、非酮症高渗性高血糖昏迷及乳酸性酸中毒伴高血糖。

（4）糖尿病合并症 糖尿病合并重症感染、消耗性疾病、高热、急性心肌梗死、脑血管意外、创伤及需要手术者。

（5）其他 妊娠糖尿病及因垂体疾病、胰腺疾病、胰腺切除、药物及化学物质等引起的继发性糖尿病。

2. 细胞内缺钾 临床上将葡萄糖、胰岛素和氯化钾联合组成极化液（GIK），用以静脉滴注，可促进 K^+ 内流，纠正细胞内缺钾，同时提供能量。常用于防治心肌梗死及其他心脏病变引起的心律失常。

3. 胰岛素休克疗法 可用于治疗精神障碍的狂躁状态。

4. 重病、久病的恢复 静脉输液补充能量加用小剂量胰岛素。

【不良反应】

1. 低血糖 为最常见的不良反应，常因胰岛素用量过大、未按时进食或活动量增加所致，当血糖降低至一定程度时，患者可出现饥饿感、心悸、出冷汗、焦虑、震颤等症状，严重者会出现惊厥、昏迷、休克，如不及时抢救可致死亡。一般轻症可口服糖水或进食治疗，重者须立即静脉注射 50% 葡萄糖注射液 20~40mL 进行抢救治疗。

2. 过敏反应 发生率较低，反应轻微且短暂，如荨麻疹、血管神经性水肿等，偶见过敏性休克。可用 H_1 受体阻断药及糖皮质激素治疗，也可换用高纯度猪胰岛素及人胰岛素。

3. 胰岛素耐受（胰岛素抵抗） 机体对胰岛素的敏感性下降，称为胰岛素耐受性，可分为急性和慢性两种类型。

（1）急性型 常由感染、创伤、手术、情绪激动等应激状态引起。血中抗胰岛素物质增多，或酮症酸中毒时血液 pH 下降，导致胰岛素与受体结合减少，需要积极去除诱因，并在短时间内增加胰岛素的剂量，一般可达数百甚至数千单位，消除诱因后可恢复常规治疗剂量。

（2）慢性型 临床指无并发症的糖尿病患者，每日需用胰岛素的剂量超过 200U。慢性耐受产生的原因较为复杂，可能与以下因素有关：①体内产生了胰岛素抗体。糖皮质激素或免疫抑制药可控制抗体继续产生。②胰岛素受体水平的变化。包括各种原因引起的受体数目下调及受体与胰岛素的亲和力降低。③靶细胞上的葡萄糖转运系统失常。此外，胰岛素注射部位的脂肪萎缩也可致慢性耐受。换用高纯度制剂或人胰岛素可缓解，并根据患者情况调整药物用量。

4. 脂肪萎缩 胰岛素注射部位皮下组织出现红肿、硬化和皮下脂肪萎缩。长期注射胰岛素的患者，必须有计划地更换注射部位，每个注射点应间隔 25mm 左右，注射后局部热敷能减轻反应，改用高纯度胰岛素可减少此不良反应。

患者在使用胰岛素期间，应注意随时监测血糖、尿糖及酮体、肝、肾、胰腺的功能，低血糖、肝硬化、急性肝炎、肾炎及胰腺炎患者禁用胰岛素。

第二节　口服降血糖药

人工合成的降血糖药口服有效、使用方便，可用于轻、中型糖尿病的治疗。但药物作用缓慢微弱，不能完全替代胰岛素。常用的口服降血糖药有磺酰脲类、双胍类、葡萄糖苷酶抑制药和胰岛素增敏药等。

一、磺酰脲类

常用药物有：第一代，甲苯磺丁脲（tolbutamide，甲糖宁，D860）、氯磺丙脲（chlorpropamide）。第二代，格列本脲（glibenclamide，优降糖）、格列吡嗪（glipizide，美吡达）、格列美脲（glimepiride）、格列波脲（glibornuride）、格列喹酮（gliquidone），

第二代药物比第一代药物的降血糖作用强数十倍至数百倍。第三代，格列齐特（gliclaz-ide，甲磺吡脲，达美康）等。

【体内过程】本类药物口服吸收迅速而完全，与血浆蛋白结合率高。多数药物在肝内氧化代谢，代谢产物迅速经肾排出，但氯磺丙脲主要以原形由肾小管分泌排泄，排泄缓慢，故作用时间长，每日只需服药 1 次。

【药理作用】

1. 降血糖作用 仅对正常人和胰岛功能尚存的糖尿病患者有降血糖作用，对胰岛功能完全丧失者无效。作用机制：①与胰岛 β 细胞表面的磺酰脲受体相结合，刺激胰岛 β 细胞释放胰岛素，增高血中胰岛素的浓度。②增强胰岛素靶细胞对胰岛素的敏感性，使细胞膜上胰岛素受体的数目和亲和力增强；但大剂量能抑制胰岛素酶，降低胰岛素的代谢。③减少胰高血糖素的释放，使血糖降低，这是对正常人也有降血糖作用的主要原因。

2. 促进抗利尿激素分泌 氯磺丙脲不仅能促进抗利尿激素的分泌，还能增强其作用，通过抗利尿作用减少水的排泄，可用于尿崩症的治疗。甲苯磺丁脲几乎无此作用，格列本脲有利尿作用。

3. 影响凝血功能 第三代磺酰脲类药物能抑制血小板的黏附和聚集；还能刺激纤溶酶原的合成和恢复纤溶酶的活性，发挥降低微血管对血管活性胺的敏感性和改善微循环的作用，对糖尿病微血管并发症有一定预防或缓解作用。

【临床应用】

1. 糖尿病 用于胰岛功能尚存 30% 以上，且单用饮食控制无效的 2 型糖尿病患者。还用于对胰岛素产生耐受的患者，能刺激内源性胰岛素分泌，可减少胰岛素的用量。

2. 尿崩症 氯磺丙脲有抗利尿作用，与氢氯噻嗪合用可产生协同作用。

【不良反应】

1. 胃肠反应 常见厌食、恶心、呕吐、胃痛、腹痛和腹泻等症状，减少剂量或继续服药可消失。饭后服药或从小剂量开始加服抗酸药能减轻此症状。部分患者出现食欲增进，致体重增加。

2. 过敏反应 偶见皮疹。大剂量时易出现粒细胞减少、血小板减少、溶血性贫血等现象；偶有胆汁淤积性黄疸和肝损害。应注意定期检查血象和肝功能，出现症状即停药。

3. 低血糖反应 长效制剂如氯磺丙脲和格列本脲可引起持久性低血糖，常与剂量有关，虽不多见，却较严重，如果处理不当，严重者会出现不可逆性脑损伤甚至死亡，老年患者和肝肾功能不全者更易发生。由于低血糖较为持久，故需反复注射葡萄糖解救。

4. 中枢神经系统反应 大剂量氯磺丙脲可引起精神错乱、眩晕、嗜睡、共济失调等中枢神经系统反应。

二、双胍类

临床常用的双胍类降糖药有二甲双胍（metformine，甲福明）和苯乙双胍（phen-formin，苯乙福明）。

【药理作用】可明显降低糖尿病患者的血糖水平，对正常人的血糖基本无影响。其作用机制主要是影响糖的代谢过程，通过促进组织摄取和利用葡萄糖、减少肠道吸收葡萄糖、增加肌肉组织中糖的无氧酵解、减少肝内糖异生、抑制胰高血糖素的释放等作用使血糖降低。由于不刺激胰岛素的释放，故当胰岛功能丧失时本类药物仍可发挥降血糖作用。此外，本类药物能降低高血脂患者的低密度脂蛋白、极低密度脂蛋白、甘油三酯和胆固醇水平，对延缓糖尿病患者的血管并发症有积极意义。

【临床应用】主要用于轻、中度 2 型糖尿病患者，尤其适用于单用饮食控制无效的伴肥胖患者，是肥胖或超重的 2 型糖尿病患者的首选药。也可与胰岛素或磺酰脲类药物合用于中、重度糖尿病或胰岛素耐受的患者，以增强疗效和减少胰岛素的用量。

【不良反应】

1. 胃肠反应 常见胃肠刺激症状，部分患者口中有金属味及口臭等，减少用药剂量可逐渐消失。

2. 巨幼红细胞性贫血 因妨碍维生素 B_{12} 和叶酸的吸收所致。

3. 乳酸中毒 为最严重的不良反应，因促进糖的无氧酵解，产生乳酸增加引起乳酸性酸血症、酮血症，表现为呕吐、腹痛、神志障碍、过度换气等。肝肾功能不全、心力衰竭及低血容量休克等情况下更易发生，可危及生命。二甲双胍乳酸中毒的发生率高于苯乙双胍 10 倍，死亡率可达 50%，应用时须严格掌握适应证并限制剂量。因此，肝肾功能不良、慢性充血性心衰和尿酮体阳性者禁用。

三、葡萄糖苷酶抑制药

临床常用药物有阿卡波糖（acarbose，拜糖平）、伏格列波糖（voglibose）、米格列醇（miglitol）等。

【药理作用】本类药物的化学结构与碳水化合物相似，与食物同服能在小肠黏膜上皮与糖类竞争葡萄糖苷酶，其竞争力比糖类大 1 万倍，从而抑制小肠中各种 α-葡萄糖苷酶，使淀粉和蔗糖等水解速度减慢，延缓了葡萄糖吸收，具有降低餐后血糖的作用。久用能降低空腹血糖，但只延缓了对淀粉的消化，并非完全阻断，故久用并无热量损失。

【临床应用】主要用于轻、中度 2 型糖尿病，尤其适用于老年患者及空腹血糖正常而餐后血糖明显升高者。对单用磺酰脲类或二甲双胍及胰岛素治疗，餐后血糖控制不佳者，可加用本类药物，使血糖波动减小。

【不良反应】全身不良反应轻微，且单用不引起低血糖，主要引起胃肠局部反应，如嗳气、腹胀、排气多、腹泻或便秘等，一般不影响治疗。服药期间可提高摄食多糖的比例，同时减少单糖摄入，以提高疗效。注意在进食同时服药，胃肠溃疡患者慎用。

四、胰岛素增敏药

胰岛素增敏药又称"胰岛素增敏因子"，是过氧化物酶增殖活化受体 γ（peroxisome proliferation activated receptor γ，PPARγ）的激动剂，可增加细胞膜上胰岛素受体对胰岛素的敏感性，促进细胞对葡萄糖的利用。主要包括罗格列酮（rosiglitazone）、环格列酮

（ciglitazone）、吡格列酮（pioglitazone）、恩格列酮（englitazone）等。

【药理作用】

1. 降血糖作用　可增强胰岛 β 细胞功能，改善胰岛素耐受情况，促进肌肉和脂肪组织对糖的利用，降低过高的血糖而发挥降血糖作用。

2. 纠正脂肪代谢紊乱　能激活调节外周游离脂肪酸代谢的调控基因，提高血中高密度脂蛋白水平，降低甘油三酯、游离脂肪酸等，纠正胰岛素耐受引起的脂质代谢紊乱。

【临床应用】　主要用于其他降血糖药疗效不理想的 2 型糖尿病，尤其是对胰岛素耐受的患者。可单独使用，也可与胰岛素或磺酰脲类药物合用。

【不良反应】　不良反应少，主要有嗜睡、头痛、水肿、血容量扩张及胃肠刺激症等副作用。胰岛素增敏药副作用小，对人体不产生损伤，受到医学界广泛关注。

五、其他

瑞格列奈

瑞格列奈（repaglinide）为苯甲酸类衍生物，胃肠道快速吸收，服药后 1 小时内血浆药物浓度达峰值，$t_{1/2}$ 为 1 小时，血浆蛋白结合率大于 98%。代谢完全，瑞格列奈及其代谢产物主要自胆汁排泄，很小部分（小于 8%）代谢产物自尿排出。瑞格列奈与胰岛 β 细胞膜上的特异性受体结合，促进胰岛素分泌。其作用快于磺酰脲类，故餐后降血糖作用较快。最大的优点是可以模仿胰岛素的生理性分泌，由此有效地控制餐后高血糖。常见不良反应为低血糖、胃肠道反应等。

依克那肽

依克那肽（exenatide）是人工合成的肠促胰岛素样类似物，能明显改善 2 型糖尿病患者的血糖。其主要药理作用为增加葡萄糖依赖性分泌；抑制非胰岛素依赖型糖尿病患者不适当的胰高血糖素分泌；抑制餐后胃动力及分泌功能，延长胃排空；降低食欲，减少食物摄入；增加胰岛素分泌主基因表达，进而增加胰岛素生物合成；刺激 β 细胞增生，抑制 β 细胞凋亡，从而增加 β 细胞数量。常见不良反应为胃肠道反应。

西格列汀

西格列汀（sitagliptin）为二肽基肽酶 - 4（DPP - 4）抑制药，通过保护内源性肠降血糖素和增强其作用而控制血糖水平。

普兰林肽

普兰林肽（pramlintide）是胰淀粉样多肽的一种合成类似物。可以延缓葡萄糖的吸收，抑制胰高血糖素的分泌，减少肝糖生成和释放，因而具有降低糖尿病患者体内血糖波动频率和波动幅度、改善总体血糖控制的作用。

第三十二章　抗菌药物概论

　　用于防治病原微生物、寄生虫及肿瘤细胞所致疾病的药物统称为化学治疗药物，简称化疗药物。包括抗病原微生物药、抗寄生虫药和抗恶性肿瘤药。病原微生物包括细菌、螺旋体、衣原体、支原体、立克次体、真菌、病毒等。抗菌药物是指对细菌有抑制或杀灭作用，用于防治细菌性感染的药物。包括抗生素和人工合成抗菌药，属于抗病原微生物药范畴，在化疗药物中占有重要地位。

　　应用抗菌药治疗感染性疾病时应注意机体、病原体和抗菌药物三者之间的相互关系（图32-1）。病原体对机体具有一定的致病作用，但机体对病原体的抗病能力对疾病的发生、发展过程也产生重要影响；抗菌药物通过抑制或杀灭病原体而发挥治疗作用，病原体对抗菌药物也会表现出耐药性，使药物失效；机体对抗菌药物的体内处理过程（即药动学过程）可影响药物的作用，抗菌药物产生的不良反应可影响患者

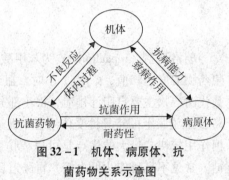

图32-1　机体、病原体、抗菌药物关系示意图

的健康，甚至危及生命。因此，必须根据药物的抗菌谱及机体的功能状态正确合理使用抗菌药物，尽量减少药物对机体的毒副作用，避免或延缓耐药性的产生。

　　理想的抗菌药物应具备以下特点：对病原体有高度选择性；病原体不易对其产生耐药性；对人体无毒或毒性很低；具有良好的药代动力学特征；使用方便；造价低廉。

第一节　抗菌药物的基本概念

　　1. 抗生素（antibiotics）　是由某些微生物（包括细菌、真菌、放线菌等）产生的代谢产物，对其他微生物有抑制或杀灭作用。从微生物培养液中提取出来的称为天然抗生素，如青霉素 G；对天然抗生素进行结构改造可获得半合成抗生素，如阿莫西林。

　　2. 抗菌谱（antibacterial spectrum）　是指抗菌药物的抗菌范围。仅对一种或有限几种病原微生物有抗菌作用的称为窄谱抗菌药，如异烟肼仅对结合杆菌有效；对多种病原微生物有抗菌作用的称为广谱抗菌药，如四环素类不仅对革兰阳性菌和革兰阴性菌有抗菌作用，而且对支原体、衣原体、立克次体等也有抑制作用。抗菌药物的抗菌谱是临床选药的基础。

3. 抗菌活性（antibacterial activity） 是指抗菌药物抑制或杀灭病原菌的能力。能抑制培养基内细菌生长的最低浓度称为最低抑菌浓度（minimum inhibitory concentration, MIC）；能杀灭培养基内细菌的最低浓度称为最低杀菌浓度（minimum bactericidal concentration, MBC），二者是衡量抗菌药物抗菌活性大小的指标。不同抗菌药物对病原菌的作用方式不同，有些表现为抑菌作用，有些表现为杀菌作用。

4. 抑菌药（bacteriostatic drugs） 是指能抑制病原菌的生长繁殖而无杀灭作用的药物，如磺胺类、四环素类等。

5. 杀菌药（bactericidal drugs） 是指不仅能抑制病原菌的生长繁殖而且能杀灭病原菌的药物，如青霉素类、头孢菌素类、氨基糖苷类等。

6. 抗菌后效应（post-antibiotic effect, PAE） 是指细菌与抗菌药物短暂接触后，在抗菌药物浓度下降，低于 MIC 或消失后，细菌生长仍受抑制的效应，如氨基糖苷类、氟喹诺酮类等。

7. 化疗指数（chemotherapeutic index, CI） 是评价化疗药物安全性的指标，一般可用感染动物的 LD_{50}/ED_{50} 或 LD_5/ED_{95} 表示。化疗指数越大表示药物的毒性越小，临床应用价值越高。但化疗指数有时不能作为安全性评价的唯一指标，如青霉素的化疗指数很大，对人体几乎无毒性，但可能引起过敏性休克甚至死亡的严重不良反应。

第二节 抗菌药物的作用机制

抗菌药物主要是通过干扰病原菌的生化代谢过程，影响其结构与功能而产生抑菌或杀菌的作用。根据药物干扰环节不同，其作用机制可分为下列几类（图32-2）。

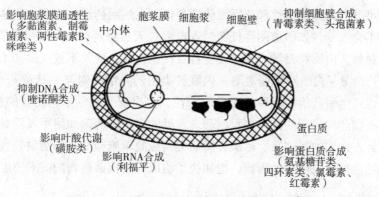

图32-2 细菌结构与抗菌药物作用部位示意图

1. 干扰细菌细胞壁合成 细菌细胞壁位于胞浆膜外，它不但能维持菌体的固有形态，还能抵抗菌体内强大的渗透压。细胞壁的主要成分为肽聚糖（peptidoglycan，又称黏肽），不同种类细菌细胞壁肽聚糖的含量不同，革兰阳性菌细胞壁肽聚糖含量为50%~80%，而革兰阴性菌仅为1%~10%。β-内酰胺类抗生素能抑制转肽酶的作用，阻碍肽聚糖的交叉连接，导致细菌细胞壁缺损，丧失屏障作用，菌体内的高渗透压使水分内渗，菌体肿胀、变形，加上细菌细胞壁自溶酶被激活，细菌最终破裂溶解而死亡。

2. 增加细菌胞浆膜的通透性 胞浆膜位于细菌细胞壁的内侧，包着细胞浆。细菌胞浆膜是由类脂质和蛋白质构成的一种半透膜，具有渗透屏障、物质运输及合成肽聚糖等功能，真菌的胞浆膜含有麦角固醇。多黏菌素类能与细菌胞浆膜中的磷脂结合，制霉菌素、两性霉素 B 和咪唑类药物能与真菌胞浆膜中的麦角固醇类结合，使胞浆膜受损，膜通透性增加，菌体内氨基酸、蛋白质、核苷酸等重要物质外漏，造成细菌死亡。

3. 抑制细菌蛋白质的合成 核糖体是蛋白质合成的重要场所，细菌核糖体为 70S，由 30S 和 50S 亚基组成。氨基糖苷类和四环素类能特异性地作用于 30S 亚基，大环内酯类、氯霉素和林可霉素能选择性地作用于 50S 亚基，影响细菌蛋白质合成，产生抑制或杀菌作用。因哺乳动物为真核细胞生物，核糖体为 80S，是由 40S 和 60S 亚基组成的，因此抗菌药物一般对哺乳动物细胞蛋白质合成没有明显不良影响。

4. 抑制细菌的核酸代谢 喹诺酮类抑制 DNA 回旋酶，妨碍细菌 DNA 的复制，产生杀灭细菌的作用；利福平特异性地抑制细菌 DNA 依赖的 RNA 多聚酶，阻碍 mRNA 的合成，使细菌死亡。

5. 影响细菌的叶酸代谢 与哺乳动物不同，大多数细菌不能利用环境中的叶酸，而必须自身合成叶酸供菌体使用。叶酸是合成核酸的前体物质，叶酸缺乏导致核酸合成受阻，从而抑制细菌的生长繁殖。磺胺类和甲氧苄啶分别抑制细菌叶酸代谢过程中的二氢叶酸合成酶和二氢叶酸还原酶，妨碍叶酸代谢，产生抗菌作用。

第三节 细菌耐药性及其产生机制

细菌耐药性（resistance）又称抗药性，是指细菌对抗菌药物的敏感性降低甚至消失。耐药性可分为天然耐药性和获得耐药性两类。天然耐药性由细菌染色体基因决定而代代相传，不会改变，如肠道阴性杆菌对青霉素 G 天然耐药；获得耐药性是由细菌与抗菌药多次接触后，由质粒介导，通过改变自身代谢途径，使其不被抗菌药杀灭，如金黄色葡萄球菌产生 β - 内酰胺酶而对 β - 内酰胺类耐药。细菌对某一抗菌药产生耐药后，对其他药物也产生耐药的特性称为交叉耐药性，多出现于化学结构相似的抗菌药之间。细菌对多种抗菌药均耐药的称为多重耐药。常见的多重耐药菌如耐甲氧西林的金黄色葡萄球菌、耐万古霉素的肠球菌、耐碳青霉烯类铜绿假单胞菌等。细菌耐药性的产生，给感染性疾病的治疗造成极大的困难，也加快了临床对新抗菌药物的需求速度。

一、细菌产生耐药性的机制

1. 产生灭活酶 细菌产生灭活酶，改变抗菌药的化学结构，使药物失去抗菌作用是耐药性产生的最重要机制之一。如细菌产生的 β - 内酰胺酶可以水解破坏青霉素类和头孢菌素类的抗菌活性结构 β - 内酰胺环，使它们失去杀菌活性。革兰阴性菌产生的乙酰转移酶可以使氨基糖苷类的抗菌必需结构 $-NH_2$ 乙酰化而失去对细菌的作用。

2. 改变靶位结构 抗菌药物影响细菌生化代谢过程的作用部位又称靶位，细菌可通过多种途径影响抗菌药对靶位的作用而产生耐药性。如：①增加靶蛋白的数量，在药物存在的同时，仍有足够的靶蛋白以维持细菌的正常功能和形态；②降低靶蛋白与抗菌药的亲和力，使抗菌药不能与其结合，导致抗菌的失败；③合成新的功能相同但与抗菌药亲和力低的靶蛋白，产生高度耐药。

3. 降低外膜的通透性　细菌可通过多种方式阻止抗菌药透过外膜进入菌体内而产生耐药。如革兰阴性菌通过外膜孔蛋白数量减少或孔径减小的方式，使经这些通道进入的药物减少；耐喹诺酮类细菌发生基因突变，使喹诺酮进入菌体的特异孔道蛋白的表达减少，喹诺酮类不易进入菌体，在菌体内蓄积量减少；铜绿假单胞菌还存在特异的蛋白通道，该通道允许亚胺培南通过并进入菌体，而当该蛋白通道丢失时，同样产生特异性耐药。

4. 加强主动流出系统　某些细菌能将进入菌体的药物泵出体外，这种泵因需能量，故称主动流出系统。大肠杆菌、金黄色葡萄球菌、铜绿假单胞菌、空肠弯曲菌等均有主动流出系统。经此系统外排引起耐药的抗菌药物有四环素类、氯霉素类、氟喹诺酮类、大环内酯类、β-内酰胺类等。

二、细菌耐药性的转移方式

细菌产生耐药性主要是基因突变。耐药基因能垂直传递给子代，但多数情况是通过水平方式在细胞间转移。这种方式包括：

1. 转导（transduction）　以噬菌体及含有 DNA 的质粒为媒介，将供体菌的耐药基因转移到受体菌内，并将此特点传递给子代。

2. 转化（transformation）　细菌将环境中的游离 DNA（来自其他细菌）掺进敏感细菌的 DNA 中，当此 DNA 中含有耐药基因时，此细菌就转变为耐药菌。

3. 接合（conjugation）　细菌间通过性菌毛或桥接方式相互沟通，将遗传物质从供体菌转移给受体菌。

第四节　抗菌药物应用的基本原则

细菌是引起感染性疾病最常见的病原微生物，因此抗菌药也成为临床最广泛使用的药物之一，使许多致死性疾病得以控制。但随着抗菌药物的广泛使用，不合理使用甚至滥用现象也十分严重，导致不良反应增多、细菌耐药性增加，给感染性疾病的治疗带来极大困难。为最大程度地发挥抗菌药物的疗效，减少不良反应及延缓耐药性的产生，必须重视抗菌药物的合理应用。

一、严格按照适应证选药

1. 根据细菌学诊断合理选药　正确的细菌学诊断是合理选药的基础。因此应尽早从患者的感染部位、血液、痰液等取样，培养分离致病菌，并对其进行体外抗菌药物敏感试验，根据病原菌种类，患者的症状、体征及药物的抗菌谱选择合适的抗菌药。对确定为单纯病毒性感染者一般不使用抗菌药。

2. 根据药物药动学特点合理选药 抗菌药物在体内要发挥抑菌或杀菌的作用，必须在靶组织、靶器官内达到有效浓度，并维持一定时间。各种抗菌药物的药代动力学特点不同，临床适应证也各有不同。如防治流行性脑脊髓膜炎常选用磺胺嘧啶，因为它与血浆蛋白结合率低，易透过血脑屏障，在脑脊液中可达较高浓度。

3. 根据患者情况合理选药 患者的生理、病理及免疫状况可影响药物的作用，对不同患者使用抗菌药物的品种、剂量、疗程也应有所不同。妊娠期、哺乳期妇女应避免使用可能引起致畸作用的药物或影响幼儿健康的药物；婴儿因肝肾功能尚未发育成熟，老年人因肝肾功能已减退，可导致药物消除减少，在体内蓄积，故应调整用药剂量、给药间隔时间；肝肾功能不全的患者应避免使用主要经肝脏代谢、肾脏排泄或对肝肾有损害的药物，必须使用时应减少给药剂量及缩短用药时程。

二、抗菌药物的联合应用

抗菌药物联合应用的目的是发挥药物的抗菌协同作用，增强疗效，减少不良反应及延缓耐药性的产生。但联合用药不当可能导致不良反应增加、耐药菌株增多，有时还因药物相互间发生拮抗作用而降低疗效。因此，单一药物能控制的感染原则上不联合用药。

1. 联合用药的适应证 ①病因未明的严重感染，为扩大抗菌范围，可选联合用药，待细菌学诊断明确后即调整用药；②单一抗菌药物不能控制的混合感染，如腹腔脓肿常涉及需氧菌和厌氧菌的混合感染，可采用氨基糖苷类或第三代头孢菌素类等抗革兰阴性菌抗生素和甲硝唑等抗厌氧菌药物联合应用治疗；③长期用药可能出现耐药菌的慢性感染，如抗结核治疗通常采用二联、三联用药；④联合用药以减少与药物剂量相关的毒性反应，如两性霉素 B 和氟胞嘧啶合用治疗深部真菌感染，两性霉素 B 的用量可减少而降低其毒性反应。

2. 联合用药中药物的相互作用 抗菌药物根据其作用性质可分为四类：Ⅰ类为繁殖期杀菌剂，如 β - 内酰胺类抗生素等；Ⅱ类为静止期杀菌剂，如氨基糖苷类、多黏菌素类及喹诺酮类等，它们对繁殖期、静止期细菌都有杀菌作用；Ⅲ类为速效抑菌剂，如四环素类、大环内酯类等；Ⅳ类为慢效抑菌剂，如磺胺类等。各类抗菌药物联合应用时，可产生协同（Ⅰ + Ⅱ）、拮抗（Ⅰ + Ⅲ）、相加（Ⅲ + Ⅳ）、无关或相加（Ⅰ + Ⅳ）四种效果。Ⅰ类和Ⅱ类合用产生协同作用，因繁殖期杀菌剂能破坏细胞壁的完整性，有利于静止期杀菌剂进入菌体内发挥作用；Ⅰ类和Ⅲ类合用产生拮抗作用，因速效抑菌剂使细菌处于静止状态，不利于繁殖期杀菌剂发挥作用；Ⅲ类和Ⅳ类合用产生相加作用，因二者均为抑菌剂；Ⅰ类和Ⅳ类合用产生无关或相加作用，因慢效抑菌剂对繁殖期杀菌剂不会产生明显影响。

第三十三章　喹诺酮类、磺胺类及
其他合成抗菌药

第一节　喹诺酮类

一、概述

喹诺酮类（quinolones）是含有 4 - 喹诺酮基本结构的人工合成抗菌药物（图 33 - 1），在其母核的 N_1、C_5、C_6、C_7、C_8 引入不同基团可形成各种喹诺酮类。根据其化学结构、抗菌作用和问世先后等特点，可分为四代。第一代为 1962 年合成的萘啶酸，因其口服吸收差、抗菌谱窄、抗菌活性低且毒副作用大，目前已淘汰；第二代为 1973 年合成的吡哌酸，对大多数革兰阴性菌有效，主要用于泌尿道和消化道感染；第三代是 20 世纪 80 年代以来研制的氟喹诺酮类，如诺氟沙星、环丙沙星、氧氟沙星、左氧氟沙星、洛美沙星、氟罗沙星、司帕沙星等；有文献将 20

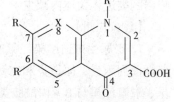

图 33 - 1　喹诺酮类基本结构

世纪 90 年代后期新上市的氟喹诺酮类称为第四代，如莫西沙星、加替沙星等。氟喹诺酮类药物因其具有抗菌谱广、抗菌活性高、口服吸收良好、体内分布广、组织浓度高、与其他抗菌药物间无交叉耐药性、不良反应较少等特点，目前已成为临床上治疗细菌感染性疾病的重要药物。

【体内过程】氟喹诺酮类口服吸收良好，除诺氟沙星和环丙沙星外，多数药物的生物利用度超过 80%。食物一般不影响药物的吸收，但与富含 Ca^{2+}、Mg^{2+}、Fe^{3+} 的食物同服可降低药物的生物利用度。血浆蛋白结合率低，很少超过 40%。广泛分布于组织和体液中，在肺脏、肾脏、前列腺组织、尿液、胆汁、粪便、巨噬细胞和中性粒细胞的药物含量或浓度均高于血浆。培氟沙星主要在肝中代谢并通过胆汁排泄，氧氟沙星、左氧氟沙星、洛美沙星等少数药物主要以原形经肾排泄，其他多数药物主要通过肝、肾两种方式消除。

【抗菌作用】氟喹诺酮类属于广谱杀菌药，对静止期和生长繁殖期细菌均有明显作用。第三代产品对革兰阴性菌，如沙门菌属、克雷伯菌属、志贺菌属、大肠杆菌、变形杆菌、淋病奈瑟菌、流感嗜血杆菌、军团菌、弯曲菌、铜绿假单胞菌等有强大杀菌作用；对金黄色葡萄球菌、链球菌、肠球菌等革兰阳性菌及支原体、衣原体、结核杆菌也有抗菌活性。第四代产品除保留第三代对革兰阴性菌的良好抗菌活性外，对革兰阳性菌、军团菌、结核杆菌、支原体及衣原体的杀菌作用进一步增强，提高了对厌氧菌的抗菌活性，并具有明显抗菌后效应。

【抗菌机制】喹诺酮类药物抗菌的作用机制主要是抑制细菌的 DNA 回旋酶（DNA gyrase）和拓扑异构酶Ⅳ（topoisomerase Ⅳ）。正常细菌染色体 DNA 处于负超螺旋状态，有利于 DNA 的解旋、复制与转录。DNA 回旋酶是由 2 个 A 亚基和 2 个 B 亚基组成的四聚体酶，A 亚基使正超螺旋后链形成切口，具有 ATP 酶活性的 B 亚基催化 ATP 水解提供能量，使 DNA 的前链跨过切口后移，A 亚基再将切口重新连接，形成 DNA 的负超螺旋状态。喹诺酮类是 A 亚基的抑制剂，阻碍细菌 DNA 的合成，导致细菌死亡。拓扑异构酶Ⅳ具有解环链活性，可在 DNA 复制过程中将环链的子代 DNA 解环链，喹诺酮类通过抑制此酶的活性，干扰细菌 DNA 的复制。

【耐药性】喹诺酮类药物之间存在交叉耐药性，临床常见的耐药菌包括金黄色葡萄球菌、肠球菌、肺炎链球菌、铜绿假单胞菌等。耐药机制有：①DNA 回旋酶的变异细菌可因 gyrA 基因突变导致 A 亚基与药物的亲和力下降；②拓扑异构酶Ⅳ的变异；③细菌主动外排系统作用增强，菌体内喹诺酮类无法达到有效浓度；④细菌膜通过性降低，喹诺酮类进入菌体内减少。

【临床应用】

1. 泌尿生殖道感染　氟喹诺酮类用于敏感菌引起的单纯性、复杂性尿路感染，细菌性前列腺炎，尿道炎和宫颈炎。治疗单纯性淋病奈瑟菌性尿道炎或宫颈炎，环丙沙星、氧氟沙星与 β - 内酰胺类同为首选药；铜绿假单胞菌性尿道炎首选环丙沙星。

2. 呼吸道感染　常用于革兰阴性菌感染引起的肺炎、支气管炎。可代替大环内酯类用于支原体、衣原体肺炎，嗜肺军团菌引起的军团菌病。对青霉素高度耐药的肺炎链球菌感染，首选左氧氟沙星、莫西沙星与万古霉素合用。

3. 肠道感染　可用于治疗敏感菌如志贺菌属、沙门菌属等引起的中毒性菌痢、胃肠炎；对沙门菌引起的伤寒或副伤寒，应首选氟喹诺酮类或头孢曲松；也可用于旅行性腹泻。

4. 其他　可用于革兰阴性杆菌引起的骨髓炎、关节炎、皮肤和软组织感染；也可作为 β - 内酰胺类治疗全身感染的替代药物。

【不良反应】

1. 胃肠道反应　常见食欲减退、胃部不适、恶心、呕吐、腹痛、腹泻等症状。

2. 神经系统反应　轻者表现为失眠、头昏、头痛，重者可出现精神异常、抽搐、惊厥等。发生机制与本类药物抑制中枢抑制性递质 GABA 与其受体结合，导致中枢神经兴奋有关。有精神病或癫痫病史、与茶碱或 NSAID 合用者易出现。

3. 光敏反应　光照部位皮肤可出现瘙痒性红斑，严重者出现皮肤溃烂、脱落等。用药期间应避免阳光直射。

4. 软骨损害　可引起幼年动物软骨组织损害，特别是负重区软骨；临床研究发现儿童用药后可出现关节肿痛和关节水肿，故儿童、孕妇、哺乳期妇女不宜使用。

5. 其他 可见跟腱炎、肝肾损害、白细胞减少、心脏毒性等。

二、常用药物

诺氟沙星

诺氟沙星（norfloxacin）又名氟哌酸，是第一个用于临床的氟喹诺酮类药物。口服生物利用度为 35%～45%，主要以原形由尿液和粪便排泄，在肾脏和肠道药物浓度较高。对包括铜绿假单胞菌在内的革兰阴性菌有良好的抗菌活性，对金黄色葡萄球菌、肺炎链球菌、溶血性链球菌、肠球菌等革兰阳性菌及厌氧菌抗菌活性相对较差。临床主要用于敏感菌引起的泌尿道、胃肠道感染，也可外用治疗皮肤和眼部感染。

环丙沙星

环丙沙星（ciprofloxacin）又名环丙氟哌酸，口服吸收较好，穿透力强，体内分布广泛。对铜绿假单胞菌、流感嗜血杆菌、大肠杆菌等革兰阴性菌的抗菌活性高于其他氟喹诺酮类，对氨基糖苷类或第三代头孢菌素类耐药的菌株仍有效，对链球菌、葡萄球菌也有较强作用，对多数厌氧菌不敏感。临床主要用于敏感菌引起的泌尿道、胃肠道、呼吸道、骨与关节、皮肤软组织感染。因可诱发跟腱炎和跟腱撕裂，老年人和运动员慎用。

氧氟沙星

氧氟沙星（ofloxacin）又名泰利必妥，口服生物利用度约为 95%，体内分布广，80% 以上药物以原形经肾脏排泄，胆汁中药物浓度为血药浓度的 7 倍。除保留环丙沙星的抗菌特点和良好抗耐药菌特性外，对结核杆菌、支原体和部分厌氧菌也有效。主要用于治疗泌尿道、肠道、呼吸道、皮肤软组织、盆腔等部位的感染，也是治疗结核病的二线药物。与其他抗结核药物合用时呈相加作用。不良反应偶见神经系统毒性反应和转氨酶升高。

左氧氟沙星

左氧氟沙星（levofloxacin）又名可乐必妥，是氧氟沙星的左旋体，口服生物利用度接近 100%，85% 的药物以原形经肾脏排泄。其抗菌活性是氧氟沙星的 2 倍，对葡萄球菌、链球菌、肠球菌、厌氧菌、支原体、衣原体、军团菌等抗菌活性高，临床用于敏感菌引起的各种急慢性感染、难治性感染。主要不良反应为胃肠道反应。

洛美沙星

洛美沙星（lomefloxacin）口服吸收完全，$t_{1/2}$ 长达 7 小时以上，70% 以上的药物以原形经肾脏排出。对革兰阴性菌、表皮葡萄球菌、链球菌、肠球菌的抗菌活性与氧氟沙星相似；对多数厌氧菌的抗菌活性低于氧氟沙星。主要用于治疗敏感菌引起的呼吸道、泌尿道、消化道、皮肤软组织和骨组织感染。在氟喹诺酮类药物中洛美沙星最易发生光敏反应。

氟罗沙星

氟罗沙星（fleroxacin）口服生物利用度达100%，$t_{1/2}$长达10小时以上，50%~70%的药物以原形经肾脏排泄，对革兰阴性菌、革兰阳性菌、厌氧菌、支原体、衣原体均具有强大抗菌活性。主要不良反应为胃肠道和神经系统反应，个别患者出现光敏反应。

司帕沙星

司帕沙星（sparfloxacin）又名司氟沙星，口服吸收良好，有肝肠循环，$t_{1/2}$超过16小时。对革兰阳性菌、厌氧菌、结核杆菌、衣原体、支原体的抗菌活性显著优于环丙沙星，对革兰阴性菌、军团菌的抗菌活性与环丙沙星相近。主要用于治疗敏感菌引起的呼吸道、泌尿道、皮肤软组织感染及骨髓炎、关节炎。易产生光敏反应、神经系统反应和心脏毒性，应慎用。

莫西沙星

莫西沙星（moxifloxacin）属于第四代喹诺酮类，口服生物利用度约为90%，$t_{1/2}$为12~15小时。对大多数革兰阳性菌、厌氧菌、结核杆菌、支原体、衣原体抗菌活性强于第三代喹诺酮类。用于治疗呼吸道、泌尿道和皮肤软组织感染。不良反应发生率低，常见轻微的胃肠道症状。

加替沙星

加替沙星（gatifloxacin）口服吸收快，生物利用度高，大部分药物以原型经肾脏排泄。抗菌谱广，对大多数革兰阳性菌、厌氧菌、结核杆菌、支原体、衣原体抗菌活性与莫西沙星相近，对大多数革兰阴性菌作用强于莫西沙星。不良反应发生率低，中枢神经反应和光毒性小。

第二节 磺胺类

磺胺类（sulfonamides）药物是最早用于治疗全身性细菌感染的人工合成抗菌药。曾广泛用于临床，现部分用途已被抗生素和喹诺酮类取代，但由于其抗菌谱广，性质稳定，价格低廉，对流行性脑脊髓膜炎、鼠疫等感染性疾病疗效显著，特别是与甲氧苄啶合用后抗菌活性显著增强等优点，故在抗感染治疗中仍占有一定地位。磺胺类基本化学结构是对氨基苯磺酰胺，4位游离氨基为抗菌必需基团（图33-2）。根据磺胺类的药动学特点和临床应用情况分为治疗全身感染药物、治疗肠道感染药物和外用药物三类。

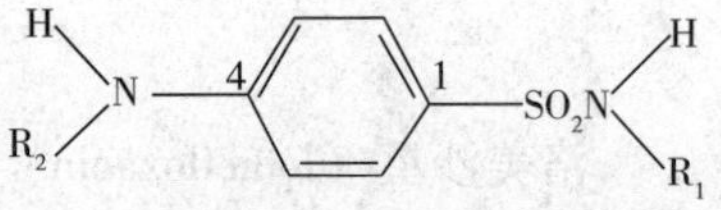

图33-2 磺胺类基本化学结构

【体内过程】用于全身感染的磺胺类药物口服吸收迅速而完全，血浆蛋白结合率为25%～95%。吸收后广泛分布于全身组织和体液中，血浆蛋白结合率低的易透过血脑屏障，脑脊液中药物浓度高，首选用于治疗流行性脑脊髓膜炎，如磺胺嘧啶；也可透过胎盘屏障进入胎儿体内。主要在肝脏经乙酰化代谢为无活性代谢产物，乙酰化物在尿中溶解度较低，尤其在酸性尿液中易析出结晶而损伤肾脏，各种磺胺类的乙酰化程度不同。还有一小部分磺胺类在肝中与葡萄糖醛酸结合而失活。本类药物主要以原形和代谢产物经肾脏排出，脂溶性高的药物易被肾小管重吸收，排泄较慢；少量从胆汁、乳汁、唾液、支气管分泌排出。

用于肠道感染的磺胺类药物口服不吸收，在肠道内保持高浓度，经水解释放出游离氨基后才具有抗菌活性，主要经肠道排出。

【抗菌作用】磺胺类药物属于广谱抑菌药，对大多数革兰阳性菌和阴性菌都有抑制作用。其中高度敏感的有溶血性链球菌、肺炎链球菌、脑膜炎奈瑟菌、淋病奈瑟菌、鼠疫杆菌、诺卡菌属；其次是大肠杆菌、布鲁杆菌、变形杆菌、沙门菌属；对沙眼衣原体、疟原虫、放线菌、卡氏肺孢子虫和弓形虫滋养体也有抑制作用。对支原体、立克次体和螺旋体无效，甚至可促进立克次体生长。局部外用磺胺类药物对铜绿假单胞菌有效。

【抗菌机制】磺胺类药物通过干扰细菌的叶酸代谢而抑制细菌的生长繁殖。与人和哺乳动物细胞不同，对磺胺类敏感的细菌不能直接利用周围环境中的叶酸，只能利用对氨基苯甲酸（paraminobenzoic acid，PABA）、二氢蝶啶、L-谷氨酸在自身体内的二氢叶酸合成酶的催化下合成二氢叶酸，再经二氢叶酸还原酶作用转变为四氢叶酸。四氢叶酸活化后，可作为一碳基团载体的辅酶参与嘧啶和嘌呤核苷酸的合成。磺胺类的化学结构与PABA相似，能与PABA竞争二氢叶酸合成酶，妨碍二氢叶酸的合成，进而影响细菌核酸的合成，抑制细菌的生长繁殖（图33-3）。

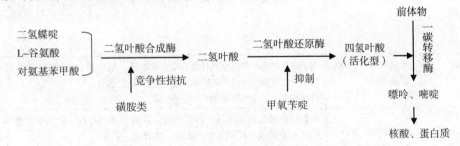

图33-3　磺胺类及甲氧苄啶抗菌机制示意图

PABA与二氢叶酸合成酶的亲和力远高于磺胺类，所以使用磺胺类药物必须有足够的剂量和疗程，首剂加倍可使血药浓度迅速达到有效抑菌浓度；脓液及坏死组织中含有大量PABA，能减弱磺胺类的抑菌作用，故用于局部感染时应清创排脓；局麻药普鲁卡因在体内水解生成PABA，也能降低磺胺类的疗效。

【耐药性】细菌通过质粒介导或基因突变对磺胺类药物产生耐药。主要机制包括：①耐药菌株可产生对磺胺类亲和力低的二氢叶酸合成酶；②耐药菌株合成大量的PABA

来对抗磺胺类的作用；③耐药菌株降低对磺胺类的通透性；④某些耐药菌株改变了代谢途径而直接利用外源性叶酸。磺胺类药物之间有交叉耐药性，为增强磺胺类的疗效及延缓耐药性的产生可合用甲氧苄啶（TMP）。

【临床应用】用于治疗全身感染的磺胺类药物根据 $t_{1/2}$ 长短分为：①短效类（$t_{1/2} <$ 10 小时）；②中效类（$t_{1/2}$ 为 10 ~ 24 小时）；③长效类（$t_{1/2} > 24$ 小时）。目前临床应用的主要是中效类，用于治疗流行性脑脊髓膜炎、泌尿道感染、呼吸道感染、肠道感染等。用于肠道感染的磺胺类药口服难吸收，在肠道内保持较高浓度，故仅用于肠道感染或肠道手术前消毒。外用的磺胺类药物可用于眼科及烧伤或大面积创伤后感染的患者。常用药物特点及临床应用见表 33 - 1。

表 33 - 1　磺胺类药物分类、常用药物作用特点及临床应用

分类		药物	作用特点	临床应用
全身感染类	短效类	磺胺异噁唑（SIZ，菌得清）	乙酰化率低，不易在尿中形成结晶而损伤肾脏；高浓度原形药由尿排出	泌尿道感染
		磺胺二甲嘧啶	同上	敏感菌所致的轻、中度感染
	中效类	磺胺嘧啶（SD，磺胺哒嗪）	血浆蛋白结合率最低，最易通过血脑屏障，脑脊液中药物浓度高；尿中易析出结晶	防治流脑、奴卡菌病，与乙胺嘧啶合用治疗弓形体病
		磺胺甲噁唑（SMZ，新诺明）	脑脊液浓度低于 SD，尿中浓度不及 SIZ，与 SD 相似，较少引起肾损害，常与 TMP 组成复方	流脑、泌尿道感染、呼吸道感染、中耳炎、支原体感染、伤寒
	长效类	磺胺间甲氧嘧啶（SMM）	在血和尿中的乙酰化率低，乙酰化物在尿中溶解度大，很少引起泌尿系统不良反应	敏感菌所致的尿路感染、肠道感染和皮肤软组织感染
		磺胺多辛	抗菌作用弱，现已少用	与乙胺嘧啶合用治疗耐氯喹的恶性疟病
肠道感染类		柳氮磺吡啶（SASP）	口服难吸收，在肠道内转化为磺胺吡啶和 5 - 氨基水杨酸，有抗菌、抗炎、抗免疫作用	溃疡性结肠炎、肠道术前预防感染
外用类		磺胺米隆（SML，甲磺灭脓）	对铜绿假单胞菌和破伤风杆菌有效，抗菌活性不受脓液和坏死组织的影响，能迅速渗入创面和焦痂，用药局部有疼痛及烧灼感	烧伤或大面积创伤后的创面感染
		磺胺嘧啶银（SD - Ag，烧伤宁）	对铜绿假单胞菌作用强于磺胺米隆，抗菌活性不受脓液和坏死组织的影响，能促进创面干燥、结痂及愈合	防治烧伤、烫伤创面感染
		磺胺醋酰（SA）	钠盐呈中性，几乎无刺激性，穿透力强，	眼科感染性疾病如沙眼、角膜炎、结膜炎

【不良反应】

1. 泌尿系统损害　某些磺胺类药物及其乙酰化物在酸性尿液中溶解度低，易析出结晶，刺激肾脏引起结晶尿、血尿、尿痛和尿闭等症状，SD 较易发生。可同服等量碳酸氢钠碱化尿液以增加其溶解度，并嘱咐患者服药期间多饮水，使每天排尿量不少于

1500mL，以利于排泄。

2. 过敏反应 药热、皮疹多见。严重者可出现多形性红斑、剥脱性皮炎。有过敏史者禁用。

3. 血液系统反应 长期用药可抑制骨髓造血功能，引起粒细胞减少、血小板减少、再生障碍性贫血。葡萄糖－6－磷酸脱氢酶缺乏的患者应用磺胺类药物后易引起溶血性贫血。

4. 神经系统反应 少数患者出现头晕、头痛、乏力、精神不振和失眠等症状，驾驶员和高空作业者禁用。

5. 其他 口服引起恶心、呕吐、上腹部不适等；可出现黄疸、肝功能减退，严重者可发生急性肝坏死，肝功能损害者避免使用。磺胺类药物可将与血浆蛋白结合的胆红素置换出来，使血液中游离的胆红素增加，导致新生儿黄疸，故新生儿、早产儿、孕妇和哺乳期妇女不宜使用。

第三节 其他合成抗菌药

甲氧苄啶

甲氧苄啶（trimethoprim，TMP）又称磺胺增效剂。口服吸收迅速而完全，$t_{1/2}$约为10小时，与 SMZ（$t_{1/2}$为 10~12 小时）相似。体内分布广泛，脑脊液中药物浓度较高，炎症时接近血药浓度。抗菌谱与磺胺类相似，但抗菌作用较强，单用易产生耐药性。抗菌作用机制是抑制二氢叶酸还原酶，阻碍四氢叶酸的合成。与磺胺类药物合用，可使细菌的叶酸代谢受到双重阻断，使磺胺类抗菌作用增强数倍至数十倍，甚至出现杀菌作用，并可减少耐药性的出现，对已耐药菌株也有作用。

临床常与 SMZ 或 SD 合用组成复方制剂，如 SMZ 和 TMP 按 5∶1 比例制成复方新诺明，可用于治疗敏感菌引起的泌尿道、呼吸道、胃肠道感染，也用于卡氏肺孢子虫肺炎、奴卡菌病、伤寒等。不良反应主要有恶心、呕吐、皮疹等，长期用药或某些敏感患者可引起叶酸缺乏，导致巨幼红细胞性贫血、白细胞减少、血小板减少等，必要时可用四氢叶酸治疗。有致畸作用，孕妇禁用。

硝基呋喃类

呋喃妥因（nitrofurantoin）又称呋喃坦啶，口服吸收迅速，大部分在组织内破坏，其余随尿液排出，故血药浓度低，尿中浓度高。抗菌谱广，对多数革兰阳性菌和阴性菌具有杀菌作用，对铜绿假单胞菌无效。临床用于敏感菌所致的泌尿系统感染。主要不良反应为胃肠道反应，偶见皮疹、药热等过敏反应，大剂量使用时可引起周围神经炎，长期使用可发生间质性肺炎和肺纤维化，葡萄糖－6－磷酸脱氢酶缺乏患者用药可发生溶血性贫血。

呋喃唑酮（furazolidone）又称痢特灵，口服不易吸收，肠道内药物浓度高。主要用于治疗肠炎、痢疾、霍乱等肠道感染性疾病；抗幽门螺杆菌，可治疗胃、十二指肠溃疡。不良反应同呋喃妥因，但较轻微。

硝基咪唑类

甲硝唑（metronidazole）又称灭滴灵，口服吸收良好，体内分布广泛。作用机制为药物的硝基在细胞内无氧环境中被还原成氨基，抑制 DNA 合成而发挥抗厌氧菌作用。对脆弱类杆菌最敏感，对破伤风杆菌、滴虫、阿米巴原虫、贾弟鞭毛虫也有强大作用，而对需氧菌和兼性需氧菌无效。临床主要用于厌氧菌引起的口腔、腹腔、女性生殖道、下呼吸道、骨和关节等部位的感染；对幽门螺杆菌引起的消化性溃疡和耐四环素的难辨梭菌所致的伪膜性肠炎有疗效；与破伤风抗毒素合用治疗破伤风；还可治疗阿米巴病和阴道滴虫病。不良反应主要是胃肠道反应、过敏反应、外周神经炎等。

同类药物有替硝唑（tinidazole）、奥硝唑（ornidazole）等。

第三十四章　β－内酰胺类抗生素

β－内酰胺类抗生素（β－lactam antibiotics）是指化学结构中含有β－内酰胺环的一类抗生素。包括青霉素类、头孢菌素类和其他β－内酰胺类。该类抗生素具有抗菌范围广、抗菌活性高、疗效好、毒性低、适应证广等优点，临床广泛使用。

β－内酰胺类抗生素是繁殖期杀菌剂，其抗菌作用机制主要有：①抑制转肽酶的活性，干扰细菌细胞壁的合成。细菌的细胞壁，特别是革兰阳性菌的细胞壁主要是由肽聚糖（黏肽）组成，即肽聚糖链在转肽酶（transpeptidase）的作用下交叉联接形成细胞壁。β－内酰胺类抗生素作用靶点称为青霉素结合蛋白（penicillin binding proteins，PBPs），这些PBPs是细菌细胞壁合成过程中的酶系，转肽酶是其中一种非常重要的酶。β－内酰胺类抗生素与PBPs结合，抑制转肽酶的活性，阻碍肽聚糖链的交叉联接，造成细胞壁缺损，失去渗透屏障作用，水分内渗，使菌体肿胀、变形、破裂。②激发细菌细胞壁自溶酶的活性，导致菌体细胞裂解死亡。

基于以上作用机制可解释青霉素G等药物的作用特点：①对繁殖期细菌作用强，对静止期细菌作用弱，因该药对已合成的细胞壁无影响；②对革兰阳性菌作用强，对革兰阴性菌作用弱，因革兰阴性菌细胞壁肽聚糖含量低于革兰阳性菌；③对人和动物毒性低，因哺乳动物没有细胞壁；④不宜与四环素类、大环内酯类等速效抑菌剂合用，因以上药物可迅速抑制蛋白质合成，使细菌处于静止状态。

多种细菌对β－内酰胺类抗生素可产生耐药性，其机制有：①产生水解酶：耐药菌可产生β－内酰胺酶，使β－内酰胺环水解开环而失去抗菌活性。②与药物结合：耐药菌在膜壁间隙能产生大量β－内酰胺酶，与耐酶的β－内酰胺类抗生素迅速结合，使药物停留在胞浆膜外而不能到达靶位（PBPs）发挥抗菌作用。③缺乏自溶酶，使菌体自溶减少。④改变菌膜通透性：革兰阴性菌的外膜对某些β－内酰胺类抗生素不易通过，对于敏感的革兰阴性菌，β－内酰胺类要通过外膜的膜孔蛋白进入菌体内，才能发挥杀菌作用。耐药菌接触该类抗生素后，可产生基因突变，使膜孔蛋白的数量减少，亲和力降低而产生耐药。⑤增加药物外排：细菌胞浆膜上存在主动外排系统，它是一组跨膜蛋白，耐药菌通过增强此跨膜蛋白功能而加速该类抗生素的外排。⑥改变PBPs：细菌通过改变PBPs结构或合成新的PBPs，使β－内酰胺类抗生素与PBPs结合减少。

第一节　青霉素类

青霉素类包括天然青霉素和半合成青霉素两大类。其基本结构为 6 - 氨基青霉烷酸（6 - amino - penicillanic acid，6 - APA）及侧链组成，母核 6 - APA 由噻唑环（A 环）与 β - 内酰胺环（B 环）组成（图 34 - 1），为抗菌活性基本结构，侧链连上不同基团，可得到多种半合成青霉素。

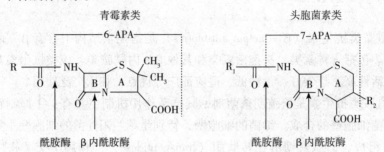

图 34 - 1　青霉素类和头孢菌素类的基本结构示意图

一、天然青霉素

青霉素 G

青霉素（penicillin）是从青霉菌培养液中提取获得。在培养液中至少含有 5 种青霉素（X、F、G、K、双氢 F），其中以青霉素 G 的性质较稳定，作用强，产量高，毒性低，价格廉，目前仍是治疗敏感菌所致各种感染的首选药。青霉素 G（penicillin G，苄青霉素，benzylpenicillin）是一种有机酸，常用其钠盐或钾盐，其干燥晶粉在室温下性质稳定，但溶于水后极不稳定，易被酸、碱、醇、氧化剂、金属离子分解破坏，不耐热，在室温中放置 24 小时，大部分分解失效，生成的降解产物具有抗原性，故应在临用前配制。

【体内过程】青霉素 G 不耐酸，口服易被胃酸及消化液破坏，吸收量少且不规则；一般采用肌内注射吸收迅速而完全，约 0.5 小时达血药高峰浓度，$t_{1/2}$ 为 0.5 ~ 1 小时，有效血药浓度可维持 4 ~ 6 小时。该药因脂溶性低，主要分布于细胞外液，不易透过血脑屏障，但脑膜炎时易透入脑脊液，可达有效浓度。青霉素 G 几乎全部以原形迅速经尿排泄，约 90% 经肾小管主动分泌，10% 经肾小球滤过。为延长青霉素 G 的作用时间，可采用溶解度小的普鲁卡因青霉素（procaine benzylpenicillin）或苄星青霉素（benzathine benzylpenicillin，长效西林，bicillin）肌内注射后在注射部位缓慢溶解吸收。但这两种制剂血药浓度低，不适用于急性或重症感染，仅用于轻度感染或预防感染。

【抗菌作用】青霉素 G 的抗菌作用强，属于繁殖期杀菌剂，但抗菌谱较窄。对其敏感病原体包括：①大多数革兰阳性球菌，如溶血性链球菌、肺炎球菌、草绿色链球菌、不产酶的金黄色葡萄球菌和表皮葡萄球菌等；② 革兰阳性杆菌，如白喉棒状杆菌、炭疽杆菌、产气荚膜梭菌、破伤风梭菌、乳酸杆菌等；③ 革兰阴性球菌，如脑膜炎奈瑟菌和淋病奈瑟菌；④ 少数革兰阴性杆菌，如流感杆菌、百日咳鲍特菌等；⑤螺旋体、放线杆菌，如梅毒螺旋体、钩端螺旋体、回归热螺旋体、牛放线杆菌等。对真菌、立克次体、病毒和原虫无效。金黄色葡萄球菌、肺炎球菌、脑膜炎奈瑟菌和淋病奈瑟菌对本药易产生耐药。

【临床应用】

1. 革兰阳性球菌感染 溶血性链球菌感染引起的咽炎、扁桃体炎、猩红热、蜂窝组织炎等；肺炎球菌所致的大叶性肺炎、中耳炎等；草绿色链球菌引起的心内膜炎；金黄色葡萄球菌感染引起的疖、痈、败血症等。

2. 革兰阳性杆菌感染 可用于破伤风、白喉、气性坏疽等，但因青霉素 G 对细菌产生的外毒素无效，故须合用抗毒素血清。

3. 革兰阴性球菌感染 淋病奈瑟菌引起的淋病、脑膜炎奈瑟菌引起的流行性脑脊髓膜炎，常与磺胺嘧啶合用。

4. 其他感染 螺旋体感染引起的钩端螺旋体病、梅毒、回归热等，也可用于放线菌感染。

【不良反应】

1. 变态反应 为青霉素 G 最常见的不良反应，各种类型的变态反应都可出现，常见药疹、药热、支气管哮喘、血清病样反应等，多不严重，停药后可消失。最严重的是过敏性休克，发生率占用药人数的 0.4/万 ~ 1.5/万，死亡率约为 0.1/万。发生变态反应的原因是青霉素 G 的降解产物青霉噻唑蛋白、青霉烯酸、6 – APA 高分子聚合物所致。用药者多在接触药物后立即发生，超过 30 分钟发生者仅少数。患者表现为喉头水肿、支气管痉挛性哮喘、出冷汗、脉搏细弱、血压下降、昏迷，若不及时抢救可危及生命。其发生与药物剂量无关，多见于以往接受过该药治疗的患者，也有首次用药后发生，可能与"隐性接触"有关。主要防治措施：①详细询问过敏史，对青霉素过敏者禁用；②皮肤过敏试验：初次使用、用药间隔 24 小时以上、药品厂家或生产批号更换时均应皮试，阳性反应者禁用；③不在无急救药物（如肾上腺素）和抢救设备的条件下使用；④药物须新鲜配制，立即使用；⑤避免空腹给药，避免滥用和局部用药；⑥注射后应观察 30 分钟，一旦发生过敏性休克，应立即皮下或肌内注射 0.1% 肾上腺素 0.5 ~ 1.0 mg，严重者应稀释后缓慢静脉注射或滴注，必要时可加用糖皮质激素和抗组织胺药，同时采用其他急救措施如吸氧、输液、给予升压药等。

2. 赫氏反应 应用青霉素 G 治疗梅毒、钩端螺旋体病、炭疽病时，可有症状加剧现象，称赫氏反应（Herxheimer reaction）。一般发生于开始治疗后的 6 ~ 8 小时，于 12 ~ 24 小时消失，表现为全身不适、寒战、发热、咽痛、肌痛、心跳加快等症状，这可能与螺旋体被杀死后释放的物质有关。

3. 其他 青霉素 G 的钠盐、钾盐大量静脉注射易引起高血钠、高血钾症；肌内注射可产生局部疼痛、红肿或硬结；鞘内注射可引起脑膜和神经刺激症状。

临床应用时应注意：①丙磺舒、乙酰水杨酸、吲哚美辛、保泰松可竞争性抑制青霉素 G 从肾小管的分泌，使之排泄减慢，血药浓度增高，作用时间延长；②青霉素类与氨基糖苷类有协同抗菌作用，但不能混合静脉给药，以防相互作用导致药效降低；③青霉素类与四环素类、氯霉素类、大环内酯类抗生素合用时可产生拮抗作用，因上述药物是速效抑菌药，使细菌处于静止状态，青霉素类杀菌作用明显受抑制。

二、半合成青霉素

青霉素 G 具有杀菌力强、毒性低等优点；但也有不耐酸，不能口服，不耐酶，易产生耐药性，抗菌谱窄，对大多数革兰阴性杆菌无效等缺点。以青霉素 G 母核 6 - APA 为原料，在 R 位连接不同侧链，可获得多种半合成青霉素。根据药物特点不同分为五大类：

（一）耐酸青霉素

此类药物包括青霉素 V（penicillin V，苯氧甲青霉素，phenoxymethypenicillin）和非奈西林（phenethicillin，苯氧乙青霉素）。耐酸，口服吸收好，但不耐酶，抗菌谱与青霉素 G 相同，抗菌活性较青霉素 G 弱，不宜用于严重感染，主要用于轻度敏感菌感染、恢复期的巩固治疗和防止感染复发的预防用药。不良反应与青霉素 G 相似。

（二）耐酸耐酶青霉素

常用药物有苯唑西林（oxacillin）、氯唑西林（cloxacillin）、双氯西林（dicloxacillin）和氟氯西林（flucloxacillin）等。通过改变青霉素 G 化学结构的侧链，通过其空间位置障碍作用保护 β - 内酰胺环，使其不易被青霉素酶破坏。共同特点是耐酸、耐酶，可口服，也可注射给药，食物可影响其吸收，所以宜空腹服用，主要以原形从肾脏排泄。本类药物对革兰阳性菌的作用不及青霉素 G，对革兰阴性肠道杆菌或肠道球菌也没有明显作用，主要用于耐青霉素的金黄色葡萄球菌感染的治疗，以双氯西林作用最强，其次为氟氯西林、氯唑西林和苯唑西林。主要不良反应为胃肠道反应，如嗳气、恶心、腹胀、腹痛、口干等，与青霉素 G 存在交叉过敏反应。

（三）广谱青霉素

常用药物有氨苄西林（ampicillin）、阿莫西林（amoxycillin，羟氨苄西林）、匹氨西林（pivampicillin）等。共同特点是耐酸，可口服，不耐酶，对耐药金黄色葡萄球菌无效，对革兰阳性和阴性菌均有杀菌作用，疗效与青霉素 G 相当。

氨苄西林

氨苄西林耐酸，可口服，但吸收不完全，严重感染仍需注射给药。体内分布广泛，肝、肾及胆汁中药物浓度高，主要以原形经肾脏排泄，$t_{1/2}$ 为 1 ~ 1.5 小时。对革兰阳性菌、螺旋体的抗菌作用不如青霉素 G；对革兰阴性杆菌作用强，如伤寒杆菌、副伤寒杆菌、百日咳鲍特菌、大肠杆菌、痢疾杆菌等。临床主要用于敏感菌引起的伤寒、副伤寒、呼吸道、泌尿道及胃肠道感染等。有轻微胃肠道反应和二重感染，与青霉素 G 有交叉过敏反应。

阿 莫 西 林

阿莫西林口服吸收迅速、完全，$t_{1/2}$ 为 1~1.3 小时。抗菌谱与抗菌活性与氨苄西林相似，但对肺炎链球菌、肠球菌、幽门螺杆菌、沙门菌属的杀菌作用强于氨苄西林。主要用于敏感菌引起的呼吸道、泌尿道、胆道感染和伤寒的治疗，也可用于慢性活动性胃炎和消化性溃疡的治疗。不良反应以消化道反应和皮疹为主，偶有嗜酸性粒细胞增多、白细胞降低和二重感染。

匹 氨 西 林

匹氨西林为氨苄西林的双酯化物，在体内迅速水解为氨苄西林而发挥抗菌作用。口服吸收完全，不受食物的影响。抗菌谱与抗菌活性与氨苄西林相同。

（四）抗铜绿假单胞菌青霉素

常用药物有羧苄西林（carbenicillin）、磺苄西林（sulbenicillin）、替卡西林（ticarcillin，羧噻吩青霉素）、呋苄西林（furbenicillin）、阿洛西林（azlocillin）、哌拉西林（piperacillin，氧哌嗪青霉素）和美洛西林（mezlocillin）等。为广谱抗生素，其特点是对铜绿假单胞菌和变形杆菌作用强，对其他革兰阴性菌和革兰阳性菌也有作用。

羧 苄 西 林

羧苄西林不耐酸，不能口服，仅注射给药。体内分布于青霉素 G 相似，$t_{1/2}$ 约为 1 小时。不耐酶，对产酶的金黄色葡萄球菌无效。抗菌谱与氨苄西林相似，对铜绿假单胞菌和变形杆菌作用强，主要用于治疗烧伤继发铜绿假单胞菌感染。与青霉素 G 有交叉过敏反应，大剂量注射可致电解质紊乱、神经系统毒性及出血等。

哌 拉 西 林

哌拉西林肌内注射吸收迅速而完全，血浆蛋白结合率低，脑中药物浓度高，$t_{1/2}$ 约为 1 小时。抗菌谱广，对包括铜绿假单胞菌在内的大多数革兰阴性菌、革兰阳性菌、多种厌氧菌均有抗菌作用，但不耐酶，对产酶金黄色葡萄球菌无效。主要用于治疗铜绿假单胞菌、大肠杆菌、变形杆菌、流感杆菌、伤寒杆菌引起的呼吸道、泌尿道、胆道感染和败血症等。不良反应主要为胃肠道反应和皮肤过敏反应。

（五）抗革兰阴性杆菌青霉素

常用药物有美西林（mecillinam）、匹美西林（pivmecillinam）和替莫西林（temocillin）等。对革兰阴性杆菌作用强，但对铜绿假单胞菌无效，对革兰阳性菌作用弱。主要用于敏感的革兰阴性杆菌引起的泌尿道感染、软组织感染等。不良反应有胃肠道反应、皮疹、嗜酸粒细胞增多等。

美 西 林

美西林口服吸收差，须注射给药，体内分布广泛，在肝、肾、胆汁和肺中药物浓度高。对革兰阴性菌作用强，对革兰阳性菌作用弱，主要用于大肠杆菌和某些敏感的肠杆菌科细菌引起的泌尿道感染等。不良反应主要为过敏反应。

匹 美 西 林

匹美西林为美西林的双酯化合物，在体内水解为美西林而发挥作用。口服吸收完全，且不受食物的影响，临床应用同美西林。

替 莫 西 林

替莫西林口服吸收差，肌内注射吸收良好，体内分布广泛，在胆汁中药物浓度高，$t_{1/2}$ 约为 5 小时。对肠杆菌科和其他革兰阴性杆菌抗菌活性强，主要用于敏感菌引起的呼吸道、泌尿道和胆道感染等。

第二节　头孢菌素类

头孢菌素类抗生素是以头孢菌素母核 7 - 氨基头孢烷酸（7 - amino - cephalosporanic acid，7 - ACA）连接不同侧链而成的半合成抗生素（图 34 - 1）。其活性基团也是 β - 内酰胺环，故与青霉素类有相似的理化性质、抗菌作用、作用机制及临床应用。头孢菌素类具有抗菌谱广、杀菌力强、对 β - 内酰胺酶稳定性高、过敏反应发生率低、与青霉素仅部分交叉过敏等优点。根据头孢菌素类研制时间的先后、抗菌谱、对 β - 内酰胺酶的稳定性及对肾脏毒性的不同可分为四代。

【体内过程】头孢拉定、头孢氨苄、头孢羟氨苄、头孢克洛、头孢呋辛酯等耐酸，可口服，胃肠道吸收好，其他头孢菌素类均需注射给药。药物吸收后分布良好，能透入各种组织，在胎盘、滑膜液、心包积液中达到较高浓度。头孢哌酮、头孢曲松在胆汁中浓度高；头孢呋辛、头孢曲松、头孢吡肟、头孢唑肟在脑脊液中浓度高。除头孢哌酮、头孢曲松主要经胆汁排泄外，其他药物一般经肾脏排泄，尿中浓度高。多数头孢菌素类 $t_{1/2}$ 较短，为 0.5～2.0 小时，但头孢曲松的 $t_{1/2}$ 较长，可达 8 小时。

【抗菌作用】

1. 第一代　对革兰阳性菌抗菌作用强于第二、三代，但对革兰阴性菌抗菌作用弱，因其易被革兰阴性菌产生的 β - 内酰胺酶破坏所致。对铜绿假单胞菌、耐药肠杆菌和厌氧菌无效。有一定的肾脏毒性。$t_{1/2}$ 较短，脑脊液中浓度低。

2. 第二代　对革兰阳性菌抗菌作用稍弱于第一代，强于第三代，对革兰阴性菌有明显抗菌作用。对厌氧菌有一定作用，但对铜绿假单胞菌无效。对多种 β - 内酰胺酶比较稳定，肾脏毒性低于第一代。

3. 第三代 对革兰阳性菌的抗菌活性不及第一、二代，对革兰阴性菌包括肠杆菌属、铜绿假单胞菌及厌氧菌均有较强的作用。对革兰阴性杆菌产生的 β–内酰胺酶高度稳定。对肾脏基本无毒性。血浆 $t_{1/2}$ 长，体内分布广泛，组织穿透力强，可在各组织、体液、体腔中达到有效浓度，脑脊液中药物浓度也较高。

4. 第四代 对革兰阳性菌、革兰阴性菌均有较强抗菌活性，对革兰阴性杆菌产生的 β–内酰胺酶高度稳定，对耐第三代头孢菌素的革兰阴性杆菌仍有效，无肾毒性。

【临床应用】

1. 第一代 供注射用的药物有头孢噻吩（cefalotin，先锋霉素Ⅰ）、头孢噻啶（cefaloridine）、头孢唑啉（cefazolin，先锋霉素Ⅴ）、头孢替唑（ceftezole）、头孢匹林（cefapirin，先锋霉素Ⅷ）、头孢拉定（cefradine，先锋霉素Ⅵ）等；供口服的药物有头孢拉定、头孢氨苄（cefalexin，先锋霉素Ⅳ）、头孢羟氨苄（cefadroxil）、头孢沙定（cefroxadine）等。主要用于治疗耐药的金黄色葡萄球菌及革兰阳性菌所致呼吸道、泌尿道及皮肤、软组织感染等。头孢唑啉、头孢氨苄较为常用。

2. 第二代 供注射用的药物有头孢呋辛（cefuroxime）、头孢孟多（cefamandole）、头孢替安（cefotiam）、头孢尼西（cefonicid）、头孢雷特（ceforanide）等。供口服的有头孢呋辛酯（cefuroxime axetil）、头孢克洛（cefaclor）等。主要用于治疗革兰阴性杆菌引起的肺炎、胆道感染、菌血症、尿路感染和其他组织器官感染等。应用较多的是头孢呋辛及头孢孟多。

3. 第三代 供注射用的药物有头孢噻肟（cefotaxime）、头孢唑肟（ceftizoxime）、头孢曲松（ceftriaxone）、头孢地嗪（cefodizime）、头孢他定（ceftazidime）、头孢哌酮（cefoperazone）、头孢匹胺（cefpiramide）、头孢甲肟（cefmenoxime）、头孢磺啶（cefsulodin）等。供口服的药物有头孢克肟（cefixime）、头孢特仑酯（cefteram pivoxil）、头孢他美酯（cefetamet pivoxil）、头孢布烯（ceftibuten）等。主要用于治疗多种革兰阳性菌、阴性菌所致的尿路感染，危及生命的败血症，脑膜炎，骨髓炎，肺炎等。控制严重的铜绿假单胞菌感染，最好选用头孢他啶；新生儿脑膜炎和肠杆菌科细菌所致的成人脑膜炎宜选用头孢曲松和头孢他啶。

4. 第四代 供注射的药物有头孢匹罗（cefpirome）、头孢吡肟（cefepime）、头孢利定（cefelidin）等。主要用于对第三代头孢菌素耐药的严重感染。

【不良反应】头孢菌素类药物毒性低，不良反应较少，常见的有：

1. 过敏反应 多为皮疹、荨麻疹、药热等，偶见过敏性休克，与青霉素有交叉过敏现象，青霉素过敏者有5%～10%对头孢菌素类过敏。

2. 肾脏毒性 第一代大剂量使用可出现肾近曲小管坏死，第二代较第一代毒性减轻，第三代基本无肾脏毒性，第四代对肾脏则无毒性。

3. 二重感染 第三、四代头孢菌素偶见二重感染。

4. 血液系统 第二代的头孢孟多和第三代的头孢哌酮可引起低凝血酶原症或血小板减少而导致严重出血。

5. 神经系统 大剂量应用偶可发生头痛、头晕、可逆性中毒性精神病等中枢神经系统反应。

6. 其他 静脉给药可发生静脉炎，口服可引起胃肠反应。

第一、二代头孢菌素与氨基糖苷类、强效利尿药合用可加重肾损害；与乙醇同用可产生"酒醉样"反应，因此该类药物在治疗期间或停药后三日内应忌酒。

第三节 其他 β - 内酰胺类

一、头霉素类

头霉素类（cephamycins）化学结构与头孢菌素相似，头孢西丁（cefoxitin）为该类药的代表药物。抗菌谱与抗菌活性与第二代头孢菌素相同，对革兰阳性菌、革兰阴性菌，尤其是厌氧菌作用强大，对 β - 内酰胺酶高度稳定，因此对耐青霉素的金黄色葡萄球菌及对头孢菌素耐药菌有较强活性。主要用于治疗厌氧菌和需氧菌所致的盆腔、腹腔及妇科的混合感染。常见不良反应有皮疹、静脉炎、蛋白尿、嗜酸性粒细胞增多等。该类药物还有头孢美唑（cefmetazole）、头孢替坦（cefotetan）、头孢拉宗（cefbuperazone）、头孢米诺（cefminox）等。

二、碳青霉烯类

碳青霉烯类（carbopenems）化学结构与青霉素类相似，具有抗菌谱广、抗菌活性强、对 β - 内酰胺酶高度稳定等优点。常用药物有亚胺培南（imipenem，亚胺硫霉素）、美罗培南（meropenem）、厄他培南（ertapenem）、法罗培南（faropenem）等。亚胺培南不耐酸，不能口服，易被肾脱氢肽酶水解失活，临床用其与脱氢肽酶抑制药西司他丁（cilastatin）等量配比的复方注射剂，称为泰能（tienam）。主要用于革兰阳性、阴性需氧菌和厌氧菌引起的呼吸道、泌尿道、皮肤软组织、腹腔等部位的严重感染。常见不良反应有胃肠道反应、药疹、静脉炎、一过性氨基转移酶升高；大剂量可引起肾损害、惊厥、意识障碍等中枢神经系统反应。美罗培南对肾脱氢肽酶稳定，不需与脱氢肽酶抑制药配伍使用。临床适应证及不良反应与亚胺培南相同。

三、氧头孢烯类

氧头孢烯类（oxacephalosporins）代表药物是拉氧头孢（latamoxef），其抗菌谱和抗菌活性与第三代头孢菌素相似，对多种 β - 内酰胺酶稳定。体内分布广泛，在脑脊液和痰液中浓度高。主要用于泌尿道、呼吸道、妇科、胆道感染及脑膜炎、败血症等的治疗。不良反应以皮疹多见，偶见凝血酶原减少或血小板功能障碍而致出血。本类药物还有氟氧头孢（flomoxef）。

四、单环 β - 内酰胺类

单环 β - 内酰胺类（monobactams）代表药物有氨曲南（aztreonam）和卡芦莫南

（carumonan），抗菌谱窄，对革兰阴性菌作用强大，对革兰阳性菌、厌氧菌作用弱。本类药物在体内分布广泛，具有耐酶，低毒，与青霉素、头孢菌素等无交叉过敏等优点。主要用于大肠杆菌、沙门菌属、克雷伯杆菌、铜绿假单胞菌等引起的下呼吸道、泌尿道、软组织感染及脑膜炎、败血症等的治疗。不良反应较少，主要有胃肠道反应、皮疹、血清转氨酶升高等。

五、β-内酰胺酶抑制剂

β-内酰胺酶抑制剂主要是针对细菌产生的 β-内酰胺酶而发挥作用，其自身没有或只有较弱的抗菌活性，但能与 β-内酰胺酶不可逆结合，抑制 β-内酰胺酶，故与 β-内酰胺类抗生素合用可产生协同抗菌作用并扩大抗菌谱。该类药物有克拉维酸、舒巴坦和三唑巴坦，其中三唑巴坦作用最强。

克 拉 维 酸

克拉维酸（clavulanic acid）是由链霉菌的培养液中获得，抗菌活性低，可与多种 β-内酰胺类抗生素合用以增强抗菌作用。口服吸收好，不受食物、牛奶、氢氧化铝等的影响。常用的复方制剂有奥格门汀（阿莫西林-克拉维酸钾）、替门汀（替卡西林-克拉维酸钾）等，主要用于产 β-内酰胺酶的金黄色葡萄球菌、表皮葡萄球菌、肠球菌、流感杆菌等所致的呼吸道、腹腔、盆腔、泌尿道感染等。

舒 巴 坦

舒巴坦（sulbactam）又称青霉烷砜，为半合成 β-内酰胺酶抑制药。抗菌作用略强于克拉维酸，与其他 β-内酰胺类抗生素合用有明显抗菌协同作用。常用的复方制剂有优立新（氨苄西林-舒巴坦）、舒普深（头孢哌酮-舒巴坦）、新治菌（头孢噻肟-舒巴坦）等，主要用于产 β-内酰胺酶的肠杆菌、厌氧菌、铜绿假单胞菌等引起的呼吸道、腹腔、盆腔、泌尿道感染。

三 唑 巴 坦

三唑巴坦（tazobactam），为舒巴坦衍生物，抑酶作用强于克拉维酸与舒巴坦。常用的复方制剂有特治星（哌拉西林-三唑巴坦），对耐哌拉西林的大肠杆菌、肺炎克雷伯杆菌、变形杆菌及各类厌氧菌有良好的抗菌活性，主要用于腹腔、下呼吸道、尿道、皮肤软组织感染等。

第三十五章 大环内酯类、林可霉素类及其他抗生素

第一节 大环内酯类

大环内酯类（macrolides）药物包括红霉素（erythromycin）、罗红霉素（roxithromycin）、交沙霉素（josamycin）、克拉霉素（clarithromycin）、阿奇霉素（azithromycin）、麦迪霉素（midecamycin）、乙酰螺旋霉素（acetylspiramycin）、吉他霉素（leucomycin）等。

【体内过程】

1. 吸收 红霉素不耐酸，易被破坏，口服吸收少，故临床一般服用其肠衣片或酯化物，其他各种红霉素制剂均能口服吸收，但肠溶型药物生物利用度较差。新大环内酯类不易被胃酸破坏，生物利用度较高，血药浓度和组织细胞内药物浓度均增加，如克拉霉素和阿奇霉素对胃酸稳定且易吸收。食物干扰红霉素和阿奇霉素的吸收，但能增加克拉霉素的吸收。

2. 分布 大环内酯类能广泛分布到除脑脊液以外的各种体液和组织。红霉素是少数能扩散进入前列腺并聚积在巨噬细胞和肝脏中的药物之一，炎症可促进红霉素的组织渗透。阿奇霉素的血浆浓度较低，主要集中在中性粒细胞、巨噬细胞、肺、痰、皮下组织、胆汁和前列腺等。罗红霉素的血药浓度和细胞内浓度较其他药物高。

3. 代谢 红霉素主要在肝脏代谢，并能通过与细胞色素 P_{450} 系统相互反应而抑制许多药物的氧化。克拉霉素被氧化成仍具有抗菌活性的 14 - 羟基克拉霉素。阿奇霉素不在肝内代谢。

4. 排泄 红霉素和阿奇霉素主要以活性形式聚积和分布在胆汁中，部分药物经肝肠循环被重吸收。克拉霉素及其代谢产物经肾脏排泄，肾功能不良患者应适当调整服药剂量。阿奇霉素大部分自胆汁，小部分从尿排泄。

【抗菌作用】红霉素等大环内酯类对溶血性链球菌、肺炎链球菌、甲氧西林敏感金葡菌、白喉棒状杆菌、破伤风芽孢杆菌、炭疽芽孢杆菌等 G^+ 菌具有良好抗菌作用；对厌氧球菌、李斯特菌属、军团菌属、支原体属、衣原体属等病原微生物有效。新的大环内酯类如阿奇霉素、克拉霉素、罗红霉素等抗菌谱扩大，前两者对流感嗜血杆菌、卡他莫拉菌亦具有良好抗菌作用，对军团菌属、支原体属、衣原体属、非结核分枝杆菌作用

加强。

作用机制为与细菌核糖体的 50S 亚单位结合而抑制细菌合成蛋白质。

红霉素 （erythromycin）

【临床应用】 红霉素常作为青霉素过敏患者的替代用药，用于下列细菌感染：①化脓性链球菌、肺炎链球菌等所致呼吸道感染；②链球菌引起的猩红热、蜂窝织炎；③白喉及白喉带菌者；④炭疽、破伤风、气性坏疽、放线菌病；⑤梅毒、李斯特菌病等。

此外，红霉素还用于：①肺炎支原体、肺炎衣原体、鹦鹉热衣原体、溶脲脲原体等所致呼吸道、泌尿生殖系统感染，回归热及 Q 热等；外用药物制剂可用于沙眼衣原体结膜炎；②厌氧菌和需氧菌引起的口腔感染；③敏感葡萄球菌引起的疖、痈；棒状杆菌属引起的红癣；④空肠弯曲菌肠炎；⑤军团病、百日咳等。大环内酯类药物是治疗军团菌病、弯曲菌肠炎的首选药物。

【不良反应】 口服可引起胃肠道反应，如恶心、呕吐及腹泻、厌食等，饭后服药可减轻。静滴时因刺激性强而产生局部疼痛或血栓性静脉炎。红毒素可因食物影响而减少吸收，一般选在进食前后间隔 1 小时服药为宜。在肝内代谢并经胆汁排泄，肝功能不良患者慎用，服药期间定期查肝功。偶可见皮疹、药热等过敏反应。静脉给药时不能用生理盐水稀释，须用葡萄糖溶液稀释，也不宜与其他药在注射器内混合应用。

克拉霉素

克拉霉素 （clarithromycin） 属半合成的 14 元大环内酯类抗生素。主要特点是抗菌活性强于红霉素；对酸稳定，口服吸收迅速完全，且不受进食影响；分布广泛且组织中的浓度明显高于血中浓度；不良反应发生率和对细胞色素 P_{450} 影响均较红霉素为低。但此药首关消除明显，生物利用度仅有 55%。

阿奇霉素

阿奇霉素 （azithromycin） 是唯一半合成的 15 元大环内酯类抗生素。主要特点是抗菌谱较红霉素广，增加了对 G^- 菌的抗菌作用，对红霉素敏感菌的抗菌活性与其相当，而对 G^- 菌明显强于红霉素，对某些细菌表现为快速杀菌作用，而其他大环内酯类则为抑菌药。口服吸收快、组织分布广，细胞内游离浓度较同期血药浓度高 10 ~ 100 倍，$t_{1/2}$ 长达 35 ~ 48 小时，为大环内酯类中最长者，每日仅需给药 1 次，大部分以原形由粪便排出体外，少部分经尿排泄。不良反应轻，绝大多数患者均能耐受，轻、中度肝、肾功能不良者可以应用。

第二节 林可霉素类

林可霉素类抗生素包括林可霉素 （lincomycin，洁霉素，林肯霉素） 和克林霉素 （clindamycin，氯林可霉素，氯洁霉素）。林可霉素由链丝菌产生，克林霉素是林可霉素分子中第 7 位的羟基以氯元素取代的半合成品。两药具有相同的抗菌谱和抗菌机制，但是克林霉素的口服吸收、抗菌活性和临床疗效均优于林可霉素，且毒性低，故临床常用。

【体内过程】

1. 吸收　林可霉素口服吸收差，生物利用度为 20% ～ 35%，且易受食物影响。克林霉素口服生物利用度为 87%，受食物影响小。林可霉素的达峰时间为 2 ～ 4 小时，$t_{1/2}$ 为 4 ～ 4.5 小时。克林霉素的达峰时间为 1 小时，$t_{1/2}$ 约为 2.5 小时。

2. 分布　两药血浆蛋白结合率均高达 90% 以上。能广泛分布到全身组织和体液并达到有效治疗水平，骨组织内浓度更高是本类药特点。能透过胎盘屏障，乳汁中的浓度与血中浓度相当。两药物均不能透过正常血脑屏障，但炎症时脑组织可达有效治疗浓度。

3. 代谢和排泄　在肝脏代谢成无活性的产物，经胆汁排入肠道，随粪便排出。仅有 10% 原形药物排入尿中，难达有效治疗浓度。停药后，克林霉素在肠道中的抑菌作用一般可持续 5 天，对敏感菌可持续 2 周。

【抗菌作用】两药的抗菌谱与红霉素类似。最主要特点是对各类厌氧菌有强大抗菌作用。对需氧 G^+ 菌有显著活性，对部分需氧 G^- 球菌、人型支原体和沙眼衣原体也有抑制作用，但肠球菌、G^- 杆菌、耐甲氧西林金黄色葡萄球菌（MRSA）、肺炎支原体对本类药物不敏感。

作用机制与大环内酯类相同，能不可逆性结合到细菌核糖体 50S 亚基上，抑制细菌蛋白质合成。易与 G^+ 菌的核糖体形成复合物，而难与 G^- 杆菌的核糖体结合，故对 G^- 杆菌几乎无作用。

【临床应用】主要用于厌氧菌，包括脆弱类杆菌、产气荚膜梭菌、放线杆菌等引起的口腔、腹腔和妇科感染。治疗需氧 G^+ 球菌引起的呼吸道、骨及软组织、胆道感染及败血症、心内膜炎等。对金黄色葡萄球菌引起的骨髓炎为首选药。

【不良反应】胃肠道反应表现为恶心、呕吐、腹泻等，口服给药比注射给药多见。长期用药也可引起二重感染、伪膜性肠炎。过敏反应为轻度皮疹、瘙痒或药热等，也可出现一过性中性粒细胞减少和血小板减少。偶见黄疸及肝损伤，肝功能不全者慎用。新生儿与孕妇不宜选用。

第三节　多　肽　类

（一）万古霉素类

万古霉素类包括万古霉素（vancomycin）、去甲万古霉素（norvancomycin）和替考拉宁（teicoplanin）。万古霉素是从链霉菌培养液中分离获得，因能够杀灭 MRSA 和耐甲氧西林表皮葡萄球菌（MRSE）而得到广泛应用。去甲万古霉素是我国从诺卡菌属培养液中分离获得，化学性质同万古霉素。替考拉宁是从放线菌培养液中分离获得。

【体内过程】口服难吸收，绝大部分经粪便排泄，肌内注射可致局部剧痛和组织坏死，只能静脉给药。分布到各组织和体液，可透过胎盘，但难透过血脑屏障和血眼屏障，炎症时透入增多，可达有效水平。90% 以上由肾排泄，万古霉素和去甲万古霉素的 $t_{1/2}$ 约为 6 小时，替考拉宁长达 47 小时。

【抗菌作用】本类药对 G^+ 菌产生强大杀菌作用，尤其是对 MRSA 和 MRSE。抗菌作用机制是与细胞壁前体肽聚糖结合，阻断细胞壁合成，造成细胞壁缺陷而杀灭细菌，对正在分裂增殖的细菌呈现快速杀菌作用。

【临床应用】仅用于严重 G^+ 菌感染，特别是 MRSA、MRSE 和肠球菌属所致感染，如败血症、心内膜炎、骨髓炎、呼吸道感染等。可用于对 β-内酰胺类过敏的患者。口服给药用于治疗伪膜性结肠炎和消化道感染。

【不良反应】万古霉素和去甲万古霉素毒性较大，替考拉宁毒性较小。

1. 耳毒性　血药浓度超过 800mg/L 持续数天即可引起耳鸣、听力减退，甚至耳聋，及早停药可恢复正常，少数患者停药后仍有致聋危险。应避免同时应用有耳毒性的药物。

2. 肾毒性　主要损伤肾小管，表现为蛋白尿和管型尿、少尿、血尿、氮质血症，甚至肾衰竭，肾功能不全者慎用，且应避免同时应用有肾毒性的药物。

3. 过敏反应　偶可引起斑疹和过敏性休克。万古霉素快速静注时，出现极度皮肤潮红、红斑、荨麻疹、心动过速和低血压等特征性症状，称为"红人综合征"（red man syndrome）；去甲万古霉素和替考拉宁很少出现。

（二）多黏菌素类

多黏菌素类（polymyxins）是从多黏杆菌培养液中分离获得的一组多肽类抗生素，含有多黏菌素 A、B、C、D、E、M 几种成分。临床仅用多黏菌素 B（polymyxin B）、多黏菌素 E（polymyxin E，colistin，抗敌素）和多黏菌素 M（polymyxin M），多为硫酸盐制剂。

【体内过程】口服不吸收，但盐酸多黏菌素 M 吸收好。穿透力差，脑脊液、胸腔、关节腔和感染灶内浓度低而影响疗效。多黏菌素 E 在肺、肾、肝及脑组织中的浓度比多黏菌素 B 高。体内代谢较慢，主要经肾脏排泄。

【临床应用】多黏菌素类系窄谱慢效杀菌药，对繁殖期和静止期细菌均有杀菌作用。主要用于治疗铜绿假单胞菌引起的败血症、泌尿道和烧伤创面感染。还可用于大肠埃希菌、肺炎杆菌等 G^- 杆菌引起的全身感染，如脑膜炎、败血症。与利福平、磺胺类和 TMP 等合用具有协同抗菌作用。口服用于肠道术前准备和消化道感染。局部用于创面、五官、呼吸道、泌尿道及鞘内 G^- 杆菌感染。

【不良反应】本类药在常用量下即可出现明显不良反应，多黏菌素 B 较多黏菌素 E 更明显。肾毒性和神经毒性多见，神经毒性重者出现意识混乱、昏迷、共济失调、可逆性神经肌肉麻痹等，停药后可消失。新斯的明抢救无效，只能人工呼吸，钙剂可能有效。还可出现过敏反应，吸入给药可引起哮喘。

（三）杆菌肽类

杆菌肽是从枯草杆菌培养液中分离获得。对 G^+ 菌有强大的抗菌作用，对耐 β - 内酰胺酶的细菌也有效；对 G^- 菌、螺旋体、放线杆菌等也有一定作用；对 G^- 杆菌无效。杆菌肽属于慢性杀菌药，选择性抑制细菌细胞壁合成过程中的脱磷酸化，阻碍细胞壁合成，同时对胞浆膜也有损伤作用，使胞浆内容物外漏，导致细菌死亡。与其他抗生素无交叉耐药性发生。本药口服不吸收，局部应用很少吸收，只能注射给药，主要经肾排泄。本药有严重肾损害，临床仅用于局部抗感染，优点是刺激性小、过敏反应少、不易产生耐药性，其锌盐制剂可增加抗菌作用。

第三十六章　氨基糖苷类抗生素

一、氨基糖苷类抗生素共同特点

氨基糖苷类（aminoglycosides）抗生素因其化学结构中含有氨基环醇和氨基糖分子，并由配糖键连接成苷而得名。包括两大类：一类为天然来源，由链霉菌和小单胞菌产生，如链霉素（streptomycin）、卡那霉素（kanamycin）、妥布霉素（tobramycin）、巴龙霉素（paromomycin）、大观霉素（spectinomycin）、新霉素（neomycin）、庆大霉素（gentamicin）、小诺米星（micronomicin）、西索米星（sisomicin）、阿司米星（astromicin）等；另一类为半合成品，如奈替米星（netilmicin）、依替米星（etimicin）、异帕米星（isepamicin）、卡那霉素 B（kanamycin B）、阿米卡星（amikacin）等。

氨基糖苷类抗生素的共同特点为：①水溶性好，性质稳定。②抗菌谱广，对葡萄球菌属、需氧革兰阴性杆菌均具良好抗菌活性，某些品种对结核分枝杆菌及其他分枝杆菌属亦有作用。③细菌对不同品种之间有部分或完全性交叉耐药。④血浆蛋白结合率低，大多低于 10%。⑤胃肠道吸收差，注射给药后大部分经肾以原形排出。⑥具有不同程度肾毒性和耳毒性（前庭功能损害或听力减退），并有神经肌肉接头阻滞作用和过敏反应。

二、常用药物

链　霉　素

链霉素（streptomycin）口服吸收极少，肌内注射吸收快。容易渗入胸腔、腹腔、结核性脓腔和干酪化脓腔，并达有效浓度。90% 可经肾小球滤过而排出体外，$t_{1/2}$ 为 5～6 小时。

链霉素对铜绿假单胞菌和其他 G⁻杆菌的抗菌活性最低，对土拉菌病和鼠疫有特效，常为首选，特别是与四环素类联合用药已成为目前治疗鼠疫的最有效手段。也用于治疗多重耐药的结核病。与青霉素合用可治疗溶血性链球菌、草绿色链球菌及肠球菌等引起的心内膜炎。其他感染基本不用。

链霉素不良反应多，可引起过敏性休克，发生率低于青霉素，但死亡率高，用药前应做皮试。一旦发生过敏性休克，抢救措施除同青霉素外，还需静脉缓慢注射葡萄糖酸钙溶液。

庆 大 霉 素

庆大霉素（gentamicin）口服吸收很少，肌内注射吸收迅速而完全，达峰时间为 1 小时，$t_{1/2}$ 为 4 小时，有 40% ~65% 以原形由肾脏排出。在肾皮质中积聚的药物比血浆浓度高出数倍，停药 20 天后仍能在尿中检测到本品。是治疗各种 G⁻ 杆菌感染的主要抗菌药，对沙雷菌属作用更强，为氨基糖苷类中的首选药。与青霉素或其他抗生素合用，协同治疗严重的肺炎球菌、铜绿假单胞菌、肠球菌、葡萄球菌或草绿色链球菌感染。还可用于肠道感染和肠道术前预防感染。局部用药，治疗皮肤、黏膜感染和耳、眼、鼻部感染。不良反应主要有耳毒性、肾毒性和神经肌肉阻滞，偶可发生过敏反应。

卡 那 霉 素

卡那霉素（kanamycin）有 A、B、C 三种成分，以 A 组成分常用。口服吸收极差，肌内注射易吸收。在胸腔液和腹腔液中分布浓度较高。主要对多数常见 G⁻ 杆菌有效，曾被广泛用于各种肠道 G⁻ 杆菌感染，但因不良反应较大，疗效不突出，现已被庆大霉素、妥布霉素等取代。目前仅与其他抗结核药合用，治疗对一线抗结核药有耐药性的结核病患者。也可口服用于肝性脑病或腹部术前准备的患者。

妥 布 霉 素

妥布霉素（tobramycin）口服难吸收，肌内注射吸收迅速。可渗入胸腔、腹腔、滑膜腔并达有效治疗浓度。适合治疗铜绿假单胞菌所致的各种感染，通常应与能抗铜绿假单胞菌的青霉素类或头孢菌素类药物合用。

阿 米 卡 星

阿米卡星（amikacin）又称丁胺卡那霉素，是卡那霉素的半合成衍生物。肌内注射，主要分布于细胞外液，不易透过血脑屏障。阿米卡星是抗菌谱最广的氨基糖苷类抗生素，对 G⁻ 杆菌和金黄色葡萄球菌均有较强的抗菌活性，但作用弱于庆大霉素。其突出优点是对肠道 G⁻ 杆菌和铜绿假单胞菌所产生的多种氨基糖苷类灭活酶稳定，故对一些氨基糖苷类耐药菌感染仍能有效控制，常作为首选药。另一个优点是它与 β - 内酰胺类抗生素联合应用可获协同作用，用于粒细胞缺乏或其他免疫缺陷患者合并严重 G⁻ 杆菌感染时。不良反应中耳毒性强于庆大霉素，肾毒性低于庆大霉素。

第三十七章 四环素类及氯霉素

第一节 四环素类

四环素类（tetracycline）抗生素根据其药效学可分为三类：①短效类，如金霉素、土霉素和四环素；②中效类，如地美环素和美他环素；③长效类，如多西环素和米诺环素。四环素类曾广泛应用于临床。由于细菌对这类药物耐药性的上升、严重的不良反应及其他类抗生素的出现，本类药物的临床适应证减少，目前临床应用较多的为半合成四环素类米诺环素及多西环素。

四 环 素

四环素（trtracycline）和同类药物一样，化学结构都含有共轭双键四元稠合环（并四苯）。

【体内过程】四环素体内分布广泛，可进入胎儿血循环及乳汁，并可沉积于新形成的牙齿和骨骼中，胆汁中的浓度为血药浓度的 $10 \sim 20$ 倍。$20\% \sim 55\%$ 由肾脏排泄，可用于泌尿系统感染，碱化尿液增加药物排泄。$t_{1/2}$ 为 $6 \sim 9$ 小时。

【抗菌作用】对于革兰阴性菌，四环素类药物首先以被动扩散方式经细胞壁外膜的亲水性通道转运，再以主动转运方式经胞浆膜的能量依赖系统泵入胞浆内。药物进入革兰阳性菌的机制尚不十分清楚。药物进入细菌胞浆后，与核糖体30S亚基的A位特异性结合，阻止氨基酰tRNA进入A位，抑制肽链延长和蛋白质合成。此外，还可改变细菌细胞膜通透性，导致菌体内核苷酸及其他重要成分外漏，从而抑制细菌DNA复制。高浓度时也具有杀菌作用。

【临床应用】①立克次体病，包括流行性斑疹伤寒、地方性斑疹伤寒、恙虫病和Q热；②支原体属感染；③回归热；④布氏杆菌病；⑤霍乱；⑥兔热病；⑦鼠疫。治疗布氏杆菌病和鼠疫时需与氨基糖苷类联合应用。一般均不作首选药物。

【不良反应】

1. 胃肠道反应 多因药物直接刺激作用所致，表现为恶心、呕吐、厌食、腹部不适和腹泻等，饭后服药可减轻。由于局部刺激性大，不宜作肌注，可稀释后静脉给药。由于本类药物与含多价金属离子食物同服易形成络合物妨碍吸收，因此不宜与如牛奶、豆制品等同服；也不宜与某些药物如铁剂、抗酸药等同服，至少相隔 $1 \sim 2$ 小时服用为宜。

2. 二重感染 常见：①真菌病，致病菌以白色念珠菌最多见。②葡萄球菌引起的伪膜性肠炎，以老年人、幼儿和机体抵抗力低下者多见，一旦发生应立即停药，并给予其他有效抗生素或抗真菌药物治疗。

3. 骨及牙齿的损伤 四环素类药物易在形成期骨和牙釉中沉积并与钙结合，可使牙齿黄染、釉质发育不全或骨骼生长受抑制，妊娠 5 个月以上的孕妇和 7 岁以下儿童禁用。

4. 其他 过敏反应不多见，偶有皮疹、药热表现。长期口服或大剂量静脉滴注（2g/d 以上），可引起肝损害、黄疸和脂肪肝，孕妇尤易发生，应禁用。长期用药还可使肠道内合成维生素 B 族和维生素 K 的细菌受到抑制，而引起维生素缺乏症，故长时间服药应注意补充这两类维生素。

多西环素

多西环素（doxycycline）属长效半合成四环素类，是四环素类药物的首选药。抗菌活性比四环素强 2 ~ 10 倍，具有强效、速效、长效的特点；抗菌谱同四环素，对土霉素或四环素耐药的金黄色葡萄球菌对本药仍敏感，但与其他同类药物有交叉耐药。口服吸收迅速且完全，不易受食物影响，消除 $t_{1/2}$ 长达 12 ~ 22 小时，每日用药 1 次即可。大部分药物随胆汁进入肠腔排泄，肠道中的药物多以无活性的结合型或络合型存在，很少引起二重感染；少量药物经肾脏排泄，肾功能减退时粪便中药物排泄增多，故肾衰竭时也可使用。临床适应证同四环素。此外，特别适合肾外感染伴肾衰竭者（其他多数四环素类药物可能加重肾衰竭）以及胆道系统感染。也用于酒糟鼻，痤疮，前列腺炎和呼吸道感染如慢性气管炎、肺炎。

米诺环素

米诺环素（minocycline）抗菌谱与四环素相似，抗菌活性强于其他同类药物，对四环素或青霉素类耐药的 A 型链球菌、B 型链球菌、金黄色葡萄球菌和大肠埃希菌对米诺环素仍敏感。主要用于治疗酒糟鼻、痤疮和沙眼衣原体所致的性传播疾病，以及上述耐药菌引起的感染。除四环素类共有的不良反应外，米诺环素可产生独特的前庭反应，出现恶心、呕吐、眩晕、运动失调等症状，首剂服药可迅速出现，女性多于男性。高达 12% ~ 52% 的患者因严重的前庭反应而停药，停药 24 ~ 48 小时后症状可消失。一般不作为首选药。

同类药物有金霉素（chlortetracycline）、去甲金霉素（demeclocycline，地美环素）、土霉素（oxytetracycline）、甲烯土霉素（metacycline，美他环素）等。

第二节 氯 霉 素

氯霉素（chloramphenicol）抑制骨髓造血功能，临床应用受到极大限制。氯霉素的右旋体无抗菌活性，但保留毒性，目前，临床使用人工合成的左旋体。

【抗菌作用】 对革兰阴性菌的抗菌作用强于阳性菌，属抑菌药；但是对流感嗜血杆菌、脑膜炎奈瑟菌、肺炎链球菌具有杀灭作用；对革兰阳性菌的抗菌活性不如青霉素类和四环素类；对结核分枝杆菌、真菌和原虫无效。作用机制为作用于细菌核糖体 50S 亚单位，抑制转肽酶，使肽链的延长受阻而影响蛋白质合成。

【临床应用】 应严格掌握适应证，一般不作首选药物：①耐药菌诱发的严重感染。如无法使用青霉素类药物的脑膜炎、多药耐药的流感嗜血杆菌感染，且病情严重，危及生命者。②伤寒、副伤寒。首选氟喹诺酮类或第三代头孢菌素，具有速效、低毒、复发少和愈后不带菌等特点。氯霉素属于备选药，对于非流行期患者，伤寒杆菌对氯霉素一般较敏感，可选用，疗程 2～3 周，用药后可降低肠穿孔等严重并发症发生率和病死率。③立克次体感染。斑疹伤寒、Q 热和恙虫病等立克次体重度感染的孕妇、8 岁以下儿童、四环素类药物过敏者可选用。④其他。与其他抗菌药联合使用，治疗腹腔或盆腔的厌氧菌感染；也可作为眼科的局部用药，安全有效地治疗敏感菌引起的眼内感染、全眼球感染、沙眼和结膜炎。

【不良反应】

1. 抑制骨髓造血机能 多在用药 5～7 天后，出现红细胞数下降、白细胞数减少、血小板减少，及时停药可以恢复，用药期间应定期检查血象。

2. 灰婴综合征 由于新生儿、早产儿肝药酶系统尚不完善，氯霉素代谢缓慢，在体内蓄积而引起中毒，出现循环衰竭、血压下降、呼吸困难、腹胀、呕吐及患儿面色苍白、发绀等症状，称为灰婴综合征。死亡率约 40%，新生儿、早产儿禁用，妊娠末期或分娩期的孕妇慎用。严重肝病和严重肝功能不全者，用后也会出现类似的蓄积中毒症状。

3. 其他反应 可损害神经系统，引起视神经炎、严重失眠及中毒性精神病，及时停药可消失，有精神病史者禁用。长期或大剂量应用可致二重感染。

第三十八章 抗真菌药及抗病毒药

第一节 抗真菌药

真菌感染一般分为两类：表浅部真菌感染和深部真菌感染。前者常由各种癣菌引起，主要侵犯皮肤、毛发、指（趾）甲、口腔或阴道黏膜等，发病率高，危险性低。后者多由白色念珠菌和新型隐球菌引起，主要侵犯内脏器官和深部组织，病情严重，病死率高。近年来，深部真菌感染的发病率呈持续上升趋势，这与长期不合理应用广谱抗菌药、免疫抑制剂、肾上腺皮质激素和细胞毒类抗恶性肿瘤药等有关。

抗真菌药是指能抑制或杀灭真菌的药物。根据化学结构不同可分为：抗生素类抗真菌药，如两性霉素 B；唑类抗真菌药，如酮康唑；其他类型抗真菌药，如丙烯胺类的特比萘芬，嘧啶类的氟胞嘧啶。

一、抗生素类抗真菌药

抗生素类抗真菌药包括多烯类抗生素，如两性霉素 B、制霉素等；非多烯类抗生素，如灰黄霉素。其中两性霉素 B 抗真菌活性最强，是唯一可用于治疗深部和皮下真菌感染的多烯类药物。其他多烯类只限于局部应用，治疗浅表真菌感染。

两性霉素 B

两性霉素 B（amphotericin B）又称庐山霉素，为治疗各种严重真菌感染的首选药之一。但因毒性较大，限制其广泛应用。两性霉素的新剂型如脂质体剂型、脂质体复合物、胶样分散剂型等可提高其疗效，并降低其毒性。

【体内过程】口服生物利用度仅为 5%，肌内注射难吸收。90% ~ 95% 与血浆蛋白结合，不易通过血脑屏障、胎盘屏障及血眼屏障。主要在肝脏代谢，代谢产物及约 5% 的原形药缓慢由尿中排出，停药数周后，仍可在尿中检出。

【药理作用】两性霉素 B 几乎对所有真菌有抗菌活性，为广谱抗真菌药。对新生隐球菌、白色念珠菌、芽生菌、荚膜组织胞浆菌、粗球孢子菌、孢子丝菌等有较强抑菌作用，高浓度时有杀菌作用。两性霉素 B 可选择性与真菌细胞膜中的麦角固醇结合，从而改变膜通透性，引起真菌细胞内小分子物质（如氨基酸、甘氨酸等）和电解质（特别是钾离子）外渗，导致真菌生长停止或死亡。由于细菌细胞膜不含固醇，故本品无抗细菌作用。哺乳动物红细胞、肾小管上皮细胞的胞浆膜含有固醇，故可致溶血、肾脏损害等毒性反应。但由于本品与真菌细胞膜上麦角固醇的亲和力大于对哺乳动物细胞膜固醇的亲和力，故对哺乳动物细胞的毒性相对较低。真菌很少对本品产生耐药性。其耐药机制可能与真菌细胞膜中麦角固醇含量减少有关。

【临床应用】用于敏感真菌所致的深部真菌感染，如败血症、心内膜炎、脑膜炎（隐球菌及其他真菌）、腹腔感染、肺部感染和尿路感染等。本品是治疗危重深部真菌感染的唯一有效药物。

【不良反应】两性霉素 B 不良反应较多，常见寒战、发热、头痛、呕吐、厌食、贫血、低血压、低血钾、低血镁、血栓性静脉炎、肝功能损害、肾功能损害等。如事先给予解热镇痛抗炎药、抗组胺药或糖皮质激素类药，可减少治疗初期寒战、发热反应的发生。应定期进行血尿常规、肝肾功能和心电图等检查，以便及时调整剂量。本品宜缓慢避光滴注。静脉滴注时应避免外漏，因其可致局部刺激。

制 霉 素

制霉素（nystatin）又称制霉菌素，为多烯类抗真菌药。抗真菌作用和机制与两性霉素 B 相似，对念珠菌属的抗菌活性较高，且不易产生耐药性。

【临床应用】口服用于治疗消化道念珠菌病；局部用于治疗阴道念珠菌病、皮肤念珠菌感染等；口腔黏膜病损如天疱疮、糜烂型口腔扁平苔藓等，可配合糖皮质激素类药物局部制剂使用。

【不良反应】注射给药时制霉素毒性大，故不宜用作注射。口服较大剂量时可发生腹泻、恶心、呕吐和上腹疼痛等消化道反应，减量或停药后迅速消失。局部应用可引起过敏性接触性皮炎。个别患者阴道应用后可引起阴道白带增多。本品混悬剂在室温中不稳定，临用前宜新鲜配制并于短期用完。妊娠及哺乳期妇女慎用，5 岁以下儿童不宜使用。

灰 黄 霉 素

灰黄霉素（griseofulvin）为非多稀类抗生素。口服吸收较少，微粒制剂或高脂肪饮食可增加吸收。吸收后广泛分布于深部各组织，皮肤、毛发、指甲、脂肪及肝脏等组织含量较高。主要在肝脏代谢，并以无活性去甲基代谢产物从尿排泄，$t_{1/2}$ 为 24 小时。灰黄霉素可诱导细胞色素 P_{450} 同工酶。

【药理作用】杀灭或抑制各种皮肤癣菌如表皮癣菌属、小芽孢菌属和毛菌属；对生长旺盛的真菌起杀灭作用，而对静止状态的真菌只有抑制作用，对念珠菌属以及其他引起深部感染的真菌没有作用。灰黄霉素可沉积在皮肤、毛发及指（趾）甲的角蛋白前体细胞中，干扰侵入这些部位的敏感真菌的微管蛋白聚合成微管，抑制其有丝分裂。此外，作为鸟嘌呤的类似物，灰黄霉素竞争性抑制鸟嘌呤进入 DNA 分子中，从而干扰真菌细胞 DNA 合成。

【临床应用】主要用于各种皮肤癣病的治疗。对头癣疗效较好，指（趾）甲癣疗效较差。因静止状态的真菌仅被抑制，病变痊愈有赖于角质的新生和受感染角质层的脱落，故治疗常需数周至数月。该药毒性反应较大，临床已少用。

【不良反应】常见有头痛、头晕、恶心、呕吐、皮疹以及粒细胞减少等反应。动物实验中有致畸和致癌作用。

二、唑类抗真菌药

唑类抗真菌药可分为咪唑类和三唑类。咪唑类包括酮康唑、咪康唑、益康唑、克霉唑和联苯苄唑等，酮康唑等可作为治疗表浅部真菌感染首选药。三唑类包括伊曲康唑、氟康唑等，可作为治疗深部真菌感染首选药。本类药物可干扰真菌细胞中麦角固醇生物合成，使真菌细胞膜缺损，增加膜通透性，进而抑制真菌生长或使真菌死亡。麦角固醇是真菌细胞膜的一种重要成分，它与磷脂结合增加膜的稳定性，麦角固醇的缺乏及固醇生物合成前体的累积会导致真菌细胞膜破损。与咪唑类相比，三唑类对人体细胞色素 P_{450} 的亲和力降低，而对真菌细胞色素 P_{450} 仍保持高亲和力，因此毒性较小，且抗菌活性更高，是目前抗真菌药中最有发展前途的一类。

酮 康 唑

酮康唑（ketoconazole）是第一个广谱口服抗真菌药，口服可有效地治疗深部、皮下及浅表真菌感染，亦可局部用药治疗表浅部真菌感染。酮康唑口服生物利用度个体差异较大，溶解和吸收都需要足够的胃酸，故与食品、抗酸药或抑制胃酸分泌药物同服可降低酮康唑的生物利用度。

【临床应用】用于手癣、足癣、体癣、股癣、花斑癣以及皮肤念珠菌病。

【不良反应】局部使用本品治疗一般耐受性良好，罕见的不良反应有：用药局部皮肤烧灼感、瘙痒、刺激、油腻或干燥。此外，偶见过敏反应。用药部位可能出现由刺激或过敏引起的接触性皮炎。

克 霉 唑

克霉唑（clotrimazole）又称三苯甲咪唑，为广谱抗真菌药。口服不易吸收，血药峰浓度较低，代谢产物大部分由胆汁排出，1%由肾脏排泄。$t_{1/2}$ 为 3.5 ~ 5.5 小时。局部用药治疗各种浅部真菌感染。

伊 曲 康 唑

伊曲康唑（itraconazole）抗真菌谱较酮康唑广，体内、外抗真菌活性较酮康唑强5 ~ 100 倍。可有效治疗深部、皮下及浅表真菌感染，已成为治疗罕见真菌如组织胞浆菌感染和芽生菌感染的首选药物。口服吸收良好，生物利用度约55%。不良反应发生率低。

【临床应用】用于妇科：外阴及阴道念珠菌病；皮肤科及眼科：花斑癣、皮肤真菌病、真菌性角膜炎和口腔念珠菌病；皮肤真菌和（或）酵母菌引起的甲真菌病；系统性真菌感染：系统性曲霉病及念珠菌病、隐球菌病（包括隐球菌性脑膜炎）、组织胞浆菌病、孢子丝菌病、巴西副球孢子菌病、芽生菌病和其他各种少见的系统性或热带真菌病。

【不良反应】常见厌食、恶心、腹痛和便秘等胃肠道反应。偶尔出现头痛、可逆性转氨酶升高、月经紊乱、头晕和瘙痒、红斑、风团等过敏反应。已有潜在病理改变并同时接受多种药物治疗的大多数患者，长疗程治疗时可见低血钾症、水肿、肝炎和脱发等症状。

氟 康 唑

氟康唑（fluconazole）是广谱抗真菌药，对隐球菌属、念珠菌属和球孢子菌属等均有作用，体内抗真菌活性较酮康唑强 5~20 倍。是治疗艾滋病患者隐球菌性脑膜炎的首选药，与氟胞嘧啶合用可增强疗效。

【体内过程】口服和静脉给药均有效。口服吸收良好，生物利用度为95%，血浆蛋白结合率仅11%。可分布到各组织和体液，对正常和炎症脑膜均具有强大穿透力，脑脊液药物浓度高达血药浓度的50%~60%。极少在肝脏代谢，尿中原形排泄可达给药量的80%以上，$t_{1/2}$为35小时。肾功能不良时$t_{1/2}$可明显延长，应减小剂量。

【临床应用】用于念珠菌病口咽部和食管念珠菌感染；播散性念珠菌病，包括腹膜炎、肺炎、尿路感染等；念珠菌外阴阴道炎；骨髓移植患者接受细胞毒类药物或放射治疗时，预防念珠菌感染的发生；隐球菌病治疗，脑膜炎以外的新型隐球菌病或治疗隐球菌脑膜炎时，作为两性霉素B联合氟胞嘧啶初治后的维持治疗药物；球孢子菌病；接受化疗、放疗和免疫抑制治疗患者的预防治疗；可替代伊曲康唑用于芽生菌病和组织胞浆菌病的治疗。

【不良反应】常见恶心、呕吐、腹痛或腹泻等；过敏反应，可表现为皮疹，偶可发生严重的剥脱性皮炎（常伴随肝功能损害）、渗出性多形红斑；肝毒性，治疗过程中可发生轻度一过性转氨酶升高，尤其易发生于有严重基础疾病（如艾滋病和癌症）的患者；可见头晕、头痛；某些患者，尤其有严重基础疾病的患者，可能出现肾功能异常。

三、其他类抗真菌药

特 比 萘 芬

特比萘芬（terbinafine）是丙烯胺类抗真菌药，它是鲨烯环氧酶的非竞争性、可逆性抑制剂，鲨烯环氧酶与鲨烯环化酶一起将鲨烯转化为羊毛固醇。在真菌细胞中，如果鲨烯不能转化为羊毛固醇，羊毛固醇向麦角固醇的转化也被阻断，继而影响真菌细胞膜的结构和功能。特比萘芬对曲霉菌、镰孢和其他丝状真菌具有良好抗菌活性。口服吸收迅速良好，在毛囊、毛发、皮肤和甲板等处长时间维持较高浓度。可以外用或口服治疗甲癣和其他一些浅表部真菌感染。与唑类药物或两性霉素B合用对深部曲霉菌感染、侧孢感染、假丝酵母菌感染和肺隐球酵母菌感染可获良好疗效。不良反应轻微，常见胃肠道反应，较少发生肝炎和皮疹。

氟胞嘧啶

氟胞嘧啶（flucytosine）又称 5-氟胞嘧啶，是人工合成的广谱抗真菌药。

【体内过程】氟胞嘧啶口服吸收良好，生物利用度为 82%。血浆蛋白结合率不到 5%，广泛分布于深部体液中。口服 2 小时后血中浓度达高峰，90% 通过肾小球滤过由尿中排出。$t_{1/2}$ 为 3.5 小时，在肾衰竭时 $t_{1/2}$ 可延长至 200 小时。

【药理作用】氟胞嘧啶是通过胞嘧啶透性酶作用而进入敏感真菌的细胞内，在胞嘧啶脱氨酶的作用下，脱去氨基而形成抗代谢物 5-氟尿嘧啶，后者再转变为 5-氟尿嘧啶脱氧核苷，抑制胸腺嘧啶核苷合成酶，阻断尿嘧啶脱氧核苷转变为胸腺嘧啶核苷，影响 DNA 合成。另一方面，5-氟尿嘧啶还能掺入真菌的 RNA，影响蛋白质合成。由于哺乳动物细胞内缺乏胞嘧啶脱氨酶，5-氟胞嘧啶不能转变为 5-氟尿嘧啶，所以人体组织细胞代谢不受影响。

【临床应用】用于念珠菌属心内膜炎、隐球菌属脑膜炎、念珠菌属或隐球菌属真菌败血症、肺部感染和尿路感染。

【不良反应】有胃肠道反应及皮疹、嗜酸性粒细胞增多等变态反应。可发生肝毒性反应，表现为转氨酶一过性升高，偶见血清胆红素升高，肝功能损害者慎用。可致白细胞或血小板减少，骨髓抑制、血液系统疾病或同时接受骨髓抑制药物者慎用。肾功能损害者慎用，慎与两性霉素 B 或其他肾毒性药物同用。

第二节　抗病毒药

病毒严格的胞内寄生特性及病毒复制时依赖宿主细胞的许多功能，且在不断的复制中产生错误而形成变异，使理想抗病毒药物的研发相对缓慢。

病毒不具有细胞结构，必须寄生在宿主细胞内，利用宿主细胞代谢系统进行繁殖。其增殖过程分为吸附、穿入与脱壳、生物合成与组装、成熟与释放四个阶段。能阻止病毒增殖过程中任一环节的药物，均可发挥防治病毒性疾病的作用。依据药物所作用的病毒的不同，抗病毒药可分为两大类：抗非逆转录病毒药和抗逆转录病毒药。后者多用于治疗人类免疫缺陷病毒（HIV）感染的获得性免疫缺陷综合征（艾滋病，AIDS）。

目前临床常用药物主要有：①抗流感病毒药，如金刚烷胺、奥司他韦等；②抗疱疹病毒药，如阿昔洛韦、喷昔洛韦、更昔洛韦等；③广谱抗病毒药，如利巴韦林、膦甲酸盐；④抗肝炎病毒药，如拉米夫定、阿德福韦酯、恩替卡韦等；⑤抗 HIV 药等。

一、抗疱疹病毒药

阿昔洛韦

阿昔洛韦（aciclovir，ACV）为人工合成的嘌呤核苷类衍生物。口服生物利用度仅为 15%~20%，血浆蛋白结合率低，可分布到全身各组织，包括皮肤、脑、胎盘和乳汁等。主要经肾小球滤过和肾小管分泌排泄，$t_{1/2}$为 2~4 小时。局部应用后可在疱疹损伤区达到较高浓度。

【药理作用】阿昔洛韦是广谱高效的抗病毒药。是目前最有效的抗 I 型和 II 型单纯疱疹病毒药物之一，对水痘、带状疱疹病毒和 EB 病毒等其他疱疹病毒也有效。对正常细胞几乎无影响，而在被感染的细胞内经病毒腺苷激酶和细胞激酶催化，可转化为三磷酸无环鸟苷，对病毒 DNA 多聚酶呈强大的抑制作用，阻滞病毒 DNA 合成。单纯疱疹病毒或水痘-带状疱疹病毒可通过改变病毒疱疹胸苷酸激酶或 DNA 多聚酶而对阿昔洛韦产生耐药性。

【临床应用】阿昔洛韦为单纯疱疹病毒感染的首选药。局部应用治疗疱疹性角膜炎、单纯疱疹和带状疱疹，口服或静注可有效治疗单纯疱疹脑炎、生殖器疱疹、免疫缺陷患者单纯疱疹感染等。

【不良反应】最常见的不良反应为胃肠道功能紊乱、头痛和斑疹。静脉输注可引起静脉炎、可逆性肾功能紊乱以及神经毒性等。宜缓慢静脉滴注，以避免本品在肾小管内沉积，损害肾脏。并应防止药液漏至血管外，以免引起疼痛及静脉炎。与青霉素类、头孢菌素类和丙磺舒合用可使其血药浓度升高。

更 昔 洛 韦

更昔洛韦（ganciclovir）对单纯疱疹病毒和水痘-带状疱疹病毒抑制作用与阿昔洛韦相似，但对巨细胞病毒抑制作用较强，约为阿昔洛韦的 100 倍。骨髓抑制等不良反应发生率较高，只用于艾滋病、器官移植、恶性肿瘤时严重巨细胞病毒感染性肺炎、肠炎及视网膜炎等。

膦 甲 酸

膦甲酸（foscarnet）为焦磷酸衍生物，可通过与病毒 DNA 多聚酶焦磷酸盐解离部位结合，防止核苷前体连接到 DNA，从而抑制病毒生长。由于膦甲酸盐对病毒 DNA 多聚酶更具选择性，其对人体细胞毒性小。本品口服吸收差，必须静脉给药。可用于治疗 AIDS 患者的巨细胞病毒性视网膜炎与耐阿昔洛韦的单纯疱疹病毒感染，也可与更昔洛韦合用，治疗对二者单用耐药的患者。不良反应包括肾损伤、急性肾衰竭、低血钙、心律失常和心衰、癫痫及胰腺炎等。

碘 苷

碘苷（idoxuridine）又称疱疹净，可竞争性抑制胸苷酸合成酶，使 DNA 合成受阻，故能抑制 DNA 病毒，如单纯疱疹病毒和牛痘病毒的生长，对 RNA 病毒无效。本品全身应用毒性大，临床仅限于局部用药，治疗眼部或皮肤疱疹病毒和牛痘病毒的感染，对急性上皮型疱疹性角膜炎疗效最佳，对慢性溃疡性实质层疱疹性角膜炎疗效差，对疱疹性角膜虹膜炎无效。长期应用可出现角膜混浊或染色小点，局部有瘙痒、疼痛、水肿，甚至睫毛脱落。孕妇、肝病或造血功能不良者禁用或慎用。

二、抗呼吸道病毒药

金 刚 乙 胺

金刚乙胺（rimantadine）是金刚烷胺的 α-甲基衍生物，二者均可特异性抑制 A 型流感病毒，大剂量也可抑制 B 型流感病毒、风疹和其他病毒。金刚乙胺抗 A 型流感病毒的作用优于金刚烷胺，抗病毒谱也较广。作用于病毒复制早期，通过防止 A 型流感病毒进入宿主细胞，干扰宿主细胞中 A 型流感病毒 RNA 脱壳和病毒核酸到宿主胞浆的转移而发挥作用。主要用于预防 A 型流感病毒的感染。金刚烷胺尚具有抗震颤麻痹作用。金刚烷胺和金刚乙胺口服生物利用度较高，在体内不被代谢，90% 以原形经肾排泄。不良反应包括紧张、焦虑、失眠及注意力分散，老年患者可出现幻觉、癫痫。金刚乙胺脂溶性较低，不能通过血脑屏障，故中枢神经系统副作用较少。

利 巴 韦 林

利巴韦林（ribavirin）又称病毒唑，是一种人工合成的鸟苷类衍生物，为广谱抗病毒药，对多种 RNA 和 DNA 病毒有效。

【临床应用】对甲型肝炎病毒和丙型肝炎病毒有效，也有抗腺病毒、疱疹病毒和呼吸道合胞病毒作用。通过抑制肌苷单磷酸脱氢酶，阻止肌苷酸转变为鸟苷酸而导致鸟苷三磷酸盐缺乏，进而抑制病毒 DNA 和 RNA 的合成。也能抑制病毒 mRNA 的合成和特异性抑制流感病毒的蛋白质合成。对急性甲型和丙型肝炎有一定疗效，治疗呼吸道合胞病毒肺炎和支气管炎效果最佳，通常以小颗粒气雾剂给药，气雾吸入一般耐受性良好。

【不良反应】少数患者口服或静注时有口干、腹泻、白细胞减少等症状，停药后可恢复正常。动物实验有致畸作用，故妊娠前期 3 个月禁用。

奥 司 他 韦

奥司他韦（oseltamivir）又称达菲，口服经肝脏转化为活性代谢产物奥司他韦羧酸，是强效的选择性的流感病毒神经氨酸酶抑制剂，通过抑制 A 型和 B 型流感病毒的神经氨酸酶而抑制病毒从被感染的细胞中释放，从而减少甲型或乙型流感病毒的传播，治疗流行性感冒。病毒神经氨酸酶活性对新形成的病毒颗粒从被感染细胞的释放以及感染性病毒在人体内进一步传播起着关键作用。奥司他韦常见的不良反应是恶心和呕吐，症状是一过性的，绝大多数患者可以耐受。其他不良反应还有腹泻、头晕、疲劳、鼻塞、咽痛和咳嗽等。

扎 那 米 韦

扎那米韦（zanamivir）通过抑制流感病毒的神经氨酸酶而改变了流感病毒在感染细胞内的聚集和释放。临床多用于由 A 型和 B 型流感病毒引起的流感。不良反应有头痛、腹泻、恶心、呕吐、眩晕等。发生率低，多为轻度反应。

三、抗肝炎病毒药

病毒性肝炎是一种世界性常见病，目前肝炎病毒被分为甲、乙、丙、丁、戊五型。西方国家以丙型肝炎为最多，我国主要流行乙型肝炎。其中乙型、丙型和丁型在急性感染后80%以上会转为慢性，若持续感染有可能发展成肝硬化和肝癌。目前对病毒性肝炎的抗病毒治疗还未有特效药，抗病毒药只能达到抑制病毒的目的，绝大多数无根治作用。

干　扰　素

干扰素（interferon）是机体细胞在病毒感染或受其他刺激后，体内产生的一类抗病毒的糖蛋白物质。干扰素有 α、β、γ 三种，分别由人体白细胞、纤维母细胞及致敏淋巴细胞产生。目前以利用基因重组技术制得的干扰素作为治疗药物。干扰素在病毒感染的各个阶段均可发挥一定的作用，在防止再感染和持续性病毒感染中也有一定作用。干扰素能激活宿主细胞的某些酶，降解病毒的 mRNA，抑制蛋白的合成、翻译和装配。

干扰素具有广谱抗病毒活性，除了用于病毒性肝炎治疗，还用于急性病毒感染性疾病，如流感及其他上呼吸道感染性疾病、病毒性心肌炎、流行性腮腺炎、乙型脑炎等，和慢性病毒性感染如慢性活动性肝炎、巨细胞病毒性感染等。全身用药可出现一过性发热、恶心、呕吐、倦怠、肢端麻木感，偶有骨髓抑制、肝功能障碍，停药后即消退。

拉 米 夫 定

拉米夫定（lamivudine）除了用于 HIV 治疗外，还能抑制乙型肝炎病毒（HBV）的复制，有效治疗慢性 HBV 感染，成为目前治疗 HBV 感染最有效的药物之一。

拉米夫定抗病毒作用及机制与抗 HIV 药物齐多夫定相同。在体内外均具显著抗 HIV-1活性，且与其他核苷反转录酶抑制剂有协同作用，通常与司他夫定或齐多夫定合用治疗 HIV 感染。口服吸收良好，$t_{1/2}$ 为 2.5 小时，其活性三磷酸代谢物在 HIV-1 感染的细胞内 $t_{1/2}$ 可长达 11~16 小时，在 HBV 感染的细胞内 $t_{1/2}$ 可长达 17~19 小时。主要以原形经肾脏排泄，肾功能不良患者应减少服药剂量。不良反应主要为头痛、失眠、疲劳和胃肠道不适等。

阿德福韦酯

阿德福韦酯（adefovir dipivoxil）用于乙型肝炎病毒活动复制期，并伴有转氨酶持续升高或肝脏组织学活动性病变的肝功能代偿的成年慢性乙型肝炎患者。常见虚弱、头痛、恶心、腹痛、腹胀、腹泻和消化不良等不良反应。

四、抗人类免疫缺陷病毒药

HIV 是一种反转录病毒，主要有两型：HIV-1 和 HIV-2。一旦 HIV 进入 CD_4^+ 细胞，病毒 RNA 即被用作模板，在反转录酶催化下产生互补双螺旋 DNA，然后病毒 DNA 进入宿主细胞核，并在 HIV 整合酶催化下掺入宿主基因组。最后，病毒 DNA 被转录和翻译成一种称为多聚蛋白的大分子非功能多肽，其再经 HIV 蛋白酶裂解成小分子功能蛋白。当前抗 HIV 药主要通过抑制反转录酶或 HIV 蛋白酶发挥作用，包括核苷反转录酶抑制剂、非核苷反转录酶抑制剂和蛋白酶抑制剂三类。

齐多夫定

齐多夫定（zidovudine）为脱氧胸苷衍生物，是第一个上市的抗 HIV 药，也是治疗 AIDS 的首选药。其对 HIV 感染有效，既有抗 HIV-1 活性，也有抗 HIV-2 活性。

【体内过程】吸收迅速，生物利用度为 52%~75%，血浆蛋白结合率约为 35%，可分布到大多数组织和体液，在脑脊液可达血清浓度的 60%~65%。在肝脏代谢，主要经肾脏排泄，$t_{1/2}$ 为 1 小时。

【临床应用】可降低 HIV 感染患者的发病率，并延长其存活期；可显著降低 HIV 从感染孕妇到胎儿的子宫转移发生率，为防止这种转移，需从怀孕第 14 周给药到第 34 周；除了抑制人和动物的反转录病毒外，齐多夫定也能治疗 HIV 诱发的痴呆和血栓性血小板减少症。常与拉米夫定或去羟肌苷合用，但不能与司他夫定合用，二者互相拮抗。治疗无效者可改用去羟肌苷。

【不良反应】常见不良反应有胃肠道不适、头痛、贫血或中性粒细胞减少症；剂量过大可出现焦虑、精神错乱和震颤。严重不良反应为骨髓抑制。肝功能不全者、孕妇慎用，哺乳妇女禁用。

扎西他滨

扎西他滨（zalcitabine）为脱氧胞苷衍生物，与多种其他抗 HIV 感染药物有协同抗 HIV-1 作用。可有效治疗 HIV 感染，单用时疗效弱于齐多夫定。适用于 AIDS 和 AIDS 相关综合征，也可与齐多夫定合用，治疗临床状态恶化的 HIV 感染患者。其生物利用度高，食物或抗酸药影响其吸收，血浆蛋白结合率低于 4%，脑脊液浓度约是血清浓度的 20%。主要经肾脏排泄，血浆 $t_{1/2}$ 仅 2 小时，细胞内 $t_{1/2}$ 可长达 10 小时。肾功能不全患者应减少服药剂量。可发生剂量依赖性外周神经炎，但停药后能逐渐恢复，应避免与其他能引起神经炎的药物同服，如司他夫定、去羟肌苷、氨基苷类和异烟肼。也可引起胰腺炎，发生率低于去羟肌苷。

去羟肌苷

去羟肌苷（didanosine）为脱氧腺苷衍生物，可作为严重 HIV 感染的首选药物，特别适合于不能耐受齐多夫定或齐多夫定治疗无效者。其生物利用度为 30%~40%，食物干扰其吸收，与更昔洛韦同服可增加其吸收，却降低更昔洛韦吸收。血浆蛋白结合率低于 5%，脑脊液浓度约为血清浓度的 20%。主要经肾脏消除，血浆 $t_{1/2}$ 为 0.6~1.5 小时，细胞内 $t_{1/2}$ 可长达 12~24 小时。不良反应发生率较高，儿童发生率高于成人，包括外周神经炎、胰腺炎、腹泻、肝炎、心肌炎及消化道和中枢神经反应等。

第三十九章　抗结核病药及抗麻风病药

结核病是由分枝杆菌引起的慢性传染病，可侵及多个脏器，以肺部受累多见。合理的化学药物治疗是控制疾病发展和复发及抑制结核杆菌耐药性产生的关键。目前用于临床的抗结核病药种类很多，已有十余种高效和有效的抗结核药，世界卫生组织（WHO）将其分为五大类：①一线抗结核药，包括异烟肼、利福平、利福喷汀、吡嗪酰胺及乙胺丁醇；②注射剂，包括链霉素、卡那霉素、阿米卡星及卷曲霉素；③氟喹诺酮类，包括环丙沙星、氧氟沙星、左氧氟沙星、莫西沙星、加替沙星；④口服抑菌药，包括乙硫异烟胺、丙硫异烟胺、对氨基水杨酸钠及环丝氨酸；⑤疗效不肯定药物，包括氨苄西林克拉维酸复合制剂、氯法齐明、克拉霉素及利奈唑胺。

第一节　抗结核病药

一、常用抗结核病药

异 烟 肼

异烟肼（isoniazid）又称雷米封，为异烟酸的酰肼，水溶性好且性质稳定。异烟肼与其他抗结核药相比具有杀菌力强、不良反应少、可以口服且价格低廉的特点。

【体内过程】异烟肼口服或注射均易吸收，口服后 1~2 小时血浆浓度可达高峰，并迅速分布于全身体液和细胞液中。异烟肼大部分在肝脏内经乙酰转移酶乙酰化为无效的乙酰异烟肼和异烟酸，少部分以原形从尿中排出。当机体内缺乏 N-乙酰转移酶时，乙酰化过程受阻，异烟肼的代谢减慢，易致蓄积中毒。临床上依据体内异烟肼乙酰化速度的快慢将人群分为快代谢型和慢代谢型两种，肝乙酰化速率个体差异较大，快代谢型者 $t_{1/2}$ 为 70 分钟，慢代谢型者 $t_{1/2}$ 为 3 小时。若每日给药，则代谢慢者不良反应相对重而多；若采用间歇给药方法，特别是每周 1 次给药，代谢快者疗效相对较差。故临床上应根据不同患者的代谢类型确定给药方案。

【药理作用】异烟肼对生长旺盛的活动期结核杆菌有强大的杀灭作用，是治疗活动性结核的首选药物；对静止期结核杆菌无杀灭作用而仅有抑菌作用，故清除药物后，结核杆菌可恢复正常的增殖活动。

异烟肼主要通过以下机制发挥作用：①通过抑制结核杆菌 DNA 的合成发挥抗菌作

用。②通过抑制分枝菌酸的生物合成，阻止分枝菌酸前体物质长链脂酸的延伸，使结核杆菌细胞壁合成受阻而导致细菌死亡。因异烟肼的这种抑制合成作用仅对分枝菌酸有效，因此异烟肼对结核杆菌具有高度特异性，对其他细菌无效。③异烟肼与对其敏感的分枝杆菌菌株中的一种酶结合，引起结核杆菌代谢紊乱而死亡。

【临床应用】异烟肼对各型的结核病均为首选药物。对早期轻症肺结核或预防用药时可单独使用，规范化治疗时必须联合使用其他抗结核病药，以防止或延缓耐药性的产生。对粟粒性结核和结核性脑膜炎应加大剂量，延长疗程，必要时要注射给药。

【不良反应】常用剂量的不良反应发生率较低。剂量加大至 6mg/kg 时，不良反应发生率显著增加，主要为周围神经炎及肝脏毒性，加用维生素 B_6 虽可减少毒性反应，但也可影响疗效。

1. 肝脏毒性　可引起轻度一过性肝损害，如转氨酶升高及黄疸等，快乙酰化者较易发生。服药期间饮酒可使肝损害增加。用药前、疗程中应定期检查肝功能，一旦出现肝毒性的症状及体征应立即停药，必须待肝炎的症状、体征完全消失后方可重新用药，此时必须从小剂量开始，逐渐增加剂量。肝功能不全者慎用。

2. 神经系统毒性　周围神经炎多见于慢乙酰化者，并与剂量有明显关系，较多患者表现为步态不稳、麻木针刺感、烧灼感或手脚疼痛，同时口服维生素 B_6 有助于防止或减轻周围神经炎。若重度者或有呕血现象，应立即停药。其他毒性反应如兴奋、欣快感、失眠、中毒性脑病或中毒性精神病则均属少见，视神经炎及萎缩等严重毒性反应偶发，如疗程中出现视神经炎症状，需立即进行眼部检查，并定期复查。

3. 变态反应　包括发热、多形性皮疹、淋巴结病、脉管炎等。一旦发生，应立即停药；如需再用，应从小剂量开始，逐渐增加剂量。尚可引起粒细胞减少、嗜酸性粒细胞增多、血小板减少、高铁血红蛋白血症等。

4. 其他　口干、维生素 B_6 缺乏症、高血糖症、代谢性酸中毒、内分泌功能障碍等。

异烟肼为肝药酶抑制剂，可使双香豆素类抗凝血药、苯妥英钠及交感胺的代谢减慢，血药浓度升高，合用时应调整剂量。

利 福 平

利福平（rifampicin，RFP）是利福霉素 SV 的人工半合成品，橘红色结晶粉末。

【体内过程】利福平口服易吸收，$t_{1/2}$ 为 1.5～5 小时。食物及对氨基水杨酸可减少其吸收，若两药合用，应间隔 8～12 小时。利福平穿透力强，体内分布广，包括脑脊液、胸腹水、结核空洞、痰液及胎盘。主要在肝脏代谢，利福平从胃肠道吸收后，由胆汁排泄，进行肠肝循环。由于药物及代谢物呈橘红色，加之体内分布广，故其代谢物可使尿、粪、唾液、痰、泪液和汗均呈橘红色。

【药理作用】利福平抗菌谱广且作用强大，对静止期和繁殖期的细菌均有作用，能增加链霉素和异烟肼的抗菌活性。利福平不仅对结核杆菌及麻风杆菌有作用，亦可杀灭多种 G^+ 和 G^- 球菌，如金黄色葡萄球菌、脑膜炎奈瑟菌等，对 G^- 杆菌如大肠埃希菌、变形杆菌、流感杆菌等也有抑制作用。利福平抗菌强度与其浓度有关，低浓度抑菌，高浓度杀菌，疗效与异烟肼相当。抗菌机制为特异性与细菌依赖于 DNA 的 RNA 多聚酶的 β 亚单位结合，阻碍 mRNA 的合成，对人和动物细胞内的 RNA 多聚酶无影响。此外，利福平高浓度时对沙眼衣原体和某些病毒也有作用。单独使用易产生耐药性，这与细菌的 RNA 多聚酶基因突变有关，但与其他抗生素无交叉耐药。

【临床应用】利福平与其他抗结核药联合使用可治疗各种类型的结核病，包括初治及复发者。与异烟肼合用治疗初发患者可降低结核性脑膜炎的病死率和减少后遗症的发生；与乙胺丁醇及吡嗪酰胺合用对复治患者产生良好的治疗效果。也可治疗麻风病和耐药金黄色葡萄球菌及其他敏感细菌所致感染。因利福平在胆汁中浓度较高，也可用于重症胆道感染。此外，利福平局部用药可用于沙眼、急性结膜炎及病毒性角膜炎的治疗。

【不良反应】

1. 消化道反应　有厌食、恶心、呕吐、上腹部不适、腹泻等胃肠道反应，但均能耐受。

2. 肝毒性　为主要不良反应，在疗程最初数周内，少数患者可出现转氨酶升高、肝肿大和黄疸，大多为无症状，在疗程中可自行恢复，老年人、酗酒者及营养不良、原有肝病或其他因素造成肝功能异常者较易发生。酒精中毒、肝功能损害者慎用。

3. 变态反应　大剂量间歇疗法后偶可出现"流感样症候群"，表现为畏寒、寒战、发热、不适、呼吸困难、头昏、嗜睡及肌肉疼痛等，发生频率与剂量大小及间歇时间有明显关系。偶可发生急性溶血或肾衰竭，目前认为其产生机制属过敏反应。

4. 其他　偶见白细胞减少、凝血酶原时间缩短、头痛、眩晕、视力障碍等。用药期间应避免拔牙等手术，并注意口腔卫生。用药期间应定期检查周围血象。

利福平是肝药酶诱导剂，可加速自身及许多药物的代谢，注意调整剂量。

乙 胺 丁 醇

乙胺丁醇（ethambutol）是人工合成的乙二胺衍生物。

【体内过程】口服吸收快，经 2~4 小时血浆浓度即可达峰值，并广泛分布于全身组织和体液，但脑脊液浓度较低。乙胺丁醇大部分以原形经肾排泄，对肾脏有一定毒性。

【药理作用】乙胺丁醇对繁殖期结核杆菌有较强的抑制作用，对其他细菌无效。其作用机制为与二价金属离子如 Mg^{2+} 络合，阻止菌体内亚精胺与 Mg^{2+} 结合，干扰细菌 RNA 的合成，发挥抑制结核杆菌的作用。单独使用可产生耐药性，降低疗效，因此常联合其他抗结核病药使用，目前无交叉耐药现象。临床主要用于对异烟肼和链霉素耐药或对对氨基水杨酸钠不能耐受的结核病患者的治疗。

【临床应用】用于各型肺结核和肺外结核。与异烟肼和利福平合用治疗初治患者；与利福平和卷曲霉素合用治疗复治患者。特别适用于经链霉素和异烟肼治疗无效的患者。耐药性产生慢。

【不良反应】发生率低，大剂量可引起球后视神经炎，有视力模糊、眼痛、红绿色盲或视力减退、视野缩小等表现，应及时停药，并给予维生素 B_6 及烟酰胺等。罕见皮疹、发热、关节痛等过敏反应及周围神经炎症状。肾功能不良时应慎重使用。

利 福 喷 汀

利福喷汀（rifapentine）是利福霉素的衍生物，抗菌强度为利福平的 7 倍。其特点是 $t_{1/2}$ 长，为 26 小时，每周只需给药 2 次。利福喷汀具有一定的抗艾滋病（AIDS）能力，显示了比较好的应用前景。与其他抗结核药联合用于各种结核病的初治与复治，但不宜用于结核性脑膜炎；用于医务人员直接观察下的短程化疗；用于非结核性分枝杆菌感染；联合用于麻风的治疗。少数病例可出现白细胞、血小板减少，应避免进行拔牙等手术，并注意口腔卫生；转氨酶升高、肝病患者慎用；还有皮疹、头昏、失眠等不良反应。如果出现流感症候群、免疫性血小板降低、过敏性休克样反应，须及时停药。

链 霉 素

链霉素（streptomycin）是第一个用于抗结核病的药物，在体内仅有抑菌作用，疗效不及异烟肼和利福平。穿透力弱，不易渗入细胞、纤维化和干酪化病灶，也不易透过血脑屏障和细胞膜，因此对结核性脑膜炎疗效最差。结核杆菌对链霉素易产生耐药性，且长期使用耳毒性发生率高，只能与其他抗结核药联合用于各种结核病的初治病例，或其他敏感分枝杆菌感染。

吡 嗪 酰 胺

吡嗪酰胺（pyrazinamide，PZA）口服易吸收，$t_{1/2}$ 为 6 小时。体内分布广，细胞内和脑脊液中浓度较高。大部分在肝脏代谢，少部分原形药通过肾小球滤过由尿排出。在酸性环境下对结核杆菌有较强的抑制和杀灭作用。单独使用易产生耐药性，与其他抗结核病药无交叉耐药性，与异烟肼和利福平合用有协同作用，是联合用药的重要成分。长期、大量使用可发生严重的肝脏损害，出现转氨酶升高、黄疸甚至肝坏死，用药期间应定期检查肝功能，肝功能不良者慎用。此外尚能抑制尿酸盐排泄，诱发痛风。

对氨基水杨酸钠

对氨基水杨酸钠（sodium aminosalicylate）口服吸收良好，2 小时左右血浆浓度达峰值，$t_{1/2}$ 为 1 小时，可分布于除脑脊液外的全身组织和体液。主要在肝脏代谢，大部分从肾脏排出。水溶液不稳定，见光可分解变色，故应用时应新鲜配制，并在避光条件下使用。仅对细胞外的结核杆菌有抑菌作用，抗菌谱窄，疗效较一线抗结核药差。联合应用治疗结核分枝杆菌所致的肺及肺外结核病。常见胃肠道反应和过敏反应；少见胃溃疡及出血、肾损害、肝功损害及粒细胞减少。

乙硫异烟胺

乙硫异烟胺（ethionamide）是异烟酸的衍生物，单用易发生耐药。不良反应较多且发生率高，以胃肠道反应常见，表现为食欲不振、恶心、呕吐、腹痛和腹泻，患者难以耐受。故仅用作一线抗结核药治疗无效的替代品，并且需联合使用其他抗结核药。孕妇和 12 岁以下儿童不宜使用。

卷 曲 霉 素

卷曲霉素（capreomycin）是多肽类抗生素，抗菌机制是抑制细菌蛋白质的合成。单用易产生耐药性，且与新霉素和卡那霉素有交叉耐药性。临床用于复治的结核患者，不良反应与链霉素相似而轻。

环 丝 氨 酸

环丝氨酸（cycloserine）通过阻碍细菌细胞壁的合成对多种革兰阳性和阴性菌有抗菌作用，抗结核作用弱于异烟肼和链霉素。其优点是不易产生耐药性和交叉耐药性。主要不良反应是神经系统毒性反应、胃肠道反应及发热。临床联合其他抗结核药用于复治的耐药结核杆菌感染患者。

二、抗结核病的治疗原则

抗结核化学药物的治疗是治疗结核病的主要手段。从群体角度，旨在通过化疗缩短感染期，降低感染率、患病率及死亡率；就个体而言，是为了达到临床和生物学治愈的目的。

1. 早期用药　是指患者一旦被确诊为结核病后立即给药治疗。早期活动性病灶处于渗出阶段，病灶内结核杆菌生长旺盛，对抗结核药敏感，细菌易被抑制或杀灭。此外，患病初期机体抵抗力较强，局部病灶血运丰富，药物浓度高，能促进炎症吸收、痰菌转阴，从而获得满意疗效。而晚期由于病灶的纤维化、干酪化或空洞形成，病灶内血液循环不良，药物渗透差，疗效不佳。

2. 联合用药　是指根据不同病情和抗结核药的作用特点联合两种或两种以上药物以增强疗效，并可避免严重的不良反应和延缓耐药性的产生；或根据患者的病情调整用药方案。

3. 适量用药　是指用药剂量要适当。药量不足，组织内药物难以达到有效浓度，且亦诱发细菌产生耐药性，导致治疗失败；药物剂量过大则易产生严重不良反应而使治疗难以继续。

4. 规律及全程用药　结核病是一种容易复发的疾病，过早地停药，会使已被抑制的细菌再度繁殖或迁延，导致治疗失败。结核病的治疗必须有规律地长期用药，不能随意改变药物剂量或药物品种，否则难以获得成功的治疗。所以，规律全程用药、不过早停药是化疗成功的关键。

第二节　抗麻风病药

麻风病是麻风杆菌引起的一种慢性传染疾病。主要侵犯皮肤、黏膜和周围神经，还可侵犯深部组织和器官。临床表现为神经粗大、麻木性皮肤损害，如不治疗可导致皮肤、神经、四肢和眼的进行性和永久性损害，严重者甚至肢端残废。

氨苯砜

氨苯砜（dapsone，DDS）又称二氨基二苯砜、双氨基双苯砜。

【体内过程】口服吸收缓慢而完全，4～8小时血药浓度可达峰值。广泛分布于全身组织和体液，肝和肾中浓度最高，其次为皮肤和肌肉。此外，病变皮肤中的药物浓度又较正常皮肤高。药物通过肝肠循环重吸收回血液，在血液中存留时间较长，为10～50小时，宜采用周期性间隔给药方案，以免发生蓄积中毒。氨苯砜可经胆汁排泄，亦可在肝脏内乙酰化后从尿中排出。

【药理作用】由于其抗麻风杆菌作用可被对氨苯甲酸（PABA）拮抗，因此有人认为其抗菌机制可能与磺胺相同。

【临床应用】氨苯砜是治疗麻风的首选药物。单用易产生耐药性，与利福平联合使用可延缓耐药性的产生。一般用药36个月症状开始有所改善，细菌完全消失至少需1～3年时间，因此在治疗过程中不应随意减少剂量或过早停药。

【不良反应】有溶血性贫血和发绀等不良反应，葡萄糖－6－磷酸脱氢酶缺乏者较易发生，其次为高铁血红蛋白血症。口服氨苯砜可出现胃肠道反应、头痛及周围神经病变、过敏反应、血尿等。对肝脏亦有一定毒性。此外，治疗早期或药物增量过快可引起"砜综合征"，表现为发热、不适、剥脱性皮炎、黄疸伴肝坏死、淋巴结肿大、贫血等。应定期检查血象及肝功能，G－6－PD缺乏、肝肾功能不良、过敏、严重贫血者禁用。砜类药物之间存在交叉过敏现象。此外，对磺胺类、呋塞米、噻嗪类利尿剂、磺酰脲类以及碳酸酐酶抑制药过敏的患者亦可能对氨苯砜发生过敏。

氯法齐明

氯法齐明（clofazimine）又称氯苯吩嗪，对麻风杆菌有抑制作用，与氨苯砜或利福平合用治疗各型麻风病。主要不良反应是使皮肤及代谢物呈红棕色。

巯苯咪唑

巯苯咪唑（mercaptophenylimidazole）又称麻风宁，是新型抗麻风药，疗效较砜类好，适用于各型麻风病及砜类药物过敏者。优点是疗程短、毒性小、不易蓄积、患者易于接受。亦可产生耐药性。不良反应为局限性皮肤瘙痒和诱发"砜综合征"。

利福平杀灭麻风杆菌作用较氨苯砜快，毒性小，一般作为氨苯砜联合应用的药物使用。

第四十章　抗寄生虫药

第一节　抗　疟　药

疟疾是由疟原虫引起的，由雌性按蚊传播的寄生虫性传染病，以周期性、定时性发作的寒战、高热、汗出热退、贫血和脾肿大为特征。抗疟药是用于防治疟疾的药物。

一、主要用于控制症状的抗疟药

氯　喹

氯喹（chloroquine）是人工合成药物。

【体内过程】氯喹口服吸收快而完全，抗酸药可干扰其吸收。1~2小时血药浓度达高峰，在红细胞内的浓度是血浆浓度的10~25倍；而在被疟原虫入侵的红细胞内的浓度又是正常红细胞内浓度的25倍，为杀灭红内期的裂殖体而迅速控制症状创造了良好的条件。该药广泛分布于全身组织，在肝、脾、肺、肾组织中的浓度是血浆浓度的200~700倍。主要在肝中代谢，10%~25%以原形从肾脏排泄，因其代谢和排泄较慢，所以维持作用时间长。

【药理作用】

1. 抗疟　氯喹对间日疟和三日疟原虫以及敏感的恶性疟原虫的红细胞内期的裂殖体有强效、迅速而持久的杀灭作用。作用机制主要是干扰红内期疟原虫的蛋白质合成：①该药与核蛋白体有较强的结合力，其分子可插入疟原虫DNA双螺旋结构中，形成DNA-氯喹复合物，影响DNA复制和RNA转录，并使RNA断裂，从而抑制疟原虫的分裂繁殖；②氯喹是弱碱性药物，疟原虫食物泡内的pH为酸性（分解血红蛋白最适pH值为4），可导致碱性药物氯喹的浓集，提高食物泡内的pH，使消化血红蛋白的血红蛋白酶受损，从而减弱疟原虫利用宿主血红蛋白的功能；③疟原虫在红细胞内生长发育还需微量元素，氯喹与高铁原卟啉IX结合形成复合物，损害疟原虫维持阳离子梯度的能力，使虫体迅速溶解死亡。

2. 抗肠道外阿米巴病　氯喹能杀灭阿米巴滋养体，在肝组织内浓度比血药浓度高数百倍，对阿米巴肝脓肿有效，但对阿米巴痢疾无效。

3. 免疫抑制　大剂量氯喹能抑制免疫反应。

【临床应用】

1. 疟疾：能迅速治愈恶性疟，控制间日疟的症状发作，是控制症状发作的首选药物，对症状发作也有预防作用。

2. 阿米巴肝脓肿。

【不良反应】治疗疟疾时，不良反应较少。口服可能出现的不良反应有轻度头晕、头痛、眼花、食欲减退、恶心、呕吐、腹痛、腹泻、皮肤瘙痒、皮疹、耳鸣、烦躁等。反应大多较轻，停药后可自行消失。但长期大剂量用药可引起视力障碍、药物性精神病以及对肝脏和肾脏的损害。疟原虫对氯喹耐药性的发生可能与其从体内排出药物增多和代谢加速有关。

奎 宁

奎宁（quinine）是奎尼丁的左旋体，是从金鸡纳树皮中提取的一种生物碱，是最早应用的抗疟药。

【药理作用】奎宁对各种疟原虫的红细胞内期裂殖体有杀灭作用，能控制临床症状。但疗效不及氯喹，而且毒性较大。奎宁还有解热和收缩子宫的作用。

【临床应用】奎宁用于治疗耐药的恶性疟，尤其是脑型疟。对红细胞外期无效。对间日疟和三日疟的配子体有效，但对恶性疟的配子体无效。

【不良反应】奎宁可引起金鸡纳反应，出现头痛、耳鸣、眼花、恶心、呕吐、视力和听力减退等症状；特异质者出现急性溶血、血管神经性水肿、支气管哮喘；中毒时可出现体温下降、心律失常、呼吸麻痹等。心肌病患者及孕妇禁用。

甲 氟 喹

甲氟喹（mefloquine）是由奎宁经结构改造而获得的 4 - 喹啉 - 甲醇衍生物。血浆 $t_{1/2}$ 约 30 天，可能是其在体内有肝肠循环的缘故。

【药理作用】甲氟喹也是一种杀灭疟原虫红细胞内期滋养体的药物，用于控制症状，起效较慢。

【临床应用】甲氟喹用于治疗耐氯喹或对多种药物耐药的恶性疟。与长效磺胺和乙胺嘧啶合用，可增强疗效、延缓耐药性的产生。用于预防症状发作，每 2 周给药 1 次。

【不良反应】常见恶心、呕吐、腹痛、腹泻、焦虑、头晕、共济失调、视力或听力紊乱等不良反应。有精神病史者、孕妇、两岁以下幼儿禁用。

青 蒿 素

青蒿素（artemisinin）是从黄花蒿及其变种大头黄花蒿中提取的一种倍半萜内酯过氧化物。

【药理作用】青蒿素对红细胞内期滋养体有杀灭作用，作用机制可能与血红素或 Fe^{2+} 催化青蒿素形成自由基，破坏疟原虫表膜和线粒体结构，导致虫体死亡有关，但对红细胞外期无效。该药较其他抗疟药起效快，能快速、有效杀灭各种红细胞内期疟原虫。该药与氯喹只有低度交叉耐药性，用于耐氯喹虫株感染仍有良好疗效。青蒿素可透过血脑屏障，对凶险的脑型疟疾有良好抢救效果。青蒿素也可诱发耐药性，但较氯喹慢。与长效磺胺或乙胺嘧啶合用，可延缓耐药性的发生。

青蒿素治疗疟疾最大的缺点是复发率高，可能与其在体内消除快、代谢产物无抗疟活性有关。与伯氨喹合用，可使复发率降低。

【临床应用】用于间日疟、恶性疟，特别适用于抗氯喹虫株感染和脑型恶性疟的治疗。

【不良反应】不良反应少见，偶见四肢麻木和心动过速。动物实验发现有胚胎毒性，孕妇慎用。

青蒿素与其他抗疟药之间存在相互作用，与奎宁合用抗疟作用相加，与甲氟喹合用为协同作用，与氯喹或乙胺嘧啶合用则表现为拮抗作用。

同类药物有双氢青蒿素（dihydroartemisinin）、蒿甲醚（artemether）、青蒿琥酯（artesunate）等。

二、主要用于控制复发和传播的抗疟药

伯 氨 喹

伯氨喹（primaquine）是人工合成的 8 - 氨基喹啉类衍生物。

【体内过程】口服吸收快而完全，$t_{1/2}$ 为 3 ~ 8 小时，广泛分布于各组织中，大部分在肝脏代谢，肾脏排泄。

【药理作用】伯氨喹的作用机制可能是损伤线粒体以及代谢产物 6 - 羟衍生物促进氧自由基生成或阻碍疟原虫电子传递而发挥作用。主要对间日疟红细胞外期（或休眠子）和各种疟原虫的配子体有较强的杀灭作用，是根治间日疟和控制疟疾传播最有效的药物。对红细胞内期无效，不能控制疟疾症状的发作。通常需与氯喹等合用，疟原虫对此药很少产生耐药性。

【临床应用】用于防治间日疟、三日疟的复发和传播，以及防止恶性疟的传播。

【不良反应】

1. 毒性反应　该药毒性较大，治疗量即可引起头晕、恶心、呕吐、腹痛等。偶见药热、粒细胞减少症等，停药后可消失。

2. 特异质反应　少数红细胞内缺乏葡萄糖 - 6 - 磷酸脱氢酶的特异质患者可发生急性溶血性贫血和高铁血红蛋白血症。

三、主要用于病因性预防的抗疟药

乙 胺 嘧 啶

乙胺嘧啶（pyrimethamine）又称息疟定，为二氨基嘧啶类衍生物，是目前用于疟疾病因性预防的首选药。

【药理作用】疟原虫不能直接利用环境中的叶酸和四氢叶酸，必须自身合成叶酸，然后在二氢叶酸转移酶的作用下转变为四氢叶酸后才能加以利用。该药是二氢叶酸还原酶抑制剂，使二氢叶酸不能还原成四氢叶酸，进而阻碍核酸的合成，抑制细胞核的分裂而使疟原虫的繁殖受到抑制。乙胺嘧啶与二氢叶酸合成酶抑制剂磺胺类或砜类合用，在叶酸代谢的两个环节上发挥双重抑制作用，使作用增强，并可延缓耐药性的发生。对恶性疟及间日疟的原发性红细胞外期有效，是较好的病因预防药。对红细胞内期的抑制作用仅限于未成熟的裂殖体阶段，能抑制滋养体的分裂，但对已发育完成的裂殖体无效。不能直接杀灭配子体，但含药血液随配子体被按蚊吸入后，能阻止疟原虫在蚊体内的孢子增殖，发挥阻断传播的作用。

【临床应用】主要用于预防疟疾的传播。

【不良反应】不良反应少。长期较大量口服乙胺嘧啶可致叶酸缺乏而影响消化道黏膜及骨髓等细胞的增殖功能，引起恶心、呕吐、腹痛及腹泻；较严重者出现巨幼红细胞性贫血或白细胞减少；偶可引起红斑样、水疱状药疹。

第二节　抗阿米巴病药及抗滴虫病药

抗阿米巴病药在肠内浓度较高的如双碘喹啉，主要用于治疗肠内阿米巴病；在肝、肺组织中浓度较高的如氯喹，仅对肠外阿米巴病有效；在肠内和肠外组织都分布有较高浓度的如甲硝唑，对肠内、肠外阿米巴病均有效。临床治疗常采用两种以上药物交替服用，以达到根治的目的。多种抗阿米巴病药对阴道毛滴虫也有杀灭作用，其中以灭滴灵等咪唑衍生物类最为有效，是治疗阴道滴虫病的首选药。

一、抗阿米巴病药

按照药物在体内分布和作用机制不同，可将抗阿米巴病药分为三类：①肠道内抗阿米巴病药，如喹碘方。②肠道外抗阿米巴病药，如氯喹。③兼有肠道内外抗阿米巴病作用的药，如甲硝唑。

(一) 肠道内抗阿米巴病药

喹 碘 方

喹碘方（chiniofon）又称磺碘喹林、磺碘喹。

【体内过程】喹碘方口服仅小部分经肠黏膜吸收，在肠腔内可达到较高浓度，有较强的抗阿米巴作用。被吸收的部分主要以原形由肾排出，未吸收的部分随粪便排出。

【药理作用】喹碘方只对滋养体有作用，对包囊无作用。阿米巴原虫在肠道中必须有大肠菌丛的代谢产物才能生存与繁殖，喹碘方具有广谱抗微生物作用，可抑制肠内共生的细菌，使阿米巴原虫生长繁殖发生障碍。

【临床应用】主要用于治疗无症状或慢性阿米巴痢疾；对急性阿米巴痢疾及较顽固

病例，宜与其他药物合用；对肠外阿米巴病无效。

【不良反应】常见不良反应为腹泻，一般于治疗第 2~3 天开始，不需停药，数日后自行消失，所以在开始治疗的 3~4 天内宜应用小剂量。对碘过敏者及甲状腺肿大、严重肝肾功能不良者慎用。

二 氯 尼 特

二氯尼特（diloxanide）口服吸收迅速，1 小时血药浓度达高峰，分布全身，是目前最有效的杀包囊药。其作用机制可能与阻断虫体蛋白质的合成有关，单独应用时是治疗无症状或仅有轻微症状的携带包囊者的首选药。对慢性阿米巴痢疾也有效；对急性阿米巴痢疾效果差；对肠外阿米巴病无效。不良反应轻，偶有恶心、呕吐和皮疹等。大剂量时可致流产。

（二）肠道外抗阿米巴病药

氯 喹

氯喹（chloroquine）除主要用于抗疟外，还有抗组织内阿米巴的作用。由于在肝、肺、脾、肾等组织内的浓度高于血浆数百倍，因而对阿米巴肝脓肿、肺脓肿有效。由于其在肠壁组织内分布较少，所以对阿米巴痢疾无效。

（三）兼有肠道内外抗阿米巴病作用的药

甲硝唑（metronidazole，灭滴灵）

【体内过程】甲硝唑口服吸收迅速而完全，吸收后广泛分布在各组织和体液中，且能通过血脑屏障，$t_{1/2}$ 为 8~10 小时，血浆蛋白结合率约为 10%。甲硝唑一般以原形和代谢产物从尿中排出，其代谢产物的水溶性色素可使尿呈棕红色。

【药理作用】甲硝唑对阿米巴滋养体有很强的杀灭作用。此外，甲硝唑对阴道滴虫、贾第鞭毛虫也有杀灭作用；对厌氧菌有较强的抗菌作用。

甲硝唑对病原体的作用机制可能是在体内从还原性底物（如 NADPH）处得到电子而形成还原型的硝基咪唑化合物，抑制原虫氧化还原反应，使病原体中 DNA 合成受抑制或使已合成的 DNA 变性，从而导致病原体死亡。

【临床应用】甲硝唑是治疗阿米巴病的首选药，不仅可用于治疗阿米巴肝脓肿等组织内阿米巴病，也可用于治疗急、慢性阿米巴痢疾及带虫者。因其在肠内浓度偏低，对小滋养体及包囊作用较弱，所以在治疗阿米巴痢疾时宜与抗肠腔内阿米巴药交替使用。在治疗阿米巴肝脓肿时，与氯喹等交替使用疗效更显著。临床也用于防治厌氧菌引起的感染。

【不良反应】以消化道反应为主，可出现恶心、食欲不振、腹痛、腹泻等不良反应。少数患者可有头晕、皮疹及白细胞下降。如发现有中枢神经中毒症状，如头痛、神经衰弱、运动失调等，应立即停药。器质性中枢神经系统疾病及血液病患者、妊娠三个月内及哺乳期妇女禁用。

依米丁（emetine）

【体内过程】依米丁口服吸收不规则，有较强刺激性，能引起恶心、呕吐。静脉注射或肌内注射时，易在注射部位引起肌肉疼痛、坏死及蜂窝组织炎。因此一般采用深部肌内注射给药，吸收良好。分布到肝脏的浓度最高，其次为肺、肾、脾和肠壁，心、脑分布较少，而分布于肠腔者更少。主要经肾缓慢排泄，连续给药易致蓄积中毒。

【药理作用】依米丁通过抑制核糖体上肽酰基 – tRNA 的移位，阻止蛋白质合成而杀灭阿米巴原虫。对组织内阿米巴滋养体有直接杀灭作用，对阿米巴肝脓肿疗效最好。由于依米丁只能杀灭肠壁的滋养体，不能杀灭肠腔中的滋养体，所以只能迅速控制急性阿米巴痢疾症状，而不能根治。

【临床应用】用于急性阿米巴痢疾急需控制症状者以及肠外阿米巴病，不适用于慢性阿米巴痢疾及无症状的带包囊者。毒性较大，仅适用于甲硝唑无效或禁用甲硝唑的患者。此外，还可用于蝎子螫伤及卫氏并殖吸虫病。

【不良反应】该药治疗指数低，且易蓄积，毒性较大。对心脏损害较为严重，有较明显的胃肠道刺激症状、骨骼肌无力等。禁用于心脏病、肾功能不全、血压过低等患者及孕妇。

二、抗滴虫病药

滴虫性阴道炎是妇科常见的一种寄生虫病，由阴道鞭毛滴虫所引起，也可寄生于男性尿道及前列腺部位，多通过性接触而传染。

甲硝唑（metronidazole）

甲硝唑具有强大的杀灭滴虫作用。口服剂量即可杀死精液及尿液中的阴道鞭毛滴虫，而不影响阴道内正常菌丛的生长，是治疗滴虫病的首选药。

同类药物有替硝唑（tinidazole）、奥硝唑（ornidazole）等。

乙 酰 胂 胺

乙酰胂胺（acetarsol）是五价胂剂，毒性较大。乙酰胂胺片剂放置于阴道后穹窿部有直接杀灭阴道滴虫的作用。此药有轻度局部刺激作用，可使阴道分泌物增多。

曲 古 霉 素

曲古霉素（trichomycin）对阴道滴虫、肠道滴虫、白色念珠菌等有抑制作用，治疗阴道滴虫病合并感染阴道念珠菌者疗效较好，与甲硝唑合用可提高疗效，防止复发。外用可引起阴道轻度烧灼感等局部刺激，个别患者白带增多。

第三节 抗血吸虫病药

吸虫病由寄生于人体的血吸虫引起。人体血吸虫病的主要病原有日本血吸虫、曼氏血吸虫、埃及血吸虫、间插血吸虫和湄公血吸虫等。药物治疗是消灭血吸虫病的重要措施之一，抗血吸虫病药能杀灭血吸虫，使患者恢复健康，同时还通过杀灭血吸虫成虫，杜绝虫卵的产生，消除传染源。

吡 喹 酮（praziquantel）

【体内过程】口服吸收迅速，吸收率大于80%，口服后2小时左右血药浓度达高峰。分布广，以肝、肾浓度最高，其次为肺、胰、肾上腺、脑垂体和唾液腺，很少通过胎盘。在肝内迅速代谢，$t_{1/2}$为 $4 \sim 5$ 小时，代谢产物经肾排出。

【药理作用】吡喹酮对血吸虫成虫有良好杀灭作用，对未成熟的幼虫及虫卵无效。对其他吸虫如华支睾吸虫、姜片吸虫、肺吸虫也有显著杀灭作用。对各种绦虫感染和其幼虫引起的猪囊尾蚴病、棘球蚴病也有一定的疗效。

【临床应用】吡喹酮主要用于治疗日本血吸虫病；也可用于华支睾吸虫病、肺吸虫病和姜片虫病以及绦虫病等的治疗。

【不良反应】轻微、短暂，一般在服药后短期内出现，可自行消失。主要表现有以下几个方面：

1. 神经系统 以头晕、乏力和头痛为多见；其次是失眠、眩晕、多梦、多汗、肌肉颤动和肢体麻木等；个别患者在治疗过程中或治疗结束后出现发热、荨麻疹、昏厥、癫痫样发作、癔病或精神病发作等。

2. 消化系统 以腹痛和腹胀为多见；其次是恶心、呕吐、口干和腹泻等；偶见中毒性肝炎、血清转氨酶升高。

3. 心血管系统 少数患者有心电图异常，治疗剂量的吡喹酮对心脏是安全的，一般不需处理，停药数小时后可自行消失。

第四节 抗丝虫病药

丝虫病是由丝状线虫所引起的一种流行性寄生虫病，由蚊子传播。

乙 胺 嗪

乙胺嗪（diethylcarbamazine）又称海群生，为哌嗪衍生物。

【体内过程】口服易吸收，口服后2小时左右血药浓度达高峰，药物在体内分布均匀，大部分在体内氧化失活，血浆 $t_{1/2}$ 为8小时。反复给药无蓄积现象。

【药理作用】对易感微丝蚴有两种作用：①使微丝蚴组织发生超极化，失去活动能力，不能停留于宿主外周血液中，几乎全部聚集在肝脏，并在肝窦状隙内被吞噬。②改变微丝蚴体表膜，使之更易遭受宿主防御功能的攻击和破坏。对成虫杀灭作用的机制尚不清楚。

【临床应用】适用于班氏丝虫、马来丝虫和罗阿丝虫感染，也用于盘尾丝虫病及热带嗜伊红细胞增多症患者。

【不良反应】乙胺嗪本身毒性甚低。可见畏寒、发热、头痛、肌肉关节酸痛、皮疹、瘙痒等不良反应，偶见过敏性喉头水肿、支气管痉挛，多由大量微丝蚴和成虫杀灭后释放异性蛋白所致。有活动性肺结核、严重心脏病、肝脏病、肾脏病、急性传染病者及孕妇、哺乳期妇女应暂缓治疗；对儿童有蛔虫感染者应先驱蛔虫。

伊维菌素

伊维菌素（ivermectin）是来自放线菌的半合成大环内酯化合物。

【药理作用】伊维菌素是广谱抗寄生虫药，其中对丝虫作用最强。

1. 抗丝虫作用 对班氏丝虫和马来丝虫的微丝蚴有很强的杀灭作用，但对成虫无效。伊维菌素能促进虫体神经末梢突触前的 γ 氨基丁酸（GABA）的释放，与突触后膜的 GABA 受体结合，使 GABA 诱导的 Cl^- 内流，使传递过程加强，引起虫体松弛性麻痹。

2. 抗其他肠道线虫 对类圆线虫、蛔虫、鞭虫和蛲虫作用强，对钩虫作用差。

【临床应用】

1. 丝虫病治疗应每隔 6 个月给药 1 次，以杀死血中又逐渐出现的微丝蚴，连续用药 4~5 年（成虫寿命）可彻底治愈。

2. 用于类圆线虫病、蛔虫病、鞭虫病和蛲虫病。

【不良反应】该药毒性较低。在用于丝虫病时，因微丝蚴死亡释放出大量异体蛋白引起的过敏反应较明显，表现为发热、头痛、腹痛、肌痛和咳嗽等。多见于班氏丝虫病，一般 24 小时可自行消失。

第五节　抗肠蠕虫药

抗肠蠕虫药是驱除或杀灭肠道蠕虫类的药物，它可根除或减少肠蠕虫的数目。

甲苯达唑

甲苯达唑（mebendazole）为苯并咪唑类衍生物。

【体内过程】口服在肠道吸收少，90% 以上以原药或 2－氨基代谢物的形式从粪便排出，所以在肠腔内浓度很高，有利于驱除肠道蠕虫，但不利于杀灭组织中的寄生虫。

【药理作用】甲苯达唑是高效、广谱驱肠蠕虫药，对蛔虫、蛲虫、鞭虫、钩虫、绦虫的幼虫和成虫均有杀灭作用，尤其对肠蠕虫的混合感染有效；对蛔虫卵、钩虫卵和鞭虫卵有杀灭作用，可有效地控制这些肠蠕虫的传播。

甲苯达唑的作用机制为：①能选择性地与肠蠕虫细胞内的 β 微管蛋白结合，抑制微管的组装，造成物质转运受阻，高尔基体内分泌颗粒积聚，使胞浆内细胞器溶解，虫体死亡。②抑制虫体对葡萄糖的摄取和利用，逐渐耗竭内生糖原，减少 ATP 生成，造成虫体能源断绝而死亡。

【临床应用】用于治疗蛔虫、蛲虫、鞭虫、钩虫、绦虫等肠蠕虫的感染及混合感染。

【不良反应】少数病例服后可见短暂腹痛、腹泻；大剂量时偶见过敏反应、脱发、粒细胞减少等。孕妇忌用，两岁以下儿童及对该药过敏者不宜使用。

阿 苯 达 唑

阿苯达唑（albendazole，肠虫清）是高效、低毒的广谱驱虫药。阿苯达唑的驱虫谱及作用机制基本同甲苯达唑。

【体内过程】阿苯达唑口服后仅有少量吸收，与血浆蛋白的结合率达70%，2.5～3小时后达血药峰值，$t_{1/2}$为8～9小时。该药可迅速经肝脏代谢成有效成分阿苯达唑亚砜，主要分布于肝、肾、肌肉，也可透过血脑屏障到达脑组织，还可进入棘球蚴的包囊。代谢产物主要随尿排出，未被吸收的原药和部分代谢产物随粪便排出，在人体内无蓄积。

【药理作用】在治疗小儿钩虫感染、粪类圆线虫病、猪肉绦虫幼虫引起的脑型囊虫病、棘球蚴病（包虫病）等方面优于甲苯达唑。

【临床应用】

1. 用于治疗蛔虫、蛲虫、钩虫、鞭虫感染及其混合感染。

2. 用于治疗牛肉绦虫、猪肉绦虫或短膜壳绦虫以及猪囊尾蚴病、包虫病。

3. 对华支睾吸虫病、旋毛虫病、卫氏并殖吸虫病和梨形鞭毛虫病也有效。

【不良反应】

1. 可出现头晕、嗜睡、乏力、口干、食欲不振、恶心、腹痛、腹泻等，多在数小时内自行缓解，不必停药；少数患者可出现可逆性血胆红素和血清转氨酶升高，停药后可恢复正常。严重肝功能不全者慎用。

2. 治疗囊虫病和棘球蚴病时所用甲苯达唑剂量较大，疗程较长，但多能耐受。主要反应由猪囊尾蚴解体后释放出异体蛋白所致，可见头痛、发热、皮疹、肌肉酸痛。

3. 有致畸和致突变作用，孕妇、哺乳期妇女及两岁以下小儿禁用，有癫痫病史者慎用。

第四十一章 抗恶性肿瘤药

第一节 概 述

一、肿瘤细胞生物学及药物治疗的关系

1. 细胞周期 细胞从上一次分裂结束到下一次分裂完成，称为细胞（增殖）周期。根据肿瘤细胞内 DNA 含量的变化，细胞增殖周期可分为 DNA 合成前期（G_1 期）、DNA 合成期（S 期）、DNA 合成后期（G_2 期）和分裂期（M 期）。此周期有两个检查点：检查点 1（位于 G_1 和 S 期之间）和检查点 2（位于 G_2 和 M 期之间）。肿瘤细胞的增殖周期有助于根据其生物学特点制定相应的化疗方案。肿瘤细胞群包括增殖细胞群、静止细胞群和无增殖能力细胞群。大多数抗癌药物作用于 S 期，有些作用于 M 期，有些对细胞周期作用复杂一些。细胞周期的变化依赖于不同的正性和负性调节力间的平衡。正性调节力包括刺激细胞进入细胞周期的生长因子、周期素和周期素依赖性激酶（CDKs）。周期素结合到 CDKs 上并调节其活性，进而控制细胞周期的酶活性。周期素/CDKs 的 D 家族刺激细胞经过 G_1 期；周期素 D/CDKs 复合体加上 E/CDKs 促进细胞进入并经过 S 期；周期素 A/CDKs 促进细胞经过 S 期；周期素 B/CDKs 促进细胞经过 G_2 期。因此，CDKs 和它们的效应蛋白已经成为新抗癌药研究的分子靶。周期素/CDKs 的作用受多种负性调节力控制，包括结合到 CDKs 上并抑制它们作用的蛋白质。这些蛋白由不同的基因如 P_{53} 和视网膜母细胞瘤基因（Rb）诱导，所以称这些基因是细胞周期的"超级刹车"。如果有 DNA 损伤，这些蛋白正常时将细胞周期停在检查点 1，进行修复。如果修复失败，则启动细胞凋亡过程。癌细胞的细胞周期由以下原因导致调控紊乱：①生长因子功能异常；②周期素/CDKs 功能异常；③癌基因引起 DNA 合成异常；④由于肿瘤抑制基因突变而导致的负性调节力降低。

2. 细胞凋亡 细胞凋亡是存在于细胞的程序性死亡（自毁机制），机体能够以此清除衰老或异常的细胞，在维持许多细胞功能方面起重要作用。研究证明，细胞凋亡在癌症的发生发展中也起重要作用。细胞凋亡的细胞内通路包括 IL-1β 酶、核酸内切酶、神经酰胺、蛋白酶等的激活。不同基因产物如 P_{53} 调制和控制细胞凋亡；bcl-2 的蛋白产物则抑制细胞凋亡。许多细胞毒性抗癌药物作用于细胞周期的 S 期，引起 DNA 损伤。现有证据表明这些药物大多通过此作用发动细胞凋亡。

3. 细胞增殖失控与端粒酶　细胞分化过程大致为：细胞外信号（生长因子等）作用于细胞膜表面受体，激发细胞质和核内复杂的转导过程，引起 DNA 合成，最终发生细胞分裂。癌基因激活或肿瘤抑制基因失活均导致增殖失控。癌细胞持续增殖的一个原因认为是其端粒酶结构不随每个细胞分裂周期而缩短，这些酶的缩短或消失过程被认为是细胞分裂停止的基础。95% 的晚期恶性肿瘤表达端粒酶。

4. 细胞分化　正常细胞繁殖过程包括在特殊组织中的杆细胞分裂，产生子代细胞，进而分化成相应组织的成熟细胞。癌细胞的一个重要特征是分化能力丧失。低分化的癌细胞繁殖快，预后差。

5. 侵袭和转移　正常细胞存在于"设定"的组织界限内，如肝细胞不会见于膀胱。这是由于一些组织特异性生存因子（抗凋亡因子）维持了细胞间一定的空间关系，即使在修复过程时也不发生变化。任何偶然逃出生存信号控制的细胞将发生凋亡。由于突变原因，癌细胞不仅失去了这种限制，不会发生凋亡，而且还分泌一些酶，如金属蛋白酶，分解细胞外基质，使癌细胞易于向外移行，发生向其他组织脏器的转移。

6. 肿瘤抑制基因的失活　正常细胞含有肿瘤抑制基因，发生突变时则与癌症发生有关。P_{53} 基因在细胞核内起分子警察的作用，如果 DNA 损伤，P_{53} 的蛋白产物使 DNA 复制停止在检查点 1，赢得时间用于修复；如果修复失败，P_{53} 启动细胞凋亡。该基因突变使 DNA 异常复制不能停止，导致癌症发生。

7. 原癌基因的激活　控制正常细胞生长和分化的宿主基因 - 原癌基因由于点突变、基因扩增、染色体转位或某些病毒的作用而转变为活性基因，可以促进细胞发生恶变。

二、抗恶性肿瘤药物分类及有关特性

（一）抗恶性肿瘤药物分类

1. 根据药物化学结构和来源分类

（1）烷化剂　氮芥、苯丁酸氮芥、环磷酰胺、异环磷酰胺、白消安、卡莫司汀、洛莫司汀、达卡巴嗪、替莫唑胺。

（2）抗代谢药　甲氨蝶呤、氟尿嘧啶、替加氟、巯嘌呤、喷司他汀、羟基脲、阿糖胞苷、安西他滨。

（3）抗肿瘤抗生素　丝裂霉素、博来霉素类、放线菌素 D、蒽环类抗肿瘤抗生素、柔红霉素类、多柔比星、表柔比星、普卡霉素。

（4）铂类配合物　顺铂、卡铂、奥沙利铂。

（5）植物来源的抗肿瘤药　长春碱类、紫杉醇、高三尖杉酯碱、三尖杉酯碱、喜树碱、羟喜树碱、依托泊苷、替尼泊苷。

（6）影响激素功能的抗癌药物　肾上腺皮质激素（氨鲁米特、雄激素、氟他胺、雌激素、他莫昔芬、孕激素），促性腺激素释放激素同类物（亮丙瑞林、戈舍瑞林、奥曲肽、依西美坦）。

（7）其他抗癌药　门冬酰胺酶、维 A 酸。

2. 根据细胞增殖周期分类

（1）细胞周期非特异性化疗药　对增殖周期各阶段细胞均有杀灭作用。如白消安、环磷酰胺、噻替派、卡莫司汀、丝裂霉素等。

（2）细胞周期特异性化疗药　仅对增殖周期中特定阶段的肿瘤细胞有杀伤作用。如作用于 M 期的长春碱；作用于 S 期的甲氨蝶呤等。

3. 根据抗肿瘤作用机制分类

（1）干扰核酸生物合成药　化学结构与核酸合成代谢所必需的物质如叶酸、嘌呤、嘧啶等相似，起到干扰核酸代谢而阻止肿瘤细胞分裂的作用，故又称为抗代谢药。此类药物包括甲氨蝶呤、氟尿嘧啶、巯嘌呤、羟基脲、阿糖胞苷等。

（2）影响 DNA 结构与功能药　通过分别破坏 DNA 结构或抑制拓扑异构酶活性，影响 DNA 的结构和功能，导致细胞停止分裂或凋亡。此类药物包括氮芥、环磷酰胺、白消安、噻替派、卡莫司汀、顺铂、卡铂、丝裂霉素、博来霉素、喜树碱类、鬼臼毒素类衍生物等。

（3）干扰转录过程和阻止 RNA 合成药　通过嵌入 DNA 双螺旋、干扰 RNA 转录，阻止 mRNA 的合成，属 DNA 嵌入剂。如柔红霉素、放线菌素等。

（4）干扰蛋白质合成药　通过抑制微管蛋白聚合功能、干扰核蛋白体功能或影响氨基酸供应，从而影响蛋白质的合成和功能。如长春碱类、紫杉醇类、三尖杉生物碱类、L-门冬酰胺酶等。

（5）调节激素平衡药　通过补充或拮抗调节体内激素平衡，从而抑制某些激素依赖性肿瘤。如糖皮质激素、雌激素、雄激素、他莫昔芬等。

（二）肿瘤细胞的抗药性

在低剂量、单一药物治疗情况下，肿瘤细胞对抗癌药物可能产生抗药性。其机制可能是特异性针对某种药物（如转化阿糖胞苷的脱氧胞苷激酶活性的去除，使药物不能经代谢后起作用），或是更普遍的，如将药物送出薄膜的泵 P-糖蛋白的过度表达。后者是多药耐药基因（MDR）的表达产物，这种膜蛋白是几种 ATP 依赖性转运体之一，对于抗癌的许多天然产物有抗药作用。近来发现一些突变如 P_{53} 抑制性癌基因的丢失可能导致耐药发生。

为克服这种情况，可以采取的措施有：①联合用药，合用作用机制不同的药物及不良反应不重叠的药物；②尽可能用到最大剂量和尽可能缩短用药间隔，以保证杀灭99% 以上的癌细胞。

（三）抗恶性肿瘤药物的常见不良反应

因为药物的主要作用是针对细胞分裂，所以用药时不可避免影响迅速分裂的正常组织，可能不同程度地产生如下毒性反应：以白细胞减少为主的骨髓毒性，降低对感染的抵抗力；影响伤口愈合；脱发；胃肠道上皮受损；儿童生长抑制；不育；肝肾损害；致畸甚或致癌。几乎所有的药物都能引起恶心、呕吐，这被称为是对患者完成药物疗程顺应性的"固有威胁"。

第二节　常用抗恶性肿瘤药

一、烷化剂

烷化剂是一类结构中含有烷化基团的化学物质，烷化基团性质活泼，易与细胞中的功能基团如 DNA 或蛋白质分子中的氨基、羟基、巯基、羧基等起烷化作用，形成交叉联结或引起脱嘌呤，从而造成 DNA 结构和功能损伤，甚至引起细胞死亡。该类药物属周期非特异性药物，但对 G_1 期和 G_2 期细胞作用较强。

氮　芥

氮芥（chlormethine，HN_2）为最早用于临床的抗肿瘤化疗药物，属双功能基团烷化剂。能迅速与多种有机物的亲核基团结合，是有高度活性的细胞周期非特异性药。由于选择性低，毒性较重，现已少有。目前主要用于恶性淋巴瘤及癌性积液，对白血病无效。注射于血管外时可致坏死和溃疡。

苯丁酸氮芥

苯丁酸氮芥（chlorambucil）为氮芥的衍生物。主要用于慢性淋巴细胞白血病，也适用于恶性淋巴瘤、多发性骨髓瘤、巨球蛋白血症、卵巢癌。

环磷酰胺

环磷酰胺（cyclophosphamide，CTX）为氮芥的衍生物。口服易吸收，但不易透过血－脑脊液屏障。作用机制同氮芥，但体外无活性，需经肝微粒体细胞色素 P_{450} 氧化，并最终在组织或肿瘤细胞内分解出有活性的磷酰胺氮芥而发挥作用。CTX 抗瘤谱广，对恶性淋巴瘤、急性淋巴细胞白血病、神经母细胞瘤、多发性骨髓瘤、肺癌、乳腺癌、卵巢癌等多种肿瘤有效，亦可用作免疫抑制剂以缓解某些自身免疫性疾病及器官移植的排异反应。主要不良反应与骨髓抑制、白细胞和血小板减少、恶心、呕吐、脱发等。大剂量可致出血性膀胱炎，同时应用美司钠可预防发生。

异环磷酰胺（ifosfamide）为环磷酰胺的同分异构体。抗瘤谱同环磷酰胺，与环磷酰胺相比，作用强而毒性小。与环磷酰胺有部分交叉耐药性。用药期间应给予充足的水分以减轻膀胱毒性。

噻　替　派

噻替派（thiotepa）作用机制与氮芥类似，但选择性高、抗瘤谱广、局部刺激性小，可肌内注射。多用于乳腺癌、卵巢癌、肝癌、膀胱癌等实体瘤的治疗。

白 消 安

白消安（busulfan）又称马利兰，属亚硝基脲类，在体内解离后起烷化作用，主要用于慢性粒细胞性白血病，但对急性粒细胞性白血病无效。长期应用除骨髓抑制外，还可引起肺纤维化、闭经及睾丸萎缩等。

卡 莫 司 汀

卡莫司汀（carmustine）属亚硝基脲类，进入体内后的活性代谢物具有烷化剂效应，且脂溶性高，易透过血－脑屏障。主要用于原发性及转移性脑肿瘤的治疗，对黑色素瘤、恶性淋巴瘤、胃肠道肿瘤和骨髓瘤等有效。大剂量长期应用可致迟发性骨髓抑制和肝、肾功能损伤。

同类药物有洛莫司汀（lomustine）、司莫司汀（semustine）和尼莫司汀（nimustine）。

达 卡 巴 嗪

达卡巴嗪（dacarbazine）又称氮烯咪胺，需经代谢后释出甲基正离子（CH_3^+），使DNA的鸟嘌呤烷基化而发挥作用。临床用于治疗恶性黑色素瘤、霍奇金病和成人肉瘤。常见不良反应为恶心、呕吐及轻至中度骨髓抑制。用药期间可发生流感样症状。

替 莫 唑 胺

替莫唑胺（temozolomide）抗瘤机制与达卡巴嗪类似。主要用于成年顽固性多形性成胶质细胞瘤。不良反应包括恶心、呕吐和骨髓抑制等。

二、抗代谢药

本类药物化学结构大多与核酸代谢的必需物质如叶酸、嘌呤碱、嘧啶碱等相似，通过拮抗细胞核酸特别是 DNA 的生物合成，阻止肿瘤细胞的分裂增殖，故称为抗代谢药。属细胞周期特异性药物，对 S 期细胞最敏感。

甲 氨 蝶 呤

甲氨蝶呤（methotrexate）化学结构与二氢叶酸类似，为抗叶酸药物。可竞争性抑制二氢叶酸还原酶，阻止叶酸还原成四氢叶酸（FH_4），主要抑制脱氧胸苷酸（dTMP）合成，继而影响 S 期 DNA 合成，属细胞周期特异性药物。临床主要用于治疗儿童急性白血病和绒毛膜上皮癌；鞘内注射可用于中枢神经系统白血病的预防和缓解症状；也可作为免疫抑制剂，用于器官移植和自身免疫性疾病的治疗。用药前后应密切监测骨髓及肝、肾功能，如出现严重黏膜溃疡、腹泻、血便及白细胞、血小板明显减少等严重反应，应立即停药。大剂量应用时需配合使用亚叶酸钙，充分水化、碱化尿液，同时避免摄入酸性食物。

氟尿嘧啶

氟尿嘧啶（fluorouracil）在体内转变为氟尿嘧啶脱氧核苷酸，抑制 dTMP 合成酶，影响 S 期的 DNA 合成代谢，是常用的细胞周期特异性药物。主要用于消化道癌及乳腺癌、卵巢癌、绒毛膜上皮癌、头颈部癌、肺癌、膀胱癌、宫颈癌、皮肤癌的治疗。该药一般不单独应用，与亚叶酸钙配伍可产生显著的协同效应。不良反应的监测及停药指征同 MTX，偶见共济失调等小脑毒性。

替 加 氟

替加氟（tegafur）又称喃氟啶，为氟尿嘧啶同系物，本身并无直接抗癌作用，口服后转变为氟尿嘧啶起效。主要用于乳腺癌、胃肠道癌及肝癌。毒性只有氟尿嘧啶的 1/7 ~ 1/4，但神经毒性较大，常出现精神状态改变和小脑性共济失调。

巯 嘌 呤

巯嘌呤（mercaptopurine）在体内转变为硫代肌苷酸，抑制肌苷酸转变为腺苷酸和鸟苷酸，干扰嘌呤代谢，阻碍核酸形成，对 S 期细胞作用最显著，对 G_1 期有延缓作用。临床主要用于儿童急性淋巴细胞性白血病、绒毛膜上皮癌和恶性葡萄胎的治疗，对恶性淋巴瘤和多发性骨髓瘤也有一定疗效。主要不良反应为胃肠道反应及骨髓抑制，偶见肝、肾损害。

喷司他丁

喷司他丁（pentostatin）是极强的腺苷酸脱氨酶（ADA）抑制剂，升高细胞内腺苷、脱氧腺苷三磷酸（dATP）水平，dATP 通过抑制核糖核苷酸还原酶阻断 DNA 合成，还能抑制 RNA 合成。本品为毛细胞白血病特效药，疗效显著超过干扰素。常见不良反应为骨髓抑制，中枢神经系统毒性亦常见。

羟 基 脲

羟基脲（hydroxycarbamide）为核苷酸还原酶抑制剂。通过阻止核糖核酸还原为脱氧核糖核酸而影响 DNA 的合成，杀伤 S 期细胞。主要用于治疗慢性粒细胞白血病和黑色素瘤。不良反应主要为骨髓抑制，大剂量对肝脏亦有明显损害。

阿糖胞苷

阿糖胞苷（cytarabine，Ara－C）口服易被破坏，通常注射给药。在体内经脱氧胞苷激酶催化成二磷酸或三磷酸阿糖胞苷后，进而抑制 DNA 多聚酶的活性而影响 DNA 的合成；也可掺入 DNA、RNA 中干扰复制和转录。主要影响 S 期，对 G_1/S、S/G_2 期的过渡也有抑制作用。临床主要用于急性粒细胞性白血病或单核细胞性白血病。主要不良反应为胃肠道反应及骨髓抑制，静脉注射可致静脉炎。

安 西 他 滨

安西他滨（ancitabine）为合成阿糖胞苷的中间体，在体内可被缓慢水解成阿糖胞苷而起作用。不良反应主要为骨髓抑制。

三、抗肿瘤抗生素

本类药物多为微生物的代谢产物，多由微生物的培养液中提取而得。因其毒性大，不作一般抗生素用。主要通过直接破坏 DNA 或嵌入 DNA 干扰 RNA 转录而抑制癌细胞增殖。属细胞周期非特异性药物。

丝 裂 霉 素

丝裂霉素（mitomycin）化学结构中的烷化基团可与 DNA 双链交叉连接，阻止 DNA 复制并使其断裂。对多种实体瘤有效，特别是消化道肿瘤常用。不良反应主要是明显而持久的骨髓抑制；局部刺激性大，给药时不可漏于血管外；偶有心、肝、肾损伤及间质性肺炎发生。

博 来 霉 素

博来霉素（bleomycin）又称争光霉素，可与铜或铁离子络合，使氧分子大量转化为氧自由基，破坏 DNA。临床主要用于各种鳞状上皮细胞癌的治疗。骨髓抑制相对轻微，但常见过敏性休克样反应，严重者可致间质性肺炎和肺纤维化。

放线菌素 D

放线菌素 D（dactinomycin）又称更生霉素，能嵌入 DNA 双螺旋中相邻的鸟嘌呤和胞嘧啶（G - C）碱基之间，通过与 DNA 结合成复合体，干扰转录过程，阻止 RNA 的合成。抗瘤谱较窄，常用于恶性葡萄胎、绒毛膜上皮癌、霍奇金病和恶性淋巴瘤、肾母细胞瘤、骨骼肌肉瘤及神经母细胞瘤的治疗。但口腔黏膜、消化道和骨髓毒性明显。

柔 红 霉 素

柔红霉素（daunorubicin）又称正定霉素，能嵌入 DNA 碱基对之间，并紧密结合到 DNA 上，阻止 RNA 转录过程和 DNA 复制。属细胞周期非特异性药物，S 期细胞对其尤为敏感。抗瘤谱广，疗效高，主要用于淋巴细胞白血病和粒细胞白血病，但缓解期短。心脏毒性较大。

多 柔 比 星

多柔比星（adriamycin）又称阿霉素，作用机制与柔红霉素相似。主要用于对常用抗恶性肿瘤药耐药的急性淋巴细胞白血病或粒细胞白血病、恶性淋巴肉瘤、小细胞肺癌、卵巢癌、乳腺癌、肝癌、胃癌及膀胱癌等。主要不良反应为心脏毒性、骨髓抑制、消化道反应等。

表 柔 比 星

表柔比星（epirubicin）又称表阿霉素，为多柔比星的同分异构体，作用机制与多柔比星相似，效力与多柔比星相等或略强，毒副作用较多柔比星为轻。临床应用与多柔比星相同。

普 卡 霉 素

普卡霉素（plicamycin）又称光辉霉素，是一种具有抗癌和降血钙作用的抗生素。可与 DNA 紧密结合抑制核酸合成，主要是抑制 RNA 合成。还能抑制破骨细胞，减少钙由骨组织释出以及阻断甲状旁腺激素引起的钙释放。对晚期睾丸胚胎细胞癌有一定治疗价值，为目前治疗睾丸癌的次选药物。还可用于常规治疗无效的高钙血症。不良反应主要为骨髓抑制和肾功能损害，且较严重。

四、铂类配合物

顺 铂

顺铂（cisplatin，DDP）为二价铂离子同一个氯离子和两个氨基组成的金属络合物，在氯离子浓度高的环境下稳定，进入癌细胞后在低氯离子环境下水解为具有烷化功能的阳离子水化物，抑制 DNA 复制和转录，导致 DNA 断裂和错码，抑制细胞有丝分裂，作用较强而持久。抗癌谱广，对多种实体肿瘤有效，可用于肺癌、膀胱癌、卵巢癌、乳腺癌、头颈部癌、睾丸恶性肿瘤等。本品与常用抗生素抗癌药物无交叉耐药性。最常见最严重的不良反应是肾毒性。对神经系统及胰腺（特别是大剂量时）亦有明显毒性。

卡铂（carboplatin，CBP）为第二代铂类化合物，其作用机制、适应证与顺铂相同，具有抗瘤活性较强、毒性较低的特点。肾毒性轻微且不常见，耳毒性和神经毒性罕见。主要不良反应为骨髓抑制，且强于顺铂。与顺铂有交叉耐药性。

奥 沙 利 铂

奥沙利铂（oxaliplatin）又称草酸铂，为第三代铂类化合物。抗癌活性高、抗瘤谱广，与顺铂无交叉耐药，可抑制某些对顺铂耐药的肿瘤细胞。静脉注射用于卵巢癌、胃癌、结肠癌和黑色素瘤等。骨髓抑制轻微，无肾毒性，恶心呕吐发生率比顺铂小，无严重听力损害。突出的不良反应是外周感觉神经异常，随累积剂量增加而增加，停药可恢复。

五、植物来源的抗肿瘤药

长 春 碱 类

长春碱（vinblastine，VLB）及长春新碱（vincristine，VCR）为夹竹桃科植物长春花所含的生物碱，其半合成衍生物有长春地辛（vindesine，VDS）和长春瑞滨（vinorelbine，NVB）。

长春碱类主要作用于 M 期细胞，抑制微管聚合和纺锤丝的形成，使细胞有丝分裂停止于中期，VLB 的作用较 VCR 强。VLB 主要用于治疗急性白血病、恶性淋巴瘤及绒毛膜上皮癌。VCR 对儿童急性淋巴细胞白血病疗效好、起效快。VDS 和 NVB 主要用于治疗肺癌、恶性淋巴瘤、乳腺癌、卵巢癌和白血病等。不良反应主要包括骨髓抑制、神经毒性、消化道反应、脱发等；注射有较强的局部刺激性。与 VLB 相比，VCR 对骨髓毒性不明显，但外周神经系统毒性较大。

紫 杉 醇

紫杉醇（paclitaxel）能促进微管的装配，但抑制微管的解聚，从而使细胞有丝分裂终止。该药对卵巢癌和乳腺癌有独特的疗效，对肺癌、食管癌、大肠癌、黑色素瘤、头颈部癌、淋巴瘤、脑瘤也有一定疗效。该药的过敏反应、神经毒性和心脏毒性较为严重。

三尖杉生物碱类

高三尖杉酯碱（homoharringtonine）和三尖杉酯碱（harring tonine）是由三尖杉属植物提取的生物碱。可抑制蛋白合成的起始阶段，并使核糖体分解，蛋白质合成及有丝分裂停止。对急性粒细胞白血病疗效较好，也可用于急性单核细胞白血病及慢性粒细胞白血病等的治疗。不良反应包括骨髓抑制、胃肠道反应、脱发，偶见心脏毒性。

喜 树 碱 类

喜树碱（camptothecin，CPT）是从我国特有的植物喜树中提取的一种生物碱。临床常用其衍生物羟喜树碱（hydroxycamptothecine，OPT）。该类药物能特异性抑制 DNA 拓扑异构酶 I，从而干扰 DNA 的复制、转录和修复功能，为细胞周期特异性药物。对胃癌、绒毛膜上皮癌、恶性葡萄胎、急性及慢性粒细胞性白血病等有一定疗效，对膀胱癌、大肠癌及肝癌等也有一定疗效。CPT 毒性较大，有泌尿道刺激症状，其衍生物毒性反应则较轻。

鬼臼毒素类衍生物

鬼臼毒素（podophyllotoxin）能与微管蛋白结合，使细胞的有丝分裂停止。其衍生物依托泊苷（etoposide，VP – 16）和替尼泊苷（teniposide，VM – 26）则主要抑制 DNA 拓扑异构酶Ⅱ，从而干扰 DNA 复制、转录及修复功能。VP – 16 在同类药物中毒性最低，对治疗肺癌、睾丸肿瘤及恶性淋巴瘤有良好效果。VM – 26 的作用为 VP – 16 的 5～10 倍，对儿童白血病和脑瘤疗效较好。

六、影响激素功能的抗癌药物

某些肿瘤如乳腺癌、宫颈癌、卵巢癌、前列腺癌、睾丸肿瘤、甲状腺癌的发生与相应的激素失调有关。因此，可用激素或激素的拮抗药来调整其失调的状态，抑制肿瘤的生长。

肾上腺皮质激素

肾上腺皮质激素（adrenocortical hormones）通过抑制有丝分裂使血液淋巴细胞迅速减少，对急性淋巴细胞白血病和恶性淋巴瘤有较好的短期疗效，对其他恶性肿瘤无效，但与其他抗癌药少量短期合用，可减少血液系统并发症以及癌肿引起的发热等毒血症表现。需要注意的是可因抑制机体免疫功能而促进肿瘤的扩展。

氨鲁米特

氨鲁米特（aminoglutethimide）又称氨苯哌酮，为镇静催眠药格鲁米特的衍生物，通过阻断芳香化酶而抑制雌激素的生成，从而减少雌激素对乳腺癌的促进作用，起到抑制肿瘤生长的效果。用于绝经后晚期乳腺癌。

雄　激　素

二甲基睾酮（dimethyltestosterone）、丙酸睾酮（testosterone propionate）和氟羟甲酮（fluoxymesterone）不仅直接对抗雌激素，还可抑制脑垂体前叶分泌促卵泡激素，减少卵巢雌激素的分泌；还可对抗催乳素的乳腺刺激作用，从而抑制肿瘤细胞的生长。临床主要用于晚期乳腺癌，尤其是骨转移者疗效较佳。

氟　他　胺

氟他胺（flutamide）又称氟硝丁酰胺，是一种口服的非甾体类雄性激素拮抗剂。氟他胺及其代谢产物 2 - 羟基氟他胺可与雄性激素竞争雄激素受体，并与雄激素受体结合成复合物，进入细胞核，与核蛋白结合，抑制雄激素依赖性的前列腺癌细胞生长。同时，氟他胺还能抑制雄性激素生物合成。主要用于前列腺癌。

雌　激　素

己烯雌酚（diethylstilbestrol）不仅直接对抗雄激素，尚可反馈性抑制下丘脑和垂体释放促间质细胞激素，从而减少雄激素的分泌。临床用于前列腺癌和绝经期乳腺癌的治疗。

他　莫　昔　芬

他莫昔芬（tamoxifen）又称三苯氧胺，为雌激素受体的部分激动药，在体内雌激素水平较高时表现为抗雌激素效应。主要用于雌激素受体阳性的乳腺癌患者及其他雌激素依赖性肿瘤的治疗。长期大量应用可出现视力障碍，血象和肝功能异常者慎用，妊娠妇女禁用。

孕 激 素

孕激素作用机制为：①黄体激素可促进子宫内膜分化成熟，而使癌组织变性、坏死，抑制癌细胞组织核酸合成；②抑制垂体催乳素或促进卵泡素的分泌而抑制肿瘤。孕激素可使部分子宫内膜癌症状改善，肿瘤缩小，生存期延长。适用于绝经后不久的妇女或雌激素无效的有软组织转移的晚期乳腺癌。

促性腺激素释放激素同类物

亮丙瑞林（leuprolide）和戈舍瑞林（goserelin）是合成的促性腺激素释放激素的类似物。它们占据垂体的促性腺激素释放激素受体，抑制垂体分泌促卵泡素和黄体生成素，减少卵巢雌激素及睾丸雄激素的合成。替代睾丸切除术用于前列腺癌，可以达到相同的缓解率，并能避免雌激素引起的男子乳腺发育、恶心、呕吐、水肿和血栓栓塞性疾病。与氟他胺合用可以增强疗效。也可与雌激素拮抗药合用于绝经前激素受体阳性的乳腺癌患者。使用这类药物早期可出现一过性的促性腺激素分泌增加。常见不良反应有体温升高、阳痿等，停药可恢复。可引起动物流产，禁用于妊娠期或准备怀孕的妇女。

奥 曲 肽

奥曲肽（octreotide）为人工合成的生长抑素八肽同类物，保留了生长抑素与受体结合的结构而有其药理作用，但对酶分解作用有抵抗，故作用持久。临床用于胃肠道肿瘤如血管活性肠肽瘤、胰高血糖瘤、类癌瘤、促胃液素瘤（卓-艾综合征）等的治疗。

依 西 美 坦

依西美坦（exemestane）为芳酶抑制剂，阻止雌激素的产生，从而抑制乳腺癌细胞的生长，与他莫昔芬合用疗效较好。临床主要用于绝经后晚期乳腺癌患者。不良反应为恶心、面部潮红、雄激素样症状、水肿等。

七、其他药物

门冬酰胺酶

门冬酰胺酶（asparaginase）可使血液内门冬酰胺水解，造成缺乏。正常细胞可自行合成门冬酰胺，几乎不受影响，而某些不能自己合成，需从细胞外摄取门冬酰胺的肿瘤细胞生长却受到严重抑制。该药主要用于急性淋巴细胞白血病。常见的不良反应有消化道反应及精神症状，偶见过敏反应，用药前需做皮试。

维 A 酸

维 A 酸（retinoic acid, tretinoin）又称维甲酸，包括全反式维甲酸（ATRA）、13-顺式维甲酸（13-CRA）和 9-顺式维甲酸（9-CRA）。其中 ATRA 主要用于急性早幼粒细胞白血病的诱导分化治疗，部分患者可完全缓解，但短期内容易复发。ATRA 与亚砷酸或化疗药物联合用药可获得较好疗效。

第三节 抗肿瘤药物应用的基本原则

抗癌药物的应用和联合应用是很复杂的问题，总的原则是兼顾下列因素：

1. 细胞增殖动力学

（1）将作用于不同时相的药物合用，在多个环节上杀灭瘤细胞。

（2）交替应用周期非特异性和周期特异性药物：①对于增长缓慢的实体瘤，由于其 G_0 期细胞较多，可先用细胞周期非特异性药物，杀灭增殖期及部分 G_0 期细胞，这样一方面可使瘤体缩小，另一方面可驱动 G_0 期细胞进入增殖周期，然后再用细胞周期特异性药物杀死之。②对于增长快、生长比率高的肿瘤，如急性白血病，则正好相反，应用周期特异性药物先杀灭 S 期或 M 期的肿瘤细胞，然后再用周期非特异性药物杀灭其他各期细胞。待 G_0 期细胞进入周期后，可再重复上述疗程。

2. 抗肿瘤药物的抗瘤机制 不同作用机制的抗肿瘤药合用，往往能增强疗效。例如烷化剂环磷酰胺或卡莫司汀与阻止 DNA 修复的甲氨蝶呤合用，常可产生协同作用。另外，将能干扰生物大分子合成中两个相继环节的两种药物合用，常有增强抗瘤作用的效果，如先用 MTX 减少 5,10 - 甲烯四氢叶酸后，6 小时内再用氟尿嘧啶阻断脱氧胸苷酸合成，有明显的协同抗瘤作用。

3. 减低药物的毒性 骨髓抑制毒性是多数抗肿瘤药物的主要毒性，联合应用一些骨髓抑制作用小的抗瘤药，如泼尼松、长春新碱、博来霉素等，往往可起到提高疗效、降低毒性的作用。

4. 抗肿瘤药物的抗瘤谱 不同抗瘤药物有不同的抗瘤谱，经验证明胃肠道癌宜用氟尿嘧啶，也可用噻替派、环磷酰胺、丝裂霉素；鳞癌可用博来霉素、硝卡芥、甲氨蝶呤等；肉瘤可用环磷酰胺、顺铂、表柔比星等。

5. 给药剂量和方法 由于大剂量一次用药所杀灭的瘤细胞数远远超过将该剂量分为数次小剂量用药所能杀灭瘤细胞数之和。又由于大剂量一次用药比小剂量数次用药更有利于造血系统和消化道等正常组织修复，因为保存在 G_0 期的造血干细胞较瘤细胞多，这些正常组织修复也较许多实体瘤快，在间歇期可较快补充，无论是联合用药还是单药治疗，一般应使用机体能耐受的最大剂量，特别是对那些病期较早、体质较好的肿瘤患者。事实证明，环磷酰胺、表柔比星、卡莫司汀、甲氨蝶呤等多数药物采用大剂量间歇用药法要比小量法连续为佳。这种方法有利于大量杀灭瘤细胞，减少耐药性发生，也有利于机体正常组织的迅速恢复。

第四十二章　免疫功能调节药

　　免疫系统是机体识别并排除异己功能的特殊系统，它包括胸腺、脾、淋巴结、扁桃体以及分布于全身体液和组织中的淋巴细胞和浆细胞。免疫系统的功能是通过免疫应答完成的，免疫应答（免疫反应）是指免疫活性细胞识别抗原产生应答（活化、增殖、分化等反应），并将抗原破坏和（或）清除的过程。免疫应答有特异性和非特异性两种，前者更重要，有细胞免疫反应和体液免疫反应之分。淋巴样组织和免疫效应细胞是特异性免疫应答的基础，淋巴样组织包括中央淋巴组织和外周淋巴组织，免疫效应细胞主要有 T 细胞、B 细胞，还有杀伤（K）细胞、自然杀伤（NK）细胞、淋巴因子激活的杀伤（LAK）细胞。

　　免疫应答过程分三期：①识别阶段：巨噬细胞和免疫活性细胞识别和吞噬、处理抗原的阶段。②增殖分化阶段：T 细胞、B 细胞被抗原激活后增殖分化并产生免疫活性物质致敏小淋巴细胞和抗体的阶段。③效应阶段：致敏小淋巴细胞或抗体再次接触抗原，产生 T 淋巴细胞介导的细胞免疫或抗体介导的体液免疫效应阶段，即致敏小淋巴细胞或抗体直接或间接破坏抗原的过程。

　　正常的免疫功能对机体的防御反应、自我稳定和免疫监视等都有重要意义，免疫功能异常时，无论是过强还是过弱，或对自身组织抗原产生应答，均可引起免疫性疾病，包括：①超敏反应病，如荨麻疹、哮喘、过敏性休克等。②免疫缺陷病，如恶性肿瘤等。③自身免疫性疾病，如系统性红斑狼疮、类风湿性关节炎、硬皮病、肾病综合征等。调节免疫功能的药物有免疫抑制药和免疫增强药两大类。

第一节　免疫抑制药

　　免疫抑制药可以控制免疫功能增强的症状，主要用于器官移植的排异反应和自身免疫性疾病，二者作用目的不同，前者抑制器官移植接受者免疫系统产生的对外来组织的正常免疫反应 - 排异反应，后者抑制机体对自身组织的异常免疫反应。本类药不能彻底治愈免疫性疾病，但是若长期应用，可降低机体的免疫功能而引起感染、提高肿瘤的发病率且影响生殖功能，因此要慎用本类药物。目前本类药物有四类：糖皮质激素、钙调节磷酸酶抑制剂、抗增殖/抗代谢剂、抗体。常用免疫抑制药物见表 42 - 1。

表 42 - 1　常用免疫抑制药物

药物	药理作用	临床应用	不良反应
环孢素 A （cyclosporin A）	选择性抑制 T 淋巴细胞活化	移植后的排异反应，自身免疫性疾病	肝肾损害
他克莫司 （tacrolimus，FK506）	抑制 T 淋巴细胞活化	移植后的排异反应	肾、神经、胃肠、心血管毒性
糖皮质激素类 （glucocorticoids）	抑制免疫反应的多个环节，抑制细胞免疫和体液免疫	自身免疫性疾病，移植后的排异反应	类皮质功能亢进症，诱发或加重感染
硫唑嘌呤 （azathioprine）	代谢产物硫嘌呤干扰嘌呤合成，抑制细胞免疫和体液免疫	移植后的排异反应，自身免疫性疾病	骨髓抑制、胃肠道反应、皮疹、肝损害
霉酚酸酯 （mycophenolate mofetil）	抑制嘌呤合成，抑制 T 细胞和 B 细胞增殖	移植后的排异反应	胃肠道反应
巴利昔单抗 （basiliximab）	IL - 2 受体 α 链的单克隆抗体	类风湿性关节炎	超敏反应
抗淋巴细胞球蛋白 （antilymphocyte globulin）	特异性与淋巴细胞结合，在补体参与下使淋巴细胞裂解	移植后的排异反应	速发型变态反应

第二节　免疫增强药

　　免疫增强药可提高免疫功能，主要用于免疫缺陷性疾病、慢性感染性疾病、恶性肿瘤等。常用免疫增强药物见表 42 - 2。

表 42 - 2　常用免疫增强药物

药物	药理作用	临床应用	不良反应
干扰素 （interferon，IFN）	免疫细胞因子，调节免疫	病毒感染性疾病，恶性肿瘤	发热、头痛、肌痛、恶心、呕吐、白细胞减少等
左旋咪唑 （levamisole）	提高 T 淋巴细胞和巨噬细胞功能	免疫功能低下或缺陷者感染，自身免疫病，肿瘤	胃肠道反应、头晕、失眠、粒细胞减少
白细胞介素 2 （interleukin - 2，IL - 2）	与 IL - 2 受体结合诱导 TH、TC 细胞增殖，促进 B 细胞、NK 细胞和其他杀伤细胞等分化增殖	病毒和细菌感染，肿瘤辅助治疗	肝肾损害、肺水肿、骨髓抑制、低血压、心率及心律失常
转移因子 （transfer factor，TF）	转导细胞免疫信息，使淋巴细胞转化、增殖、活化，获得供体样的免疫力	免疫缺陷病的补充治疗	偶见药热、药疹
胸腺素 （thymosin）	促进 T 细胞分化成熟，增强细胞免疫功能	细胞免疫缺陷疾病，自身免疫病，肿瘤辅助治疗	少见
卡介苗 （bacillus calmette - guerin，BCG）	免疫佐剂，增强抗原的免疫原性，加速诱导免疫应答反应	肿瘤辅助治疗，预防呼吸系统感染	较多，局部可见红斑、硬结或溃疡，寒战、高热等
异丙肌酐 （isoprinosine）	促进 T 细胞分化，增强淋巴因子、NK 细胞活性	病毒感染，免疫功能低下，肿瘤辅助治疗	可见恶心、血尿酸升高

第四十三章 药理学实验实训

第一节 概 述

一、药理学实验研究

药理学是一门实验研究性极强的学科，根据其从基础研究到临床应用的阶段性，可分为：①基础实验研究（临床前研究），其研究工作内容主要是在实验室完成，研究的对象主要是实验动物。②临床研究，其研究工作主要是在具有相关资质的综合医院或专科医院进行，研究的对象为有特定疾病的志愿者。③售后研究，相当于Ⅳ期临床评价。由于基础实验研究所使用的动物与人存在着种属差异，而临床研究有特定疾病的志愿者又存在数量、病情状况、年龄等诸多局限性，其研究结果不能十分准确地反映药物的药效和毒理作用。有些药物的不良反应是发生率较低的小概率事件，而且影响因素较多，只有在广泛的临床应用中才会被发现。因此，售后的追踪观察和研究是药理学不可忽视的一项重要工作，并且可能发现新的药理作用。

药理学实验研究的主要内容为：①毒性试验，包括急性毒性试验、长期毒性试验、一般药理试验（观察药物对呼吸和循环的影响）、特殊毒性试验等；②药效学试验，观察药物对相关疾病动物模型的防治作用；③药物代谢动力学试验，研究药物在机体内的代谢过程，即吸收、分布、生物转化和排泄的体内过程。

药理学基础实验研究方法可分为体外实验和动物实验。主要是动物实验，其实验方法可分为离体实验和在体实验。离体实验是取出实验动物的某种器官、组织或细胞，在模拟其体内环境条件下进行的相关实验研究。在体实验，也可称整体实验，是利用实验动物进行的相关实验研究，观察药物在实验动物体内的药理作用或代谢情况。应用培养细菌、寄生虫、肿瘤细胞，还可应用健康志愿者或患者的血液、尿液、骨髓等样本及手术切除的人体组织或器官等进行体外实验研究。

二、药理学实验动物

可用于药理学实验研究的动物种类繁多，常用的实验动物有小白鼠、大白鼠、兔、豚鼠、蟾蜍、猫、犬等，猪、鸡、鸭、牛、羊等也可用于实验研究。小白鼠是药理学实验研究最为常用的实验动物。实验动物的科学涵义应是遗传限定的动物（genetically defined animals），需经人工培育或人工改造，遗传背景明确，来源清楚。依据其基因纯合的程度，通常把实验动物划分为近交系、突变系、杂交群和封闭群动物四大类群。自1913 年 Bagg 获得小鼠白化株（albino stock）以来，到目前小白鼠的品系已有 40 多种。我国医药院校药理实验教学常用的小白鼠为昆明种（KM）小白鼠，是 1946 年从印度引入云南昆明饲养的品种。常用的大鼠有 Wistar 大鼠和 SD（Sprague Dawley）大鼠等。实验用兔的品种主要为日本大耳白、新西兰白兔、青紫兰兔、中国白兔等。

对实验动物携带的微生物、寄生虫应实行人工控制，根据控制的程度不同，通常将实验动物分为四级：一级动物，又称普通动物（conventional animals，CV），微生物学控制程度最低，CV 级动物不携带主要人畜共患病病原体和动物烈性传染病病原体。二级动物，又称清洁动物（clean animals，CL），CL 级动物除一级动物应排除的病原体外，还要求不携带对动物危害大和对科学研究干扰大的病原体。三级动物，又称无特殊病原体动物（specific pathogen free，SPF），SPF 级动物除一、二级动物应排除的病原体外，还要求不携带主要潜在感染或条件致病和对科学实验干扰大的病原体。四级动物，又称无菌动物（germ free animals，GF），指不能检出一切生命体的动物，其中包括悉生动物（gnotobiotic animals，GA），是对无菌动物人工投予某些已知微生物（一般为埃希大肠杆菌、葡萄球菌及乳酸杆菌等）而获得。根据投入已知菌的种类，分别称为单菌、双菌、三菌或多菌动物。

三、常用实验动物的基本操作技术

（一）实验动物的捉拿和固定

正确而熟练地捉拿实验动物，可防止实验动物在实验过程中过度挣扎或受到损伤，同时避免实验人员被抓伤或咬伤，从而保证实验顺利完成。药理学实验课常用实验动物的捉拿固定方法：

1. 小白鼠 其性情温顺，但易受惊吓，一般不会主动攻击咬人。以右手抓其尾，放在实验台上或鼠笼盖、铁纱网等粗糙物上，向后轻拉小鼠，然后用左手拇指及食指沿其背向前抓住其头颈部皮肤，其余三指和掌心夹住背部皮肤及尾部或以左手的小指和掌部夹住其尾固定在手上。也可将小白鼠固定于特制的小白鼠固定器中，露出尾巴进行尾静脉取血或注射。

2. 大白鼠 其性情比较凶猛，门齿尖大，受惊吓时会攻击咬人。为避免大鼠在惊恐或激怒时咬伤实验者，操作时应戴上棉手套或帆布手套。以右手抓其尾，放在实验台上或鼠笼盖、铁纱网等粗糙物上，向后轻拉大鼠，然后用左手拇指及食指沿其背向前抓住其头颈部皮肤，其余三指和掌心夹住背部皮肤。也可将大白鼠固定于特制的大白鼠固定器中或小黑布袋中，露出尾巴进行尾静脉取血或注射。

3. 豚鼠 其性情温和，胆小易受惊吓，不会主动攻击咬人。抓取体重较低的豚鼠时，只需用双手捧起。对于体型较大的豚鼠，可用手掌扣住其背部，抓住肩胛上方，以拇指和食指环握其颈部，另一只手托着其臀部。

4. 家兔　其性情温顺驯服，一般不会咬人。但其脚爪尖利，捉拿时应避免被蹬伤。抓取时一手提拿家兔的颈背部皮肤，另一手托其臀部，托住其体重大部分。根据实验需要将家兔固定成相应的姿势。也可将家兔固定于特制的家兔固定器中，便于实验操作。

（二）实验动物的性别

药理学实验对实验动物性别的要求多为雌雄各半或雌雄兼用，但有时为避免雌雄差异对实验结果的影响或实验项目的要求，个别实验需用单一性别的实验动物。雌雄动物在实验过程中应分笼饲养。

1. 鼠类的性别辨认：大白鼠、小白鼠和豚鼠的性别辨认方法基本相似，辨认要点为：①雄鼠可见阴囊，站立位时阴囊内睾丸下垂；②雄鼠的尿道与肛门距离较远，两者之间有毛；雌鼠的阴道与肛门距离较近，界限不清，两者之间无毛；③成熟雌鼠的腹部有乳头。

2. 家兔的性别辨认：①雄兔可见阴囊，两侧各有一个睾丸；按压生殖器部可露出阴茎；②雌兔的腹部有 5 对乳头。

3. 猫和犬等大动物的外生殖器发育显著，性别容易辨认。

（三）实验动物的标记编号

实验时需将实验动物分组、标记编号和称重，以利于实验时给药、观察和记录。常用的标记编号方法有：①染色法：以染色部位、颜色不同来标记区分实验动物；②耳孔法：是根据打在动物耳朵上的部位和孔的多少区分实验动物的方法；③烙印法：造成轻微损伤，形成痕迹来区分实验动物；④挂牌法：将编好的号码烙印在金属牌上，挂在实验动物颈部、耳部、肢体或笼具上；⑤笼具编号法；⑥断趾编号法、剪尾编号法、被毛剪号法等。

染色法最为常用，所使用的染色剂最常用的是 3% ~5% 苦味酸溶液，为黄色的化学试剂，其着色力较强，染色持久。也可用咖啡色的 20% 硝酸银溶液、红色的 0.5% 中性红或品红溶液、黑色的煤焦油酒精溶液等。

标记序号的方法可自行设定，也可多种染色剂配合使用。较为通用的单一染色剂标记方法是：1 号在颈部做一点状标记；2 号在背部正中做一点状标记；3 号在尾根部做一点状标记；4 号在颈部做一点状标记，在尾根部做一点状标记，即① + ③；5 号在背部正中做一点状标记，在尾根部做一点状标记，即② + ③；6 号在颈部做一点状标记，在背部正中做一点状标记，在尾根部做一点状标记，即① + ② + ③；7 号在颈部至背部正中做一条状标记；8 号在背部正中至尾根部做一条状标记；9 号在颈部至尾根部做一条状标记；十位标记在实验动物的左侧腹部，方法同上，可标记 10、20、30…90；百位标记在实验动物的右侧腹部，方法同上，可标记 100、200、300…900。此方法可标记序号 1 ~999。实验所需动物数量较多时可采用染色法和笼具编号法相结合，避免实验动物编号过大。

（四）常用实验动物的给药方法

1. 小白鼠的给药方法

（1）灌胃 用左手抓住小白鼠后，仰持小白鼠，使头颈部充分伸直，但不可抓得太紧，以免窒息。右手持安有小白鼠灌胃针头的注射器，小心自口角插入口腔，再从舌背面紧沿上颚缓慢进入食道，推进2~3cm后注入药液。操作时应避免将灌胃针头插入气管，若误入气管，小鼠可出现发绀、强烈挣扎，此时应退出灌胃针头，重新操作。灌注药液量为0.1~0.3mL/10g体重，一般给药剂量不超过0.8mL。

（2）皮下注射 用左手抓住小白鼠后，右手持注射器，延左手大拇指侧方将注射器针头插入小白鼠颈部皮下或背部皮下，注射剂量为0.1~0.3mL/10g体重，一般给药剂量不超过0.5mL。

（3）肌内注射 将注射器针头插入后肢大腿外侧肌肉注入药液，剂量为0.05~0.1mL/10g体重，如注射剂量较大可在两侧大腿外侧肌肉同时注入药液，一般给药剂量不超过0.2mL。

（4）腹腔注射 左手仰持固定小白鼠，右手持注射器从左侧中腹部朝头部方向刺入，针头与腹部平面的角度约45°，针头插入不宜太深或太近上腹部，以免刺伤内脏。注射量一般为0.1~0.2mL/10g体重，一般给药剂量不超过0.5mL。

（5）尾静脉注射 将小白鼠放入特制小鼠固定器内，简易的方法是用小鼠笼盖隔离小鼠，将鼠尾浸入40℃~45℃温水中半分钟，或用酒精棉球擦拭鼠尾，使血管扩张，然后将鼠尾拉直，将针头插入尾静脉内，缓慢将药液注入。如注入药液有阻力，而且局部变白，表示药液注入皮下，应重新在针眼上方注射。注射量为0.05~0.1mL/10g体重，一般给药剂量不超过0.3mL。

2. 家兔的给药方法

（1）灌胃 需两人协作完成，将家兔固定于特制兔固定器内，助手双手握住家兔双耳固定头部；或助手取坐位将家兔的躯体夹于两腿之间，一只手握紧家兔双耳固定头部，另一只手抓住双前肢固定胸部。操作者将兔开口器横放于兔的上下颌之间、舌头之上，然后将导尿管经开口器中孔，沿上颚壁缓慢插入食道15~18cm，此时可将导尿管外口端置于盛有水的烧杯中，如有气泡逸出，说明误入气管，将导尿管缓慢拔出，重新操作；若无气泡逸出，证明确已插入食道，可用注射器注入药液。然后用注射器注入2~3mL生理盐水冲洗导尿管，使药液完全注入胃中，捏闭导尿管外口，将导尿管缓慢拔出，取下开口器。一般给药剂量不超过20mL/kg体重。

（2）皮下注射、肌内注射和腹腔注射 操作方法基本与鼠类相似，可选用大一些的注射针头。皮下注射一般给药剂量不超过0.5mL/kg体重，肌内注射一般给药剂量不超过1.0mL/kg体重，腹腔注射一般给药剂量不超过5.0mL/kg体重。

（3）静脉注射 兔耳外缘血管为静脉，中央血管为动脉，静脉注射多采用耳缘静脉注射。注射时先用酒精棉球涂擦耳缘静脉部位的皮肤并用手指轻弹或怕打，使血管充分扩张，再以左手食指放在耳下将兔耳垫起，并以拇指按住耳缘部分，右手持注射器进针，针头经皮下推进少许再刺入血管，进入血管后可有回血现象，注射时无阻力并且沿静脉呈现药液颜色，即可缓慢匀速推注药液，注射完毕用棉球压住针眼，退出针头，继续压迫止血数分钟。

（五）常用实验动物的部分生物学数据及离体实验常用的生理溶液

1. 常用实验动物的部分生理指标数据　了解实验动物的生理指标数据对于更好地完成实验研究项目，分析药物的相关药效和不良反应是十分重要的。常用实验动物的部分生理指标数据见表 43 - 1。

表 43 - 1　常用实验动物的部分生理指标数据

生理指标	小鼠	大鼠	豚鼠	家兔	猫	犬
适用体重（kg）	0.018 ~ 0.022	0.12 ~ 0.20	0.20 ~ 0.50	1.5 ~ 2.5	2.0 ~ 3.0	5.0 ~ 15.0
寿命（年）	1.5 ~ 2.0	2.0 ~ 3.5	6 ~ 8	4 ~ 9	8 ~ 10	10 ~ 15
性成熟年龄（月）	1.2 ~ 1.7	2 ~ 8	4 ~ 6	5 ~ 6	6 ~ 8	8 ~ 10
性周期	4 ~ 5 天	4 ~ 5 天	15 ~ 18 天	刺激排卵	春、秋两季	1 ~ 2、6 ~ 8 个月
妊娠期（天）	18 ~ 43	22 ~ 24	62 ~ 68	28 ~ 33	52 ~ 60	58 ~ 65
产仔数（只）	4 ~ 15	8 ~ 15	1 ~ 6	4 ~ 10	3 ~ 6	4 ~ 10
哺乳期（周）	3	3	3	4 ~ 6	4 ~ 6	4 ~ 6
平均体温（℃）	37.4	38.0	39.0	39.0	38.5	38.5
呼吸（次/分）	136 ~ 436	100 ~ 150	100 ~ 150	50 ~ 90	30 ~ 50	20 ~ 30
心率（次/分）	400 ~ 600	250 ~ 400	180 ~ 250	150 ~ 220	120 ~ 180	100 ~ 200
血压（kPa）	12.7 ~ 16.7	13.3 ~ 16.0	10.0 ~ 12.0	10.0 ~ 14.0	10.0 ~ 17.3	9.3 ~ 16.7
（mmHg）	95 ~ 125	100 ~ 120	75 ~ 90	75 ~ 105	75 ~ 130	25 ~ 70

2. 实验动物及人的体表面积比例　人与实验动物及不同实验动物等效药物剂量绝对不是 1∶1 的关系，不但要考虑体重的因素，还要考虑体表面积等因素。常用实验动物及人的体表面积比例见表 43 - 2。

表 43 - 2　常用实验动物及人的体表面积比例

	20g 小鼠	200g 大鼠	400g 豚鼠	1.5kg 兔	2.0kg 猫	12kg 犬	70kg 人
20g 小鼠	1.0	7.0	12.25	27.8	29.0	124.2	387.9
200g 大鼠	0.14	1.0	1.74	3.9	4.2	17.8	56.0
400g 豚鼠	0.08	0.75	1.0	2.25	2.4	10.2	31.5
1.5kg 兔	0.04	0.25	0.44	1.0	1.08	4.5	14.2
2.0kg 猫	0.03	0.23	0.41	0.92	1.0	4.1	13.0
12kg 犬	0.008	0.06	0.10	0.22	0.24	1.0	3.1
70kg 人	0.0026	0.018	0.031	0.07	0.076	0.32	1.0

3. 离体实验常用的生理溶液　离体实验动物的某种器官、组织或细胞，在模拟其体内环境条件下进行的相关实验研究的生理溶液存在一定的差别。常用离体实验生理溶

液见表43-3。同一种离体实验生理溶液配制存在不同的主张，但差异不大。可根据实验的具体情况进行相应的改动，如克-亨氏液（Krebs-Henseleit solution）即为改良的克氏液（Krebs solution），常用于离体心肌、血管、气管的实验。

需加入葡萄糖的生理溶液应在实验前加入，以防变质。生理溶液中含有 $NaHCO_3$、NaH_2PO_4 及 $CaCl_2$ 的均应先分别将其溶解，然后再加入已经充分溶解的其他成分的溶液中，否则可发生沉淀反应。

表43-3 常用离体实验生理溶液的成分、含量和用途

生理溶液名称	生理盐水		任氏液(Ringer)			乐氏液(Locke)	台氏液(Tyrode)	克氏液(Krebs)	戴雅隆氏液(De Jalon)	邵氏液(Thoroton)
成分＼用途	变温动物	恒温动物	蛙心	变温动物	恒温动物	恒温动物心脏	恒温动物肠管	恒温动物心、血管等	恒温动物子宫	恒温动物肺
NaCl (g)	6.5	9.0	6.76	6.5	9.0	9.5	8.0	6.9	9.0	1.65
KCl (g)	–	–	0.09	0.14	0.12	0.42	0.2	0.35	0.42	0.46
$CaCl_2$ (g)	–	–	0.117	0.12	0.20	0.24	0.2	0.28	0.06	0.05
$NaHCO_3$ (g)	–	–	0.225	0.20	0.15	0.1~0.3	1.0	2.10	0.50	2.52
NaH_2PO_4 (g)	–	–	–	0.10	–	–	0.05	–	–	0.25
KH_2PO_4 (g)	–	–	–	–	–	–	–	0.162	–	–
$MgCl_2$ (g)	–	–	–	–	–	–	0.1	–	0.005	0.022
$MgSO_4 \cdot 7H_2O$ (g)	–	–	–	–	–	–	–	0.294	–	–
Glucose (g)	–	–	–	1.0	1.0	1.0~2.5	1.0	2.0	0.5	–
加蒸馏水至 (mL)	1000	1000	1000	1000	1000	1000	1000	1000	1000	1000
5% CO_2 + 95% O_2	–	–	–	–	–	+	+	+	+	+

四、药理学实验实训的目的及要求

药理学实验实训是药理学教学的重要组成部分。目的是使学生掌握药理学实验的基本技能和方法；培养学生实事求是的工作作风，科学的思维方式，以及分析和解决问题的综合能力；锻炼学生的分工协作能力，培养学生的团队精神，为今后的工作奠定基础；通过实验巩固和加深对理论知识的理解。

教师在课前应做预实验，实验所需的药品质量、实验动物的品系、实验室环境等因素都可能影响实验效果。指导教师可根据预实验调整实验方案，同时，可了解实验所需仪器设备的状况，并可预测学生实验过程可能出现的问题。实验结束后要做出总结，如实验结果与理论不一致应查找可能的问题原因。

学生在课前应了解实验项目的题目、目的、原理、方法和操作步骤。实验中了解并严格遵守实验室和动物实验的相关规章制度。课后认真撰写实验报告并及时上交。实验报告要结构完整、条理清晰、层次分明、详略得当、文字工整、措辞严谨，分析和阐述

既要有逻辑性，又具有科学性。

五、药理学实验结果的整理和实验报告的撰写

实验数据、图像记录等实验结果的整理和实验报告的撰写，对培养学生的综合能力有着极其重要的作用。

（一）实验结果的整理

药理学实验结果有计量资料、计数资料、描记曲线、图形及现象等。应将不同的实验结果资料做出相应的妥善整理，进行统计学处理，设计出简单明了而又能反映实验情况和实验结果的表格。

（二）实验报告的撰写

药理学实验报告是对实验中出现的现象、结果进行分析、讨论、推理，最后得出结论所形成的总结性文件。药理学实验报告是药理学科学研究论文的前期工作基础，药理学实验报告的撰写能够锻炼并提高学生的观察发现问题、处理解决问题及分析、比较、归纳、总结等综合能力，同时提升学生的言语文字能力。

药理学实验报告基本形式和内容：

1. 封面　药理学实验项目名称、学生姓名、专业及班级、日期。

2. 主要内容　①药理学实验项目名称。②实验目的。③实验材料，应包括实验动物、药品及化学试剂、主要仪器和器材。④实验方法，简要叙述实验步骤及数据的统计学方法。⑤实验结果，可简要说明实验情况，并以表格形式表述。⑥讨论，应围绕实验结果，联系相关的理论知识进行分析和推理。如实验结果是非预期性的，与理论不符，需分析查找原因。讨论中鼓励学生自由发挥，不必拘泥于教科书，可检索查阅相关资料。讨论是实验报告的核心内容，讨论不应过多依赖非本次及他人实验数据，并紧扣实验目的进行。⑦实验结论，是通过实验结果并分析讨论而归纳出来的概括性判断，也是对本次实验的最后总结。实验结论要与实验目的相对应，应简明扼要，高度概括。不必重述具体实验结果，更不要超出本实验结果所证明的问题。

3. 封底　①参加实验学生名单；②学校、专业、班级；③指导教师；④原始资料保存地点及负责人；⑤日期。

第二节　实验实训项目

一、普萘洛尔对小鼠耐常压缺氧的影响

【目的】学习小鼠耐常压缺氧的实验方法，观察验证普萘洛尔增强机体耐常压缺氧的作用。

【原理】缺氧对机体是一种劣性刺激，影响机体的各种代谢，特别是影响机体的氧

化供能，最终导致机体的心脏、大脑等重要器官衰竭而死亡。普萘洛尔阻断 β_1 受体，减慢心率，抑制心肌收缩力，降低心肌耗氧量。因此普萘洛尔可提高实验动物缺氧耐受力，延长其在缺氧状态下的存活时间。实验以小鼠在常压缺氧条件下呼吸停止死亡为指标，观察验证普萘洛尔增强机体耐常压缺氧的作用。钠石灰的作用是吸收二氧化碳。

【动物】昆明种小白鼠，体重 18~22g，雌雄各半。

【药品】①0.1% 普萘洛尔；②0.9% 生理盐水；③钠石灰；④凡士林；⑤5% 苦味酸溶液。

【器材】天平，小鼠笼，1mL 注射器及针头，秒表，200mL 或 250mL 广口瓶。

【方法】每个实验小组取小鼠 4 只，标记序号，称重并记录体重，随机分为 2 组，每组 2 只，雌雄各半。实验组小鼠腹腔注射 0.1% 普萘洛尔 0.2mL/10g 体重，对照组小鼠腹腔注射 0.9% 生理盐水 0.2mL/10g 体重，给药 20 分钟后将小鼠分别放入盛有 20g 钠石灰的广口瓶中，用凡士林涂抹瓶口，将瓶盖扣紧密封。记录此时到小鼠呼吸停止死亡的时间。综合各实验小组数据，进行统计分析。

【结果】详见表 43 - 4。

表43 - 4 普萘洛尔对小鼠耐常压缺氧的影响 $(\bar{x} \pm S)$

组别	例数（只）	存活时间（分钟）
对照组		
实验组		

【注意事项】①实验小鼠的体重和性别可影响实验结果；②广口瓶的容积要一致。

二、肝药酶抑制剂对戊巴比妥钠所致小鼠睡眠的影响

【目的】学习小鼠镇静催眠的实验方法，观察验证肝药酶抑制剂对药物作用的影响。

【原理】氯霉素为广谱抗生素，具有较强的肝药酶抑制作用，可使戊巴比妥钠在肝脏的生物转化速度减慢，药物血浆浓度升高，催眠潜伏期缩短，催眠作用增强且持久。

【动物】昆明种小白鼠，体重 18~22g，雌雄兼用。

【药品】①0.25% 氯霉素；②0.9% 生理盐水；③0.2% 戊巴比妥钠；④5% 苦味酸溶液。

【器材】天平，小鼠笼，1mL 注射器及针头，秒表。

【方法】每个实验小组取小鼠 4 只，标记序号，称重并记录体重，随机分为 2 组，每组 2 只。实验组小鼠腹腔注射 0.25% 氯霉素 0.2/10g 体重，对照组小鼠腹腔注射 0.9% 生理盐水 0.2mL/10g 体重，给药 30 分钟后 2 组小鼠均腹腔注射 0.2% 戊巴比妥钠 0.2mL/10g 体重，以翻正反射消失为入睡指标，以翻正反射恢复为苏醒指标。记录每只小鼠给予戊巴比妥钠后催眠潜伏期和催眠作用的持续时间。综合各实验小组数据，进行统计分析。

【结果】详见表 43 - 5。

表 43 - 5　氯霉素对戊巴比妥钠所致小鼠睡眠的影响（$\bar{x} \pm S$）

组别	例数（只）	催眠潜伏期（s）	催眠持续时间（s）
对照组			
实验组			

【注意事项】①腹腔注射戊巴比妥钠后小鼠安静不动，要不断验证其翻正反射是否存在；②给予戊巴比妥钠至翻正反射消失时间为催眠潜伏期，翻正反射消失至翻正反射恢复时间为催眠持续时间。

三、哌替啶对小鼠的镇痛作用

【目的】学习镇痛药物的实验方法，观察验证哌替啶的镇痛作用。

【原理】哌替啶（度冷丁），具有明显的镇痛作用，其作用机制与激动阿片 μ 受体，模拟内阿片样肽而起镇痛作用。将小鼠放置于一定温度的热板上，热刺激可使小鼠足部产生疼痛反应，如躁动、跳跃、舔足等。将小鼠舔后足设定为疼痛指标，以小鼠被放置热板至出现舔后足的时间为痛阈值，通过分析给药前后及各组间的痛阈值变化判定药物有无镇痛作用。

【动物】昆明种雌性小白鼠，体重 18 ~ 22g。

【药品】①0.5% 哌替啶；②0.9% 生理盐水；③5% 苦味酸溶液。

【器材】天平，小鼠笼，1mL 注射器及针头，智能热板仪。

【方法】每个实验小组取小鼠 4 只，标记序号，称重并记录体重，随机分为 2 组，每组 2 只。开启智能热板仪，将温度设定为 55℃，测定并记录每只小鼠给药前的痛阈值。实验组小鼠腹腔注射 0.5% 哌替啶 0.25mL/10g 体重，对照组小鼠腹腔注射 0.9% 生理盐水 0.25mL/10g 体重，测定并记录每只小鼠给药后 15 分钟、30 分钟、60 分钟的痛阈值。综合各实验小组数据，进行统计分析。

【结果】详见表 43 - 6。

表 43 - 6　哌替啶对小鼠的镇痛作用（$\bar{x} \pm S$）

组别	例数（只）	给药前痛阈值（s）	给药后痛阈值（s）			痛阈值提高百分率（%）		
			15min	30min	60min	15min	30min	60min
对照组								
实验组								

【注意事项】①性别对痛阈值的影响较大，且雄性在热刺激下易出现躁动、跳跃的反应，影响实验结果，因此热板法镇痛实验常选用雌性小鼠；②实验前应筛选实验用小鼠，淘汰痛阈值小于 5 秒和大于 30 秒的小鼠；③痛阈值提高百分率（%）=（给药后平均痛阈值 - 给药前平均痛阈值）÷给药前平均痛阈值×100%。

四、不同给药途径对药物作用的影响

【目的】观察灌胃和皮下注射给予硫酸镁，加深对不同给药途径对药物作用的影响的理解。

【原理】同一药物，给药途径不同，不但影响药物作用的强弱，有时也会产生作用性质的改变。神经递质的分泌、骨骼肌和血管平滑肌的收缩均需要 Ca^{2+} 参与。注射硫酸镁后吸收的 Mg^{2+} 可特异性拮抗 Ca^{2+} 的作用，产生中枢抑制作用及骨骼肌松弛。剂量较大时可抑制血管平滑肌，血管扩张引起血压下降。口服硫酸镁，在胃肠道难吸收，肠内形成高渗透压，阻止水分吸收，促进肠道蠕动而导泻，促进胆汁分泌而利胆。

【动物】昆明种小白鼠，体重 18～22g，雌雄兼用。

【药品】① 15% 硫酸镁溶液；② 5% 苦味酸溶液。

【器材】天平，小鼠笼，1mL 注射器及小鼠灌胃针头。

【方法】每个实验小组取小鼠 4 只，标记序号，称重并记录体重，随机分为 2 组，每组 2 只。实验Ⅰ组小鼠灌胃给予 15% 硫酸镁溶液 0.2mL/10g 体重，实验Ⅱ组小鼠皮下注射 15% 硫酸镁溶液 0.2mL/10g 体重，分别放置于小鼠笼中，观察并记录两组小鼠的表现。

【结果】详见表 43-7。

表 43-7　灌胃和皮下注射给予硫酸镁的作用

组别	例数（只）	给药方法	给药前表现	给药后表现
实验Ⅰ组				
实验Ⅱ组				

【注意事项】①注意观察实验动物的全身活动情况、四肢和颈部骨骼肌张力、呼吸频率；②注射给药个别小鼠可由于硫酸镁过量中毒引起呼吸抑制、血压急剧下降而死亡。

五、喷托维林的止咳作用

【目的】学习止咳药物的实验方法，观察验证喷托维林的止咳作用。

【原理】氨水等具有挥发性和刺激性的化学物质可刺激呼吸道感受器，反射性地引起咳嗽。喷托维林（咳必清）能直接抑制咳嗽反射中枢，并轻度抑制呼吸道感受器及传入神经末梢而具有较强的止咳作用。

【动物】昆明种小白鼠，体重 18～22g，雌雄兼用。

【药品】① 0.1% 喷托维林溶液；② 0.9% 生理盐水；③ 浓氨水；④ 5% 苦味酸溶液。

【器材】天平，小鼠笼，1mL 注射器及小鼠灌胃针头，500mL 烧杯，秒表，棉球。

【方法】每个实验小组取小鼠 4 只，标记序号，称重并记录体重，随机分为 2 组，每组 2 只。实验组小鼠灌胃给予 0.1% 喷托维林溶液 0.2mL/10g 体重，对照组小鼠灌胃给予 0.9% 生理盐水 0.2mL/10g 体重。30 分钟后，将小鼠扣放入一 500mL 倒置烧杯中，再放入一含有 0.4mL 氨水的棉球，观察小鼠的反应，记录放入氨水棉球至小鼠出现咳嗽的潜伏期和 2 分钟内咳嗽的次数。综合各实验小组数据，进行统计分析。

【结果】详见表 43-8。

表43-8　喷托维林溶液的止咳作用（$\bar{x} \pm S$）

组别	例数（只）	咳嗽潜伏期（s）	咳嗽次数（次/2分）
对照组			
实验组			

【注意事项】①小鼠咳嗽表现为腹部收缩，同时张口，可伴有咳嗽声；②每做完1只小鼠实验即更换含有0.4mL氨水的棉球，以保证实验结果的准确性，并将废弃棉球放入盛有清水的烧杯中。

六、有机磷酸酯类农药中毒及解救

【目的】观察有机磷酸酯类农药中毒的症状及阿托品和解磷定的解救作用。

【原理】有机磷酸酯类药物通过抑制胆碱酯酶活性，使乙酰胆碱在体内堆积，激动M受体、N受体和中枢神经系统胆碱能受体，产生M样症状、N样症状和中枢神经系统抑制症状。M受体阻滞药如阿托品可解除M样症状，胆碱酯酶复活药如氯解磷定可恢复胆碱酯酶活性，对M样症状和N样症状均有效。两种药物合用可提高治疗效果。

【动物】家兔，体重2.5~3.5kg，雌雄兼用。

【药品】①5%敌百虫溶液；②0.1%阿托品溶液；③25%氯解磷定溶液。

【器材】台秤，兔固定器，2、5、10mL注射器，棉球，测瞳尺。

【方法】每个实验小组取家兔1只，称重并记录体重，观察记录给药前指标（见表），将家兔放置于固定器中，耳缘静脉注射5%敌百虫1.5mL/kg体重，从固定器中取出家兔，观察中毒症状并记录；待中毒症状明显后，耳缘静脉注射0.1%阿托品2mL/kg体重，观察并记录中毒症状缓解及消失情况；指标明显缓解后耳缘静脉注射25%氯解磷定0.4mL/kg体重，观察并记录中毒症状缓解及消失情况。

【结果】详见表43-9。

表43-9　阿托品、解磷定对敌百虫中毒的解救作用

观察指标 / 给药顺序		活动情况	呼吸频率	瞳孔直径	唾液分泌	有无二便	肌肉震颤
给药前							
给药后	敌百虫						
	阿托品						
	氯解磷定						

【注意事项】①耳缘静脉注射敌百虫后一般10~15分钟出现中毒症状，如没有出现，可补加0.5mL/kg体重；②敌百虫、阿托品、氯解磷定耳缘静脉注射给药须缓慢推注。

七、某些抗菌药物的抗菌作用

【目的】学习体外抗菌的实验方法，观察验证红霉素、庆大霉素、氧氟沙星的抗菌作用。

【原理】红霉素为大环内酯类抗生素，庆大霉素为氨基苷类抗生素，氧氟沙星为喹

诺酮类人工合成的抗菌药物。它们的抗菌范围、强度和机制各不相同。体外抗菌实验可通过测量抑菌圈直径判定和比较药物的抗菌作用的强弱。

【药品】①1%红霉素溶液；②1%庆大霉素溶液；③1%氧氟沙星溶液。

【器材】恒温孵箱，无菌平皿，直径6mm圆形无菌滤纸片，直尺，2%肉汤琼脂培养基，链球菌、金黄色葡萄球菌、大肠杆菌菌株。

【方法】每个实验小组取1个无菌平皿，先在每个无菌平皿中加入2%肉汤琼脂培养基20mL，凝固后分别加入培养24小时链球菌菌液肉汤琼脂培养基5mL，凝固后将分别浸过1%红霉素溶液、1%庆大霉素溶液、1%氧氟沙星溶液的直径6mm圆形滤纸片各2片均匀贴放在培养基表面，置于37℃孵箱内培养24小时，测量抑菌圈直径，计算出2片的平均值。综合各实验小组数据，进行统计分析。抗金黄色葡萄球菌、大肠杆菌实验方法同上。

【结果】详见表43－10。

表43－10　红霉素、庆大霉素、氧氟沙星的抗菌作用（$\bar{x} \pm S$）

药物	例数	抑菌圈直径（mm）		
		链球菌	金黄色葡萄球菌	大肠杆菌
红霉素				
庆大霉素				
氧氟沙星				

【注意事项】①直径6mm圆形无菌滤纸片规格要统一，浸过药液贴放在培养基表面前抖动2~3次，使其含药量一致；②建议实验菌株为链球菌A_2、金黄色葡萄球菌152、大肠杆菌$O_{125}B_{15}$。

八、呋塞米的利尿作用

【目的】学习家兔利尿实验方法，观察验证呋塞米的利尿作用。

【原理】呋塞米（呋喃苯胺酸，速尿）为高效利尿药，主要作用与髓袢升支粗段，抑制$Na^+ - K^+ - 2Cl^-$同向转运体，影响肾脏的稀释和浓缩功能，产生强大的利尿作用。

【动物】雄性家兔，体重2.5~3.0kg。

【药品】①1%呋塞米溶液；②0.9%生理盐水；③3%戊巴比妥钠溶液；④5%苦味酸溶液。

【器材】台秤，兔笼，兔手术台，10mL注射器及针头，50mL量筒，10号导尿管，烧杯，记滴装置。

【方法】每个实验小组取雄性家兔2只，标记序号，称重并记录体重，随机分为2组，每组1只。耳缘静脉注射3%戊巴比妥钠35mg/kg体重，麻醉后，将家兔仰卧固定于兔手术台上。取一导尿管插入膀胱内10cm并排空尿液，另取一导尿管插入胃内20cm并注入0.9%生理盐水15mL/kg体重。10分钟后，实验组家兔灌胃给予1%呋塞米2mL/kg体重，对照组家兔灌胃给予0.9%生理盐水2mL/kg体重。记录给药后0~30分钟、30分钟~1小时、1~2小时、2~3小时时间段家兔的尿液滴数和尿液量。综合各实验小组数据，进行统计分析。

【结果】详见表 43 – 11。

表 43 – 11　呋塞米的利尿作用（$\bar{x} \pm S$）

组别	例数（只）	尿液滴数（gtt）				尿液量（mL）			
		0～30min	30min～1h	1～2h	2～3h	0～30min	30min～1h	1～2h	2～3h
对照组									
实验组									

【注意事项】①实验家兔体重应接近，实验前自由进食进水；②各时间段所接尿液应及时测量，或在接尿液的烧杯中加入冰箱冷藏的生理盐水 10mL，以避免尿液因室温过高而水分蒸发，测量尿液时扣除。

九、传出神经系统药物对兔血压的影响

【目的】学习血压、心电图实验方法，观察验证传出神经系统药物对血压的影响及相互作用。

【原理】肾上腺素（Ad）、去甲肾上腺素（NA）、异丙肾上腺素（Iso）为拟肾上腺素药；妥拉苏林（Tol）、普萘洛尔（Pro）为抗肾上腺素药，它们通过激动或阻滞 α 受体、β 受体而产生心血管效应。若预先使用 α 受体阻断药后，再使用肾上腺素，α 受体阻断药拮抗了肾上腺素的缩血管作用，而充分表现出舒张血管作用，使肾上腺素的升压作用转变为降压，这种现象称为"肾上腺素的升压翻转"。

【动物】家兔，体重 2.5～3.0kg，雌雄兼用。

【药品】①0.005% 肾上腺素溶液；②0.02% 去甲肾上腺素溶液；③0.0025% 异丙肾上腺素溶液；④2.5% 妥拉苏林溶液；⑤0.25% 普萘洛尔；⑥3% 戊巴比妥钠溶液；⑦1% 肝素溶液。

【器材】台秤，兔手术台，1mL、5mL 注射器，手术剪、镊子和止血钳，多道生理信号采集系统。

【方法】每个实验小组取家兔 1 只，称重，腹腔注射 3% 戊巴比妥钠 35mg/kg 体重麻醉，仰卧固定于手术台上，颈部正中切口，分离一侧颈总动脉并做动脉插管，与生理信号采集系统连接。按照下表顺序耳缘静脉注射给药，给药剂量均为 0.5mL/kg 体重，全程记录血压和标 Ⅱ 导联心电图。

【结果】详见表 43 – 12。

表 43 – 12　传出神经系统药物对兔血压影响

观察指标 / 给药顺序	血 压（mmHg）		心 电 图			
	收缩压	舒张压	PP 间期（s）	R 波（mV）	T 波（mV）	QT 间期（mV）
1.　Ad 　　NA 　　Iso						

续表

给药顺序 \ 观察指标	血 压 (mmHg)		心 电 图			
	收缩压	舒张压	PP 间期 (s)	R 波 (mV)	T 波 (mV)	QT 间期 (mV)
2.　Tol　NA						
3.　Tol　Ad						
4.　Pro　Iso						
5.　Pro　Ad						

【注意事项】①耳缘静脉注射给药速度要快；②实验 1 的目的是分别观察 Ad、NA、Iso 的作用，给药间隔 2 分钟以上，不宜过短；③ 实验 2 ~ 实验 5 的目的是观察两种药物的相互作用，给药间隔 1 分钟以内，不宜过长；④颈总动脉插管时应向管内生理盐水加入 1% 肝素 1mL，防止血液凝固。

十、硝苯地平对大鼠心肌缺血再灌注损伤的影响

【目的】学习心肌缺血再灌注实验方法，观察验证硝苯地平对大鼠心肌缺血再灌注损伤的保护作用。

【原理】钙通道阻滞药对心肌缺血具有保护作用，能降低心肌耗氧量，增加缺血区心肌供血及抑制血小板聚集。心肌缺血再灌注后血清乳酸脱氢酶 (LDH)、肌酸激酶 (CK) 明显升高，心电图 ST 段抬高并可与 T 波融合为单项曲线。对心肌缺血再灌注损伤具有保护作用的药物可不同程度地降低血清 LDH、CK 的升高和 ST 段抬高。

【动物】SD 大鼠，体重 200 ~ 250g，雌雄各半。

【药品】①0.02% 硝苯地平溶液；②0.9% 生理盐水；③3% 戊巴比妥钠溶液；④饱和苦味酸溶液。

【器材】天平，大鼠笼，1mL、5mL 注射器及大鼠灌胃针头，手术剪、小圆针和手术线，动物呼吸机，分光光度计，多道生理信号采集系统。

【方法】每个实验小组取大鼠 2 只，称重，实验组大鼠灌胃给予 2g/mL 硝苯地平 0.5mL/100g 体重，对照组小鼠灌胃给予 0.9% 生理盐水 0.5mL/100g 体重。腹腔注射 3% 戊巴比妥钠 30mg/kg 体重麻醉，仰卧固定于手术台上，颈部正中切口，分离气管并插管，与动物呼吸机连接。开胸结扎冠状动脉左室降支，60 分钟后松开结扎线，再灌注 60 分钟后取血检测血清 LDH 和 CK 含量。全程记录标 Ⅱ 导联心电图。综合各实验小组数据，进行统计分析。比较各组大鼠结扎前、结扎后、再灌注后心电图的变化和再灌注后血清 LDH 和 CK 含量。

【结果】详见表 43 - 13。

表 43 – 13　硝苯地平对大鼠心肌缺血再灌注损伤的影响 ($\bar{x} \pm S$)

组别	例数	结扎前	结扎后 60min	再灌注 60min	再灌注 60min	
		ST 段抬高（mv）	ST 段抬高（mv）	ST 段抬高（mv）	LDH（U/mL）	CK（U/mL）
对照组						
实验组						

【注意事项】①大鼠实验前禁食不禁水 18 小时，以免影响药物吸收；②结扎冠状动脉左室降支的位置应一致，建议在距离起始部 2mm 处；③各组动物实验时呼吸机的呼吸频率、潮气量等参数应保持一致。

十一、对乙酰氨基酚对发热家兔的解热作用

【目的】学习解热药物的动物实验方法，观察验证对乙酰氨基酚对发热家兔的解热作用。

【原理】对乙酰氨基酚（扑热息痛）属苯胺类解热镇痛抗炎药，通过抑制 COX，减少 PG 合成，使体温调定点下移，而使体温降低，产生解热作用。大肠埃希菌内毒素为外源性致热源。

【动物】家兔，体重 2.0 ~ 2.5kg，雌雄不拘。

【药品】①0.05% 对乙酰氨基酚溶液；②3μg/mL 大肠埃希菌内毒素；③0.9% 生理盐水；④液体石蜡；⑤饱和苦味酸溶液。

【器材】体温计，5mL 注射器及针头，家兔固定架，台秤。

【方法】每个实验小组取家兔 3 只，称重后用苦味酸标记。随机分成 3 组，每组 1 只。在兔架上固定。分别测量肛温 2 次，取平均值作为正常体温。正常对照组耳缘静脉注射 0.9% 生理盐水 1mL/kg 体重，模型对照组和实验组分别耳缘静脉注射 3μg/mL 大肠埃希菌内毒素 0.6mL/kg 体重，每隔 30 分钟测量 1 次体温。待模型对照组和实验组体温升高超过 0.8℃后，正常对照组和模型对照组耳缘静脉注射 0.9% 生理盐水 0.5mL/kg 体重，实验组耳缘静脉注射对乙酰氨基酚 0.5mL/kg 体重。给药后仍每隔 30 分钟测量 1 次体温（3 ~ 4 次）。综合各实验小组数据，进行统计分析。

【实验结果】详见表 43 – 14。

表 43 – 14　柴胡对发热家兔的体温影响 ($\bar{x} \pm S$)

组别	例数	基础体温（℃）	给药前体温（℃）	给药后家兔体温（℃）			
				30min	60min	90min	120min
正常对照组							
模型对照组							
实验组							

【注意事项】①家兔健康，雌性未孕，正常体温在 38.5℃ ~ 39.5℃；②每次测量肛温前，在体温计涂少量液体石蜡，测温动作要轻柔。体温计前部 3.5cm 处用胶布作标记圈，尽量保证每次测肛温的位置相同；③实验室环境温度在 20℃ ~ 25℃为宜。

十二、传出神经系统药物对家兔离体肠管平滑肌的影响

【目的】学习离体实验的基本方法，观察传出神经系统药物对家兔离体肠管平滑肌的影响。

【原理】消化道平滑肌受胆碱能神经（副交感神经）和去甲肾上腺素能神经（交感神经）的双重支配，以胆碱能神经占优势。激动肠管平滑肌的 α_2、β_2 受体或阻滞 M_3 受体可使其舒张，激动肠管平滑肌的 M_3 受体或阻滞 α_2、β_2 受体可使其收缩。

【动物】家兔，体重 2.0 ~ 2.5kg，雌雄不拘。

【药品】①0.1% 阿托品（Atr）溶液；②0.01% 乙酰胆碱（ACh）溶液；③0.002% 肾上腺素溶液（Ad）；④0.1% 普萘洛尔溶液（Pro）；⑤2.5% 妥拉苏林（Tol）；⑥台氏液。

【器材】超级恒温水浴器，麦氏浴槽（或离体器官恒温浴槽），多道生理信号采集系统或台式自动平衡记录仪，张力换能器，氧气发生器，手术剪，眼科镊，持针器，缝合针、线，平皿，注射器、针头。

【方法】调节离体器官恒温浴槽装置，使麦氏浴槽内的台氏液保持在 37℃ ±0.5℃，实验中恒速通氧气。其通氧气速度调节以不影响肠肌的自主舒缩运动为宜，1 ~ 2 秒出现 1 个气泡为宜。取家兔 1 只，猛击枕骨处死，立即剖开腹腔，找出空肠和回肠，各剪取一段，置盛有充氧（含 5% CO_2）的冷台氏液平皿中。沿肠壁轻轻分离肠系膜，用台氏液将肠管内容物冲洗干净，将肠管剪成 2 ~ 2.5cm 小段。每个实验小组取一小段肠管，两端穿线结扎，一端系于通气钩上，轻轻放入恒温麦氏浴槽中；另一端系于换能器上，连接记录仪。调整麦氏浴槽内肠肌张力，观察正常肠肌活动，待自主舒缩活动稳定后，描记一段正常舒缩曲线，然后依次向浴槽内滴加试验药液。滴加药液顺序：

实验 1. ACh 0.1mL→Atr 0.1mL→ACh 0.1mL

换液冲洗 3 次，待自主舒缩活动稳定后，描记一段正常舒缩曲线。

实验 2. Ad 0.5mL→Pro 0.5mL→Tol 0.5mL

【实验结果】整理药物对家兔离体肠平滑肌的作用曲线，比较分析。

【注意事项】①剪取肠管、剥离肠系膜、冲洗肠内容物、挂线等操作过程须轻柔；②肠管两端穿线时，切勿将肠腔缝死；③暂时不用的肠段，须浸泡在通氧气的低温台氏液中备用。

主要参考书目

1. 孙建宁．药理学．北京：中国中医药出版社，2014
2. 左萍萍，刘吉成，程锦轩，等．图表药理学．北京：中国协和医科大学出版社，2004
3. 杨世杰．药理学．北京：人民卫生出版社，2010